实用临床护理指导手册系列丛书

实用临床护理礼仪与人际沟通指导手册

主　编　丁淑贞　吴　冰

副主编　周　军　刘常莉　王丽莹　王　涛

编　者（按姓氏笔画排序）：

丁淑贞　于　涛　于蕾均　王　京　王红微
王建荣　王晓玲　石　娜　刘艳君　刘常莉
齐丽娜　孙石春　李　东　吴　冰　何　影
张　彤　张　宏　张家翾　张黎黎　林朝虹
周　军　秦秀宝　高筱琪

中国协和医科大学出版社

图书在版编目（CIP）数据

实用临床护理礼仪与人际沟通指导手册 / 丁淑贞，吴冰主编. —北京：中国协和医科大学出版社，2018.9

（实用临床护理指导手册系列丛书）

ISBN 978-7-5679-1047-8

Ⅰ. ①实…　Ⅱ. ①丁… ②吴…　Ⅲ. ①护理-礼仪-手册 ②护理学-人际关系学-手册　Ⅳ. ①R47-62

中国版本图书馆 CIP 数据核字（2018）第 057503 号

实用临床护理指导手册系列丛书

实用临床护理礼仪与人际沟通指导手册

主　　编：丁淑贞　吴　冰
策划编辑：吴桂梅
责任编辑：林　娜

出版发行：**中国协和医科大学出版社**
（北京东单三条九号　邮编 100730　电话 65260431）
网　　址：www.pumcp.com
经　　销：新华书店总店北京发行所
印　　刷：北京玺诚印务有限公司

开　　本：710×1000　　1/16 开
印　　张：22.25
字　　数：420 千字
版　　次：2018 年 9 月第 1 版
印　　次：2018 年 9 月第 1 次印刷
定　　价：56.00 元

ISBN 978-7-5679-1047-8

前　言

随着医学模式的发展，医学已从单纯的生物医学领域向心理、社会领域拓展，护理人员的言谈举止、音容笑貌、人文素养和交际沟通能力，都可能对服务对象的身心健康产生直接或间接的影响，从而影响护理的效果。护理学作为一门帮助人类保持健康的独立学科，首先需要培养出一批批具有人文素养的高层次护理人才。而护理礼仪与人际沟通是护理人文素质教育的重要组成部分，良好的护理职业礼仪与人际沟通技巧能使护士在护理实践中充满自信，能有效地融洽护患关系，用护士的同情心和爱心消除患者由于陌生环境带来的紧张不安的心理。因此，护理人员学习职业礼仪，掌握人际沟通的技巧，提高服务质量，从而实现以人的健康为中心的整体护理，是现代医学模式转变的需要。

本书阐述了作为护士应当遵守的礼仪规范和应当注重的礼仪修养。旨在帮助护士获得相应的职业岗位和更好地完成日常临床护理工作。内容的编排以职业岗位需求为导向，体现临床护理中的先进性、通用性、实用性，注重培养护士职业礼仪素养与人际沟通的实务操作方法。全书分为十二章，包括礼仪与护理礼仪、护士实用礼仪、护理工作礼仪、人际关系、人际沟通、护理工作中的语言沟通、护理工作中的非语言沟通、护理工作中的沟通礼仪、护理工作中的人际沟通、护理工作中的治疗性沟通、护理教学中的沟通、护理管理中的沟通与礼仪。

本书主要作为临床护理人员的参考用书，也可供护理学类专业学生参考使用。

由于编者水平有限，本书存在的疏漏和不当之处，敬请不吝指正。

编　者

2018 年 5 月

目 录

第一章 礼仪与护理礼仪

第一节 礼仪概述

一、礼仪的基本概念

- 礼仪的基本概念
  - 礼貌
    - 礼貌是人们交往时相互表示谦虚、恭敬和友好的言行规范，指人们在语言、动作、表情乃至仪表、仪态等方面对他人表示谦虚、恭敬、友好的表现
    - 它侧重于表现人的品质与素养，体现了时代的风尚与道德水准，体现了人们的文化层次和文明程度。礼貌是待人接物时的外在表现，它通过言谈、表情、姿势等来表示对人的尊重，可分为礼貌行为和礼貌语言
  - 礼节
    - 礼节是人们在日常生活中，特别是在交际场合相互表示尊重、友好、问候、祝颂、感谢、哀悼、慰问等给予必要的协助与照料的惯用形式，是礼貌在仪表、仪容、仪态及语言、行为等方面的具体要求，如鞠躬、握手、感谢信、致敬电、鸣礼炮、献花圈等
  - 仪表
    - 仪表指人的外表，主要包括一个人的容貌、体态、服装服饰以及个人卫生等内容，在一定程度上反映一个人的修养、性格等特征，是一个人内在素质的外在表现
  - 仪式
    - 仪式是指在一定场合，为了表示对对方的尊重、敬意、友好而举行的专门的程序化活动

二、礼仪的起源和历史演变

1. 礼仪的起源

- 礼仪的起源
  - “礼”字由来
    - “礼”字最早是由甲骨文中的“禮”字演化而来的，其含义是指供奉神灵的仪式
  - 现象崇拜
    - 在原始社会，生产力水平极其低下，人类认识世界的能力极为有限，对于风雨、雷电、洪水、干旱、瘟疫等自然现象并不能做出合理和科学的解释，于是便将这些现象视为崇拜和敬畏的对象
    - 每当遭遇以上灾难时，人们就会举行一系列祭祀、供神、宗教、顶礼膜拜的活动。宗教礼仪便伴随着这些活动应运而生
  - 群居生存的礼仪
    - 人类以群居形式生存，同一部族成员共同采集、狩猎、饮食，在这些活动中逐渐形成了一些惯性语言和动作，日积月累之后便成为了人们日常劳动和生活方面的礼仪
    - 而不同的部族之间，为了达到某种目的而进行交往的过程中，为求得彼此间的信任、谅解和协作而经常使用的语言、动作等便逐渐形成了人们的对外交际礼仪
  - 生活中的常见礼节
    - “握手”礼仪的起源：在远古时代，人类以打猎为生，人们经常会在手中拿着石块或者利器，每当在路上相遇，为了表示自己对对方的友好和信任，便会主动丢掉手中的石块或利器，伸出并张开双手让对方触摸、检查
    - 此外，婚姻的产生及其形态发展，逐渐形成了现代的婚姻礼仪；等级关系的出现，又引发了以后的政治礼仪

2. 礼仪的历史演变

- 礼仪的历史演变
  - 原始社会时期
    - 原始社会时期是礼仪的起源时期。据有关材料显示，原始社会已经形成了具有很大影响的礼仪规范。其特点是比较简单，还不具有阶级性。主要体现在宗教、婚姻等礼仪的雏形
  - 奴隶社会时期
    - 奴隶社会时期是礼仪的形成时期。礼仪则由原始社会以宗教礼仪为主的礼仪形式发展成为一套为统治阶级服务的伦理道德观念。奴隶社会的礼，主题就是政治体制，即刑典法律
    - 中国历史上记载最早“礼”的文字材料，出现在我国古代礼仪最具有代表性的西周，是由周公主持制定的论礼专著《周礼》。此专著比较完整地记载了当时统治阶级的礼仪制度以及生活方式，形成了我国奴隶社会最早偏重于政治制度的礼制
  - 奴隶社会向封建社会的转型期
    - 奴隶社会向封建社会的转型期是礼仪的变革时期。以孔子、孟子、荀子等为代表的儒家学派思想家系统地从理论上阐述了礼的起源、本质与功能，发展和革新了礼仪理论
    - 孔子提出“不学礼，无以立”“质胜文则野，文胜质则史”。孟子继承和发展了孔子的“礼治”，提出“仁政”，主张“以德服人”“舍生取义”，讲究“修身”和培养“浩然正气”。荀主张“隆礼”“重法”，他更倾向于建立新的封建等级制度
    - 《仪礼》简称《礼》，又称《礼经》，是出现于春秋战国时期的礼制汇编，主要偏重记载人们的行为规范
    - 《礼记》则是由孔子的弟子等撰写，以各阶层的生活习惯、教育原理、儒家政治、伦理等为主要内容，偏重对礼各分支做理论说明的珍贵史料
    - 《仪礼》《礼记》与西周时期的《周礼》并称为“三礼”。这“三礼”的出现，标志着中国古代礼仪进入了一个成熟时期

续流程

- 礼仪的历史演变
  - 封建社会时期：封建社会时期是礼仪的强化时期。封建社会的礼仪正式形成于秦汉时期，在其后的历朝历代均有不同程度的发展，特别是进入唐朝，封建社会礼仪得到进一步强化。封建社会长达 2000 多年，完成了历史上礼仪由奴隶社会礼制阶段向礼仪成熟阶段的转变
  - 现代礼仪发展时期：现代礼仪发展时期是礼仪的进一步发展和成熟时期。现代礼仪通常被人们认为是国家政府机构或社会团体在正式活动中所采取的一系列行为规范。社会主义制度下的礼仪、礼节属于道德范畴

三、礼仪的主要内容与适用范围

1. 礼仪的主要内容

- 礼仪的主要内容
  - 礼仪常识及修养：礼仪常识包括礼仪的发展历史，礼仪的概念、含义、原则、特点、内容等。主要指人们按照一定的礼仪规范要求，结合自身特点，在礼仪品质、意识等方面所进行的自我培养、自我改造。其内容包括：礼仪修养的含义、特征及方法，同时还包括礼仪修养与道德、美学等学科的关系等
  - 个人礼仪：是一个人待人接物、言谈、举止、仪表等方面的具体规定，是社会个体行为规范及待人处事的准则，是个体文明行为的道德规范和标准，也是一个人文化素养、教养、品质的外在表现形式。总之，个人礼仪的内容包括个体仪表及仪容礼仪、言语礼仪、行为礼仪等
  - 职业礼仪：又称为行业礼仪，是指专业人员在职业场所中，从事一定职业活动时应该遵从的行业礼仪规范，如服务礼仪、公务礼仪和商务礼仪等均属于职业礼仪。护理礼仪也是属于职业礼仪范畴，是护理人员在护理工作中为了取得最佳的护理效果，而应该遵从的包括仪表、姿态、仪容、语言等方面的规范和要求

续流程

礼仪的主要内容

服务礼仪	是指服务行业人员在自己工作岗位上应该严格遵守的行为规范。即服务人员在向他人提供服务时应该遵从的正确、标准的做法。该领域礼仪在实践中操作性更强、规范性更明确，包括服务人员仪表礼仪、仪态礼仪或姿态礼仪、语言礼仪等。护理礼仪便属于该类礼仪
家庭礼仪	家庭礼仪以血缘关系为纽带，以相互关心、相互扶持为原则，以建立和谐愉快的家庭关系为目的。主要用于父母、子女、夫妻和兄妹等关系之间。具体包括家庭称呼礼仪、待客礼仪、家庭成员间沟通礼仪等
涉外礼仪	是指人们在对外交往过程中，为了维护个人和国家形象，向外宾表示尊重、友好的各种礼节、仪式和习惯做法，包括服装服饰礼仪、餐饮礼仪、赠送礼仪等
公共礼仪	是指在公共场所个体在与人交往过程中应该遵从的礼仪规范。它是个人礼仪修养的真实写照，是一个人礼仪修养外在表现形式的主要内容，同时也是一个国家国民利益、文明程度的反映，包括乘车礼仪、公共场所礼仪等
公务礼仪	是指在礼仪的一般原则指导下，公务人员在日常公务活动中应该遵从的礼仪规范。由于公务工作的特殊性，其礼仪要求也具有与其他礼仪不同之处，如求职礼仪、办公室礼仪、会议礼仪、公文礼仪等
商务礼仪	是指人们在从事商务活动时应该遵守的礼仪规范。商务礼仪在促进商务活动中起着巨大的作用，主要包括洽谈礼仪、商业礼仪、柜台礼仪、商务仪表礼仪等
交际礼仪	是人们从家庭走向社会与他人发生交往时的礼仪，也是人们相互沟通时彼此必须遵循和掌握的礼节、礼貌。其目的是调节和增进人与人之间的感情和关系，以确保人际交往的顺利进行。包括握手礼仪、介绍礼仪、递接名片礼仪、餐饮礼仪等

2. 礼仪的适用范围

- 礼仪的适用范围
  - 初次交往：初次交往时，介绍的礼节、举止和谈吐等都应符合礼仪规范。如介绍互不相识的两人认识时，应先称呼长者、尊者或女性的名字，然后介绍对方，而不应反过来。握手亦应由长者、尊者或女性先伸出手，然后对方才可伸出手相握，否则就可能会失礼
  - 因公交往：在因公交往中，为了本单位、本民族、本国的利益，必须讲礼仪。这不仅影响个人的形象，而且反映一个单位、一个民族和国家的精神面貌和相互间的关系，影响到整个团体的工作成效
  - 对外交往：在对外交往过程中，个人的行为举止不仅影响个人，而且会使个人所处的国家或工作部门因个人的行为举止而增添光彩或黯然失色。所以在对外交往中尤其应注意了解不同民族、不同国度的礼仪习俗。在对外交往中，要符合国际惯例，在很多场合还要懂得入乡随俗
  - 正式场合：在各种庆典、工作场合都应根据自己扮演的角色、所处的场合，遵守恰当的礼仪原则

四、礼仪的特点

- 礼仪的特点
  - 共同性和普遍性：礼仪的共同性和普遍性，体现在礼仪是一种文化现象为全人类所共有。现代社交礼仪的内容已渗透到社会的方方面面，从政治、经济、文化领域，到人们的日常生活方面，均需要讲究礼仪规范和礼仪准则。比如最简单的问候语：“您好”“再见”等，具有绝对的普遍性
  - 差异性：礼仪的差异性，是说不同的国家、地区和民族，礼仪的内容和形式有所不同。不同的文化背景，可能产生不同的礼仪文化，不同的地域文化也决定着礼仪的内容和形式的多样性

续流程

- 礼仪的特点
  - 继承性
    - 在中华文化发展的源流中，礼仪文化的发展是一个取其精华、弃其糟粕的过程。反映劳动人民的精神风貌、健康高尚的礼仪被传承下来，得到肯定和发扬；而代表剥削阶级、封建迷信的繁文缛节则得以根除和摒弃
  - 时代性和发展性
    - 礼仪的时代性和发展性即任何礼貌、礼节、礼仪都是随时代的发展而发展，随时代的进步而革新。礼仪作为一种文化范畴，必然具有浓厚的时代特色
    - 时代总在不断地前进，礼仪文化也随着社会的进步而不断发展。例如，现代人所发的祝福短信、微信、微博、邮件，手机或电视点歌祝贺等礼仪形式就是随时代进步而产生的新生事物
    - 此外，随着国家对外交往的不断扩大，我国的传统礼仪自然也被赋予了许多新鲜的内容，礼仪规范更加国际化
  - 统一性
    - 礼仪的统一性体现在虽然礼仪存在差异性，但是礼仪又是和谐统一的整体，指引着人民进步、国家强盛
    - 例如，社会主义核心价值观，追求中国梦的信念，是“国家、社会、个人”道德的统一，是礼仪的统一。爱国的礼仪体现：经常读报看新闻，时时关心时政动态，忠于国家，报效祖国等。敬业的礼仪体现：遵守工作规程，爱岗敬业，乐于奉献等。诚信的礼仪体现：真诚待人，说到做到，一诺千金等
  - 阶级性
    - 礼仪的阶级性表现在对不同身份、地位的人士礼宾待遇的不同。在社会生活中，人们往往用长幼之分、男女之别、官方礼宾次序来规范每个人的受尊重程度
    - 这种礼宾次序虽然带有某种强制性，不同的人因此得到不同的礼宾待遇，但这并不意味着尊卑贵贱，而是现代社会正常交往秩序的表现，反映了各级公务人员的社会身份和角色规范

五、礼仪的基本原则与作用

1. 礼仪的基本原则

礼仪的基本原则

遵守的原则	是对行为主体提出的基本要求，是人格素质的基本体现。在社会交际应酬中，每一位参与者不论身份都必须自觉、自愿地遵守礼仪，用礼仪去规范自己在交往活动中的一言一行，遵守礼仪规范，才能融入人际交往活动中去，才能赢得大众的尊重和信任，确保人际交往达到预期的目的
敬人的原则	即人们在社会交往中，要常存敬人之心，不可失敬于人，不可伤害他人的尊严，更不能侮辱他人的人格。这是礼仪的重点与核心，也是礼仪的灵魂
平等的原则	这是礼仪的核心，即尊重交往对象，以礼相待，对任何交往对象都必须平等对待、一视同仁，给予同等程度的礼遇，不因为交往对象的年龄、性别、种族、文化、职业、身份、地位、财富、亲疏远近的关系等方面的不同而厚此薄彼，区别对待。但是允许根据交往对象的不同而采取不同的具体方法
宽容的原则	宽容即体谅他人、宽以待人。宽容是一门学问，也是一门艺术，更是一种美德。既要严于律己，更要宽以待人，多容忍他人、多体谅他人、多理解他人，不要太过求全责备、斤斤计较，不要过分苛责、咄咄逼人
自律的原则	自律的原则，就是在交往过程中要礼貌待人、表里如一；就是要自我要求、自我约束。礼仪规范既包括对待个人的要求，也包括对待他人的要求。严格要求自己的人，懂得约束管理自己的人，将受到他人的尊重和赞赏，并取得成功
从俗的原则	由于国情、民族、文化背景的不同，必须坚持入乡随俗，与绝大多数人的习惯做法保持一致。从俗，有利于了解当地的民风民俗，达到远行的意图；同时表示对异乡人民生活习惯的尊重，表示自己的随和；且不会给别人造成太多的麻烦

续流程

- 礼仪的基本原则
  - 真诚的原则：真诚就是真实诚恳，运用礼仪时，务必诚信无欺，言行一致。在运用礼仪时，表现出对交往对象的尊重与友好，真心实意与其沟通，才能更好地被对方理解并接受
  - 适度的原则：就是要得体，中庸适度、掌握分寸。应用礼仪时要注意做到把握分寸、注重技巧、遵循规范、认真得体
  - 女士优先的原则：“女士优先”原则是国际社会公认的“第一礼俗”。在一切社交场合，每一名成年男子，都有义务主动自觉地以自己的实际行动去尊重女士、关心女士、保护女士、照顾女士，并且还要为女士排忧解难

2. 礼仪的作用

- 礼仪的作用
  - 促进沟通：礼仪可以促进沟通，促进人们相互尊重。在人际交往中，自觉地执行礼仪规范，可以使交往双方的感情得到沟通。在向对方表示尊重、敬意的过程中，获得对方的理解和尊重，使人们之间的交际往来得以成功，进而有助于人们从事的各项事业得以发展
  - 协调人际
    - 一方面，礼仪作为一种规范、程序，作为一种文化传统，对人们之间相互关系模式起着规范、约束和及时调整的作用；另一方面，某些礼仪形式、礼仪活动可以化解矛盾、建立新关系模式可见礼仪在处理人际关系中，在发展健康良好人际关系中，是有其重要作用的
    - 只有知礼、懂礼的人，才能在人际交往中表现出礼貌、友好、真诚、守信、严于律己和宽以待人。在交往时按礼仪规范去做，有助于加强人们之间相互尊重、友好合作的关系，缓解或避免某些不必要的情感对立与障碍

续流程

- 礼仪的作用
  - 维护社会
    - 礼仪是整个社会文明发展程度的反映和标志，同时礼仪也反作用于社会，对社会风气产生广泛、持久和深刻的影响。所以，在维护社会秩序方面，礼仪起着法律所起不到的作用。如果人们都能够知礼、守礼、讲文明、守纪律，将有助于家庭的和睦幸福，有利于社会的和谐稳定
  - 教化育人
    - 礼仪具有教化作用，主要表现在两个方面，一方面是礼仪的尊重和约束作用。礼仪作为一种道德习俗，它对全社会的每个人，都有教化作用，都在施行教化
    - 另一方面，礼仪的形成、礼仪的完备和凝固，会成为一定社会传统文化的重要组成部分，它以“传统”的力量不断地由老一辈传承给新一代，世代相继、世代相传
    - 在社会进步中，礼仪的教化作用具有极为重大的意义。高度发达的社会主义物质文明建设，需要一个高度文明的精神生活氛围，这就要求人们都成为有道德、有修养的人
    - 礼仪通过评价、劝阻、示范等教育形式纠正人们不正确的行为习惯，倡导人们按礼仪规范的要求去协调人际关系。遵守礼仪原则的人客观上起着榜样的作用，无声地影响着周围的人。人们在耳濡目染和言传身教中，接受教育，净化心灵，陶冶情操，端正品行

六、学习礼仪的意义

- 学习礼仪的意义
  - 有助于提高自身修养
    - 在人际交往中，礼仪往往是衡量一个人文明程度的准绳。它不仅反映着一个人的交际技巧与应变能力，而且还反映着一个人的气质风度、阅历见识、道德情操、精神风貌
    - 通过一个人对礼仪运用的程度，可以察知其教养的高低、文明的程度和道德的水准。一个懂得使用礼仪的人，必然有着优雅得体、自然大方的举止，一定能给人留下美好的印象，获得同仁的信任与好感
  - 有助于美化生活
    - 学习礼仪，运用礼仪，有益于人们更好地、更规范地设计和维护个人形象，更好地、更充分地展示个人的良好教养与优雅的风度
    - 当人们重视美化自身、彼此以礼待人时，人际关系将会更和谐，社会秩序就会更加规范，人们的生活将变得更加温馨。这时，美化自身便会发展为美化生活、美化社会
  - 有助于改善人际关系
    - 古人云："世事洞明皆学问，人情练达即文章。"可见交际礼仪的重要性。"相逢一笑泯恩仇""化干戈为玉帛"，用好礼仪，可以让敌人变成朋友；相反，可能让朋友变成敌人
    - 学好并用好礼仪规范不仅能帮助我们赢得他人的尊重，还能帮助我们取得更大的进步。长此以往，必将帮助人们造就和谐融洽的人际关系
  - 有助于净化社会风气
    - 古人云："礼义廉耻，国之四维"。荀子也曾说过："人无礼则不立，事无礼则不成，国无礼则不宁。"将礼仪列为立国的精神要素之本
    - 而在日常交往中，诚如英国大哲学家约翰·洛克所言："没有良好的礼仪，其余的一切成就都会被人看成骄傲、自负、无用和愚蠢。"所以，遵守礼仪，善用礼仪，将有助于净化社会风气，提升个人乃至全社会的精神和品位

第二节 护理礼仪

护理礼仪是一种专业文化模式，是研究护理工作中交往规范艺术的学问，是护理工作者在长期工作中形成的礼仪规范与行为准则。护理礼仪除具有日常礼仪的基本特征之外，还具有护理专业的文化特性，是护理行业行为规范，是用以指导和协调护理行为过程中的艺术。护理人员规范的礼仪服务能够消除患者的心理障碍，对疾病的治疗是一种无形的帮助。

一、护理礼仪的概念

- 护理礼仪的概念
  - 护理礼仪的概念
    - 护理礼仪属职业礼仪范畴，是护士在本职工作岗位上向患者提供护理服务时必须严格遵守的准则、程序和行为规范的体系总和
    - 它既是护理工作者素质修养的外在表现，也是护理人员职业道德的具体表现，是护士与患者、患者家属、医护人员以及其他人员之间相互沟通的重要技巧
    - 主要包括两方面的内容：护士内在的文化底蕴、素质修养和外在的仪表行为。这些内容通过礼节和仪式表现出来
  - 护理礼仪的基本原则
    - 行为、仪表端庄大方；语言态度和蔼可亲；操作技术娴熟准确；护理服务主动周到；工作作风认真严谨

二、护理礼仪的内容

- 护理礼仪的内容
  - 护士的体态礼仪
    - 体态实际上是一种体态语。体态是展示自己才华和修养的重要外在形态，训练有素的护士体态有良好的站姿、端庄的坐姿、稳健的行姿、典雅的蹲姿、熟练而有序的操作等
  - 护士的仪表仪容礼仪
    - 包括护士的仪表、姿态，泛指护士身体所呈现出的各种姿态，它包括举止动作、神态表情和相对静止的体态。护士的面部表情，体态变化，举手投足都可以表达出自己的思想感情，并被患者所感知，进而影响护患沟通

续流程

- 护理礼仪的内容
  - 护士的举止礼仪
    - 护士的举止包括护士的仪表、仪态、神色、表情和动作。护士举止端庄可获得患者的信任和尊重，态度热情可以使患者产生亲切感和温暖感，操作动作轻巧规范可以使患者产生信任感和依赖感。护理人员的举止要做到的：举止端庄、得体、文雅、适度，符合身份与场合
  - 护士的言谈礼仪
    - 语言是护士与患者进行沟通的重要工具，言谈礼仪是护患交往的重要桥梁。护士与患者交谈时，应多使用敬语、谦语、安慰语，语气应和蔼亲切，多采用商量的口气引起共鸣和配合
    - 交谈中要善于耐心开导、安慰与鼓励。对于患者的称呼要注意尊重患者的文化、职业、职务、习惯等，采用恰当的称谓
  - 护士的涉外礼仪
    - 随着护理国际化和多元化的发展，涉外护理的前景广阔，越来越多的护理人员走出国门，开展多元的涉外交流合作。因此，更应该注意职业礼仪的运用，避免使用不当，引发误会和分歧
  - 护士的服饰礼仪
    - 在服饰方面，传统燕式帽一直是护士职业的标志。护士必须衣帽整洁，头发不宜过肩，燕帽前缘离距离发际4~5cm，后面的长发盘起或用网罩罩起
    - 夏日必须穿长袜，颜色宜为白色或者肉色。鞋子建议穿白色坡跟软底鞋。裙子的长度不宜超出白大褂的下摆
  - 护士的日常生活礼仪
    - 护士也是社会群体中的一员，理应遵守日常生活中的礼仪规范。仪表要大方，服装要整洁；态度要和蔼，举止要谦逊；站立要端正，行路说话要轻声
    - 解释应婉言，不卑不亢；照顾习惯，接待讲尊卑；宾客谈话时，不靠近打听；插话要禁忌，隐私需保密；凡事要有礼，件件要入微

三、护理礼仪的特征

- 护理礼仪的特征
  - 护理礼仪的规范性
    - 护理礼仪是护理人员必须遵守的行为规范，它是在法律、规章、制度、守则等原则的基础上，结合护理专业的特征对护理人员提出的要求，为护理人员的待人接物、律己敬人、行为举止等方面提供了既定的模式或标准
  - 护理礼仪的强制性
    - 护理礼仪的基础形式是法律、法规、制度、守则等，所以护理礼仪就具备了一定的约束力、强制性，要求护理人员在工作中必须严格遵守，以维护其尊严
  - 护理礼仪的综合性
    - 一是护理服务的科学性与艺术性的统一；二是人文与科技相结合；三是生命的伦理学与美学等人文原则须纳入操作者的思想中
    - 护理礼仪作为一种专业文化，是护士综合素质的体现。良好的护理礼仪必然会体现出护士的科学态度、人文精神和丰富的文化底蕴
  - 护理礼仪的可行性
    - 护理礼仪注重的是切实有效、可行实用。因此，护理礼仪需广泛运用于护理实践中，并成为工作中的行为规范，受到护理对象的认可
  - 护理礼仪的传统性
    - 传统性是护理礼仪的重要特征。任何地区、任何民族或任何国家都有自己的传统文化，传统文化中的精华必须继承
    - 中国的文化礼仪体现了中华民族重人伦、崇道德、尚礼仪的传统，我国护理礼仪继承了中华民族的优良传统，汲取了西方文化的精华，发展和完善了自己的科学体系
  - 护理礼仪的适应性
    - 护理礼仪的适应性是指护理人员对于不同的服务对象或不同文化的礼仪具有适应能力
    - 随着国家间的友好往来增多，护理工作面对的患者，其信仰、风俗、文化等各方面都有所不同，护士要在工作中尊重患者的信仰、文化、习俗，并在交流、接触、调整中相互融合适应

四、护理礼仪的作用

- 护理礼仪的作用
  - 表达作用
    - 在护理工作人际交往中，礼仪仪表是一种无声的语言。仪表是护患交往中最先进入对方视野的信息，患者常有意无意地根据护士的礼仪仪表以及自己所受到的礼遇，来分析和判断其中折射出的对方的心态、情感和意向。因此，护理礼仪首先是表达作用
  - 调节作用
    - 护理礼仪是在医疗护理实践中，根据医疗活动的需要发展成一套具有普遍意义的行为模式，这种模式化的礼仪反过来又规范、约束护士的行为。护理礼仪既反映了护士的外在行为规则，也对护理活动具有规范和调节作用
  - 形象作用
    - 护理礼仪是护士职业形象的重要组成部分，是护士素质、修养、行为、气质的综合反映。护士的仪容仪表、语言艺术、人际关系与沟通技巧及护士行为规范，都影响着患者对医疗护理服务的信任
    - 同时，护理礼仪还能强化护理行为效果，提高护理工作的科学性，从细微处满足患者心理需求，促进早日康复，这也无形中宣传了护理人员的形象，赢得社会的认可，在激烈的社会服务竞争中，体现出护理工作的价值
  - 艺术作用
    - 护理礼仪是研究护理服务的艺术问题。作为社会的人，每个人都有各自不同的社会、文化、宗教、民族背景和个人的心理特征
    - 同样是一种疾病，不同的服务对象有着不同的护理需要，而满足护理需要的措施是不一样的，护理方式方法也因人而异，这就体现出了护理服务艺术的作用，借助于护理礼仪的表现形式，使护理技术更具有人性化

五、护理礼仪的修养

1. 护理礼仪修养的含义

- 护理礼仪修养的含义
  - 修养
    - 是指人的综合素质，指人们在思想、道德、学术、技巧等方面经过长期勤奋学习、刻苦努力所达到的一种品质和能力。修养就是在自我认识、自我要求的基础上的一种自我教育、自我充实、自我提高的活动及其结果
  - 护理礼仪修养
    - 是指护理人员为了给人们提供高效优质的护理服务，按照护理礼仪原则和规范的要求，结合自身的实际情况，在礼仪意识以及礼仪品质等方面所进行的长期、自觉的自我锻炼和自我改造

2. 护理礼仪修养的重要性

- 护理礼仪修养的重要性
  - 礼仪修养是护士必备的基本素质
    - 护士的礼仪不仅反映从事护理工作人员的外在的精神状态，更是内在思想素质、道德品质、敬业精神和自身修养等深层次的体现
    - 护理工作的服务对象是一个特殊的群体，他们比正常人更加需要尊重、安慰、关心和理解，恰当的仪表、仪态、言行举止不仅能密切护患关系，而且对患者的康复又起着重要的作用
  - 礼仪修养体现以患者为中心的理念
    - 作为一名合格的护士，应提高护理礼仪修养，只有具备全心全意为患者服务的高度责任感和事业心，才能对护理工作有饱满的工作热情、高度负责的责任心，才能在工作中真情流露，给患者带来舒适感和安全感，才能增进护患双方之间的协调配合，达到事半功倍的治疗效果
  - 礼仪修养是医院综合水平的体现
    - 良好的护士礼仪能使护理人员在护理实践中充满自信心、自尊心、责任心；优美的仪表、端正的态度、亲切的语言、优雅的举止，可有效地消除由于陌生环境给患者带来的紧张、焦虑心理
    - 良好的护士礼仪相当于无声地营造着完美的医疗环境，热忱的态度、优质的护理、饱满的精神面貌直接显示医院的管理水平

3. 护理礼仪修养的培养方法

- 护理礼仪修养的培养方法
  - 增强道德品质修养
    - 道德品质也称品德或德行，它是社会道德现象在个人身上的具体体现，是指一定的社会道德原则和规范在个人思想行动中所表现出的某种比较稳定的特征和倾向。道德品质的修养和礼仪行为的养成有着密切的联系，二者是相辅相成的统一过程
  - 提升文化知识素质
    - 礼仪学是一门综合性的专门学科，它和公共关系学、传播学、美学、民俗学、社会学等许多学科都有密切关系，一个人只有具备广博的文化知识，才能深刻理解礼仪的原则和规范；只有具备较高的文化层次，才能在不同场合更加自如地运用礼仪
    - 因此，要提高自己的礼仪修养，必须有意识地广泛涉猎多种科学文化知识，使自己具备较高的综合知识素养，提高文学、艺术欣赏能力，提高审美能力。这样，就会有意无意地按照美的规律来认识生活和改造周围的环境，同时在人际交往中，自己的言行也更具美感
  - 自觉积累礼仪知识
    - 礼仪是人们交际活动中的一种行为模式。这种行为模式只有通过长期的自觉练习，变成自身一种自觉的动作，形成习惯，才能在交往活动中更好地发挥作用。用良好的行为习惯纠正不良行为习惯的过程
    - 检验一个人的礼仪修养如何，很重要的一条标准就是看他是否已把礼仪规定变成自身个性中的稳定成分，自然而然地遵循交际礼仪要求，在多元文化护理工作中，如对某一具体活动的礼仪知识不了解，只凭以往的经验办事，有可能会给服务对象带来不良心理影响
    - 护理人员应注重礼仪和个性修养，注重礼仪知识学习，以便在实践中运用，久而久之，不但自己在礼仪方面博闻多识，而且在礼仪修养的实践上也能达到新的高度
  - 加强护理礼仪实践
    - 对护理礼仪知识的学习，不能仅停留在理论上，更要以积极的态度，坚持理论联系实际，将自己学到的护理礼仪知识积极运用于护理工作之中。护理礼仪修养，既要修炼又要培养，离开实践，修养就成为无源之水、无本之木
    - 护理人员应该在职业岗位、家庭、社会等场合中，时时处处自觉地从大处着眼，小处着手，以礼仪的准则来规范自己的言行举止

第三节 涉外礼仪

一、涉外礼仪的概念

涉外交际礼仪简称涉外礼仪，是指在对外交往中，用以维护自身、集体乃至本国形象，向交往对象表示尊敬与友好的约定俗成的、国际通用的习惯做法和礼节规范。其基本内容涵盖了目前通用的国际交往惯例，即国际礼仪通则。

涉外护理礼仪是指护士在境外或境内的外资医疗机构，以及在普通医疗机构中针对外宾所进行的一系列护理活动中所体现出来的礼仪修养。

涉外护理工作中的礼仪修养，不仅体现自己的尊严和修养，也能使我们的护理工作更好地被外宾接受。临床护理工作者应掌握对外交往活动中礼仪的规范，礼仪内容和要求，适应涉外护理事业的发展和需要。

涉外礼仪不仅要求人们在对外交往中以礼待人，还要求人们对世界各国的传统文化、风土人情、民俗禁忌等具有广泛地了解。在人们交往日益国际化的今天，一方面要求人们以通晓异国之礼来增进彼此友谊；同时，在对外交往过程中掌握涉外礼仪，也有助于维护自身形象和本国尊严。

二、涉外礼仪的特点

涉外礼仪的特点	现代性	当前国际社会发展日新月异，各国科技迅猛发展，人们在国际交往过程中，应该尽可能地呈现当前各国人民生活特点及文明需求。国家间人们交往应该将国际惯例和当前各国国际特点紧密结合起来，体现涉外交往中的现代性特点
	真诚性	对外交往中，只有从内心对外宾尊重和关怀，才能消除双方的文化差异和误解，才能赢得彼此的信任和尊重，才能有助于建立和谐的国际关系。要做到这一点，关键在于做到彼此之间言行得体、与人为善、真诚可信
	普遍性与变通性	涉外礼仪本身就包含了国际礼节，而国际礼节是世界各民族、各国发展友好关系而形成的通行的交际准则，也就是目前国际往来所通行的共同礼节。所以，涉外礼仪对每个国家、每个民族都适用。当身在异国他乡时，当接待国外友人时，应尊重别国的风俗习惯和文化传统，这就体现了普遍中的变通

三、国际礼仪原则

国际礼仪原则，是指人们在接触本国以外的人时，应该了解并遵守的有关国际交往惯例中的基本原则。

1. 个人形象原则

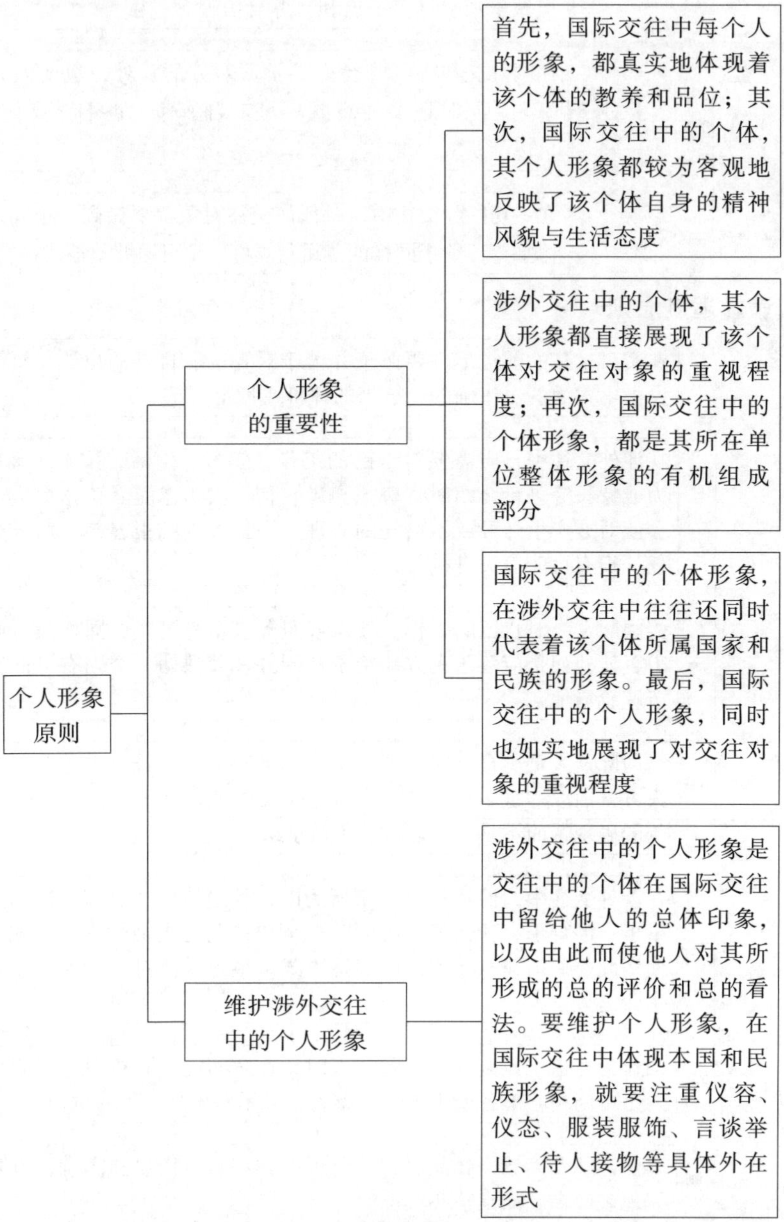

2. 不卑不亢原则

- **不卑不亢原则**
  - **虚心学习**：在国际社会发展日新月异的今天每个国家都有其各自的特长，代表各个国家进行国际交往的人均有值得我们学习的优点和长处。在国际交往中要虚心学习国际友人和其所在国家的长处所在，尊重外国风俗习惯。同时，也要表现出坦诚乐观、从容不迫和自尊自信等
  - **不卑不亢**：在国际交往中，既要虚心学习对方的长处，也要做到不卑不亢。同时还要注意既不可妄自菲薄，也不该高傲自大、自以为是
  - **一视同仁**：在一切国际交往中，对任何交往对象都要做到一视同仁、一律平等，给予同样的尊重与友好。不可厚此薄彼或贫富有别

3. 谦虚适度原则

- **谦虚适度原则**
  - 在实事求是的前提下，要敢于并善于对自己、自己的单位、自己的国家做出正面的、正确的、恰当的评价或肯定
  - 在涉外交往中，当需要对自己的工作、学习、生活、技术、服务、能力或特长等进行介绍时，应该充满自信、实事求是、落落大方。否则会使对方产生怀疑或不信任的心理，一旦产生则很容易令对方缺乏信任，很有可能痛失良机
  - 当国际友人对自己的工作、技术或服务表示称赞时，同样没有必要极力否认，而是应落落大方地给予认同并礼貌致谢。否则有可能置对方于尴尬境地
  - 当国际友人赞美自己时，如赞美自己的相貌、服饰、手艺等，应该大大方方道以“谢谢”，这样的回应既表现了自己的自信，同时也是礼貌的表现，而不是羞于启齿、不敢承认
  - 在涉外交往中，涉及自己近来所为时，杜绝使用“悲观、郁闷、无所事事、混日子、什么都无所谓”等词语或与之类似的表达方式。如果使用此类用语或与之类似的表达方式，很容易使对方认为此人是不务正业之人
  - 当作为东道主设宴款待国际友人时，在席间应该有意识地表明所上菜肴是专门精心准备或本地特色菜肴，以示对国际友人的重视
  - 当向国际友人赠送礼品时，既要说明其特点、用途和寓意，也要有意识地表明该礼品是精心挑选的

4. 热情适度原则

- 热情适度原则
  - 关心有度
    - 中国文化的传统美德就是提倡尊老爱幼，关心体贴客人。但对于国际友人，无论是男士还是女士，无论是老年人还是孩子，在提供帮助和关心时，一定要注意对方的国际习惯
    - 特别是对于一些自主意识比较强的国际友人更是如此，不必要按照自有的习惯，事事处处提供过多的体贴和关心，以免使人无所适从，或者感觉隐私被侵犯
  - 距离有度
    - 社会学家认为人们在交往的过程中有常见的三种距离带，即亲密距离带、个人距离带、社会距离带
    - 当个人的空间与领地受到限制或威胁时，会产生防御性反应，从而降低沟通交流的有效性
    - 与国际友人交往或应酬时，应该特别注意视双方关系的不同，与对方保持双方均舒适的空间距离为宜。一般国际交往中，双方距离很难进行到亲密距离带，一般保持在个人距离带或社会距离带为宜
  - 举止有度
    - 要在涉外交往中真正“举止有度”，要注意以下两个方面。不要随便采用某些意在显示热情的动作。不要采用不文明、不礼貌的动作
    - 与外国人相处时，动作切勿过分随意而引起他人误会或者失敬于人。诸如朋友相见时，彼此拍拍肩膀；长者遇见孩子，抚摸一下他的头和脸……这些在国内常见的亲热之举，外国人有可能接受不了

5. 女士优先原则

- 女士优先原则
  - “女士优先”原则是国际社会公认的“第一礼俗”。在一切社交场合，每一名成年男子，都有义务主动自觉地以自己的实际行动去尊重女士、关心女士、保护女士、照顾女士，并且还要为女士排忧解难
  - 进出门的时候，男士要为女士开关门；在女士面前，男士不可以吸烟；当女士落座或起立时，男士要主动为女士移动座椅；当女士更换外衣外套时，男士可提供必要协助；当女士在室外行走时，如果手提重物，男士应主动上前帮忙；当女士遭遇尴尬或难堪时，男士要主动出面，为女士排忧解难

6. 尊重隐私原则

- 尊重隐私
  - 收入支出
    - 在国外，个人的收入与支出是最不宜直接打探的。因为人们的普遍看法是：收入与支出通常与其个人能力、社会地位存在一定的因果关系
  - 年纪大小
    - 外国友人普遍忌讳“老”。他们的愿望是自己应当永远年轻。尤其是“白领丽人”和老年人，尤其忌讳被人问及年纪，或被人尊为“长者”
  - 恋爱婚姻
    - 外国友人的见解是：家家有本难念的经，随意向外人打探此类家庭问题，极有可能触动对方的伤心之处，伤害其自尊、自信之心，令对方感到难堪
  - 个人经历
    - “英雄莫问出处”一说，在国外普遍流行。若是对经历再三刨根问底，往往给人居心叵测之感。特别是籍贯、学历、学术学位、技术职称或行政职务以及职业经历，更不宜打听
  - 健康状态
    - 在国外，由于市场经济的影响，人们普遍将个人的健康状态看作是自己的重要“资本”。与外国友人交谈时，要“讳疾忌医”，不可与之交流“求医问药”的心得体会

续流程

- 尊重隐私
  - 生活习惯
    - 在外国友人眼里，个人习惯与别人毫不相关，完全没有为外人所了解的必要
  - 家庭住址
    - 绝大多数外国友人都将私人居所看作是自己神圣不可侵犯的“个人领地”。一般情况下，若非亲属、至交、知己，外国友人都不可能会邀请外人到自己家中做客。必要时，他们宁肯花钱去饭店、餐馆请客吃饭
  - 政见信仰
    - 国家之间的合作，讲究的是求同存异。有鉴于此，在与外方人士交谈时，不宜对对方的政治见解、宗教信仰品头论足

7. 入乡随俗原则

- 入乡随俗原则
  - “入乡随俗”原则
    - 因为世界上各个国家、各个地区、各个民族，在其历史发展的具体进程中，形成各自的宗教、语言、文化、风俗和习惯，并且存在着不同程度的差异。这种“十里不同风，百里不同俗”的局面，是不以人的主观意志为转移的，也是世间任何人都难以强求统一的
    - 因为在涉外交往中注意尊重外国友人所特有的习俗，容易增进中外双方之间的理解和沟通，有助于更好地、恰如其分地向外国友人表达我方的亲善友好之意
  - “主客身份”原则
    - 当自己身为东道主时，通常讲究“主随客便”；当自己充当客人时，则又讲究“客随主便”。接待人员必须充分地了解交往对象的风俗习惯，无条件地加以尊重，不可少见多怪、妄加非议

8. 求同存异原则

- 求同存异原则
  - 求同
    - 就是指在国际交往中，要遵守有关礼仪的国际惯例，要重视礼仪的共性
  - 存异
    - 国际交往中的存异就是要求对他国的礼仪不可一概否定，不可完全忽略礼仪的个性，并且在特定的场合，对交往对象所在国的礼仪与习俗要有所了解，以示尊重
  - 思维方式
    - 所谓一个国家的思维方式就是指一个民族在长期历史发展过程中形成的一种思维模式或思维定式。人们自觉或不自觉地用这种模式来观察、处理和解决问题
    - 思维方式可能不引人注意，但它却时时刻刻，无处不在。一个民族的思维方式一旦形成，就有其相对稳定性。由于思维方式不同而引起的误会很难马上解除
  - 自我评价
    - 自我评价的差异也是各个国家之间不同的另外一个方面。西方人比较自信，中国人比较自谦，两者相比较而言，中国人的自谦性大于自信性
  - 人际相处
    - 西方人比较坦率，中国人则比较含蓄。两者相比较，中国人的含蓄性大于坦率性。关于中国人的含蓄，交际语言最具有代表性；西方人则比较直率，有时直率到中国人不好接受，不好理解
  - 职业选择
    - 西方人比较喜欢流动，而中国人则比较喜欢安定、稳定，即中国人追求稳定性大于变动性
  - 身份意识
    - 西方人比较淡泊，中国人比较浓重，即中国人的纵向性大于横向性
  - 行为取向
    - 西方国家相对中国而言，人们更注重个性，而中国人更倾向于共性。即中国人的整体性大于个体性。不同民族、不同文化、不同地域，对于个性与共性、个体与整体关系的理解并不相同

续流程

- 求同存异原则
  - 教育阶段
    - 中国教育相对西方教育而言，对个性的尊重也是有很大差异的。中国教育教师比较喜欢用统一的方式要求学生；而西方教育则鼓励和创造条件为学生扩展自由自主的思维空间，提倡与众不同的个性化发展
  - 管理运作
    - 西方人比较重视科学，中国人比较重视艺术
  - 生活琐事
    - 不同文化背景人们思考问题时的基本理念和视觉具有差异性。中国人似乎更关心他人的私事，面对大家都有份的事情反而关心不够

9. 信守约定原则

- 信守约定原则
  - 对于自己所做出的约定，自己务必率先遵守
    - “一诺千金”的道理众所周知。国际交往中更是如此，显得尤为重要。承诺一旦做出就必须努力兑现；约定一旦做出，就必须设法履约。唯有如此，方能获得对方的好感和信任，进而提高国际交往的有效性
  - 如若不能赴约，一定提前主动说明
    - 如果在涉外交往之前确有无法抗拒的力量或因素，致使本次涉外交往不能成行，特别是当本次失约是由于自己单方面的原因时，应该尽早主动向有关部门或个人如实通报，必要时应郑重地专门为此事向对方致以歉意
    - 同时，要按照约定或国际惯例补偿因此给对方所造成的损失
  - 为真正做到信守约定，国际交往中讲话必须谨慎
    - 为了在国际交往中真正体现信守约定，真诚守信，要做到：无论是答应涉外交往对象所提出的要求，还是自己主动向对方提出建议或要求，或者是向对方许愿，都必须深思熟虑
    - 尽可能考虑到各方面影响因素，量力而行，一切从自己的实际情况出发、从自己国家、单位实际情况出发，切不可一时心血来潮、头脑发热、顾及面子、草率行事。既不要含糊不清，也不要信口开河

四、涉外基本礼仪

1. 称呼礼仪

- 称呼礼仪
  - 对男子一般统称为“先生”，对已婚女性称“夫人”或“女士”，对已婚且年龄较大者称“太太”，对未婚女士统称为“小姐”，对不熟悉其婚姻状况的女士泛泛称为“小姐”或“女士”。以上称谓前均可冠以姓名、职称或头衔等
  - 对地位较高者，如称呼部级以上官方人士时，一般可称“阁下”，或头衔加先生，如“部长阁下”“总理先生”等。对有高级官衔的女士也可称之为“阁下”，但对没有“阁下”之称习惯的美国、德国等贵宾，男士可称为“先生”，女士称为“夫人”或“小姐”
  - 对来自君主制国家的贵宾，习惯称“国王”“王后”为“陛下”，称公主、王子为“殿下”。对有公、侯、伯、子、男等爵位的人，既可称其爵位，也可称之为“阁下”或“先生”
  - 对医生、律师、法官、教授等，均可单独称其职务或学位，也可加上姓氏和“先生”，如法官先生、李琦教授等
  - 对教会中的神职人员，一般可称其教会内的职称，或者姓名加职称，或职称加“先生”。对主教以上的神职人员，有时可称之为“阁下”
  - 对军人，一般称其军衔加“先生”，如果知其姓名，可以加上姓与名。有些国家对将军、元帅等高级将领也称为“阁下”

2. 着装礼仪

- 着装礼仪
  - 根据场合选择服饰
    - 在国际交往中，涉外交往人员所处场合大致分为三种：公务场合、社交场合和休闲场合
    - 公务场合是指工作期间处理国际公务的场所。在此场合的着装应突出“庄重保守”
    - 社交场合是指与他人在公共场所进行国际交际、应酬活动的地方，如出席宴会、观看演出、参加舞会、参与集会等。在此场合，着装应突出“时尚个性”
    - 休闲场合是指在公务之外用于休息以及在公共场所里与不相识者共处的地方，在此场合下，交往中的涉外人员着装一般突出“舒适、自然”。值得注意的是，社交场合最好不要穿制服或便装，而休闲场合不宜穿套装、套裙或制服
  - 涉外着装方法及搭配技巧
    - 在国际交往中，着装必须严格遵守规范的着装方法。一般中山装上衣领口之处的风纪扣必须扣上；着装之前必须将商标拆掉；落座之时，一般可将西装上衣衣扣解开；站立时特别是正面面对他人时，则应将上衣衣扣扣好
    - 穿长袖衬衫时，下摆在正式场合一定要束在裤腰或裙腰之内，袖管不但不能挽起来，而且袖口还要扣上；领带打结后的大小最好与衬衫衣领的大小成比例，长短以领带长端恰好触及腰带扣为宜

3. 书信礼仪（英文）

书信礼仪（英文）

- 信头
  - 欧美国家书写信件时，习惯将发信人的详细地址以及发信日期写在信内正文的上端。该处地址的写法与中国书写书信地址的方法恰恰相反，即地址由小到大
  - 日期写法也不尽相同，年一般要放在后面，即月、日、年。另外，注意地址书写的顺序：第一行写门牌号和街道名称，第二行书写地名（市、省、国家），第三行书写日期（月、日、年）
- 信内地址
  - 信内地址是英文书信特有的内容之一，是在信内写明收件人的姓名以及收信地址，在社交书信中可以省略，但在商业书信中不可或缺
  - 正确格式：收件人地址位于信头左边，即称谓的正上方，左边空白处要留出一寸左右，和正文所留的空白一样。信内地址必须与信封地址完全一致。有时信内地址也可写在签名下方的左边
- 称呼
  - 英文社交信件中对于收件人的称呼，一般应该写在信开头半寸之下，且左边也要留出一寸空白。称呼可用“Dear”“My dear”，在姓名前可加“Mr.”“Mrs.”“Ms.”。在商业信件中，通用称呼都是“Dear Sir”“Gentleman”“Dear Madams”“Madams”
- 正文
  - 英文书信的正文应该在称呼下面一行开始，这是书信的主要部分。一般包括开头、主要内容、将来的计划和行动以及结束语等 4 部分
- 结尾礼词
  - 英文书信的结尾礼词一般落款于正文下面二三行的位置，大都从信纸中央写起，只有第一个字母大写，结尾用逗号，而不是句号
- 签名
  - 发信人应该在结尾礼词的下面略偏右侧的位置签上自己的姓名
- 信封写法
  - 英文书信收件人地址一般写在信封正面的右下方，先书写收信人姓名，然后再写门牌号码，接下来才是所在地区、国家，各占一行。寄信人地址写在信封正面的左上角或背面

4. 迎送礼仪

- 迎送礼仪
  - 确定迎送规格
    - 对来宾的迎送规格各国做法不尽一致。确定迎送规格，主要依据来访者的身份和访问目的，适当考虑两国关系，同时要注意国际惯例，综合平衡。主要迎送人通常要同来宾的身份相当
    - 当事人不能出面时，无论做何种处理，均应从礼貌出发，向对方做出解释。其他迎送人员不宜过多。也有从发展两国关系或当前政治需要出发，破格接待，安排较大的迎送场面。然而，为避免造成厚此薄彼的印象，非有特殊需要，一般都按常规办理
    - 隆重迎送这种规格的迎送仪式，一般使用于来访的外国国家元首、政府首脑或重要的官方代表团。举行迎送仪式，必须讲究规范性和严肃性，还须遵从一般的国际惯例。活动的每一个步骤、每一个细节都应仔细安排，稍有疏忽，就有可能给国家声誉带来损害
    - 一般迎送用于一般人员或代表团，不论是政治性的还是商业性的。这种规格在平时使用较多。对应邀来访的客人，在他们抵达或离开时，均应安排相应身份的人员前来迎接或送别
    - 私人性质的迎送如果来访者是朋友，属私人性质的访问，则迎送要安排得方便、实际、礼貌，而且要视彼此关系，适当加以调整
  - 掌握迎送事务和时间
    - 准确掌握来宾抵离时间。迎接人员应在飞机（火车、船舶）抵达之前到达机场（车站、码头）。送行则应在客人登机之前抵达
    - 迎送重要的客人，事先在机场（车站、码头）安排贵宾休息室。安排汽车，预定住房。如有条件，在客人到达之前将住房和乘车号码通知客人。如果做不到，可印好住房、乘车表，或打好卡片，在客人刚到达时，及时发到每个人手中，或通过对方的联络秘书转达。这既可避免混乱，又可以使客人心中有数，主动配合
    - 指派专人协助办理出入境手续及机票（车、船票）和行李提取或托运手续等事宜。重要代表团，人数众多，行李也多，应将主要客人的行李先取出及时送往住地以便更衣。客人抵达住处后，一般应稍作休息，起码给对方留下更衣时间

续流程

- 迎送礼仪
  - 陪车与座次
    - 客人抵达后，从机场到住地，以及访问结束，由住地到机场，有的安排主人陪同乘车，也有不陪同乘车的
    - 如果主人陪车，应请客人坐在主人的右侧。如是两排坐，译员坐在司机旁边。如是三排坐轿车，译员坐在主人前面的加座上；上车时，最好客人从右侧门上车，主人从左侧门上车，避免从客人座前穿过。遇客人先上车，坐到主人的位置上，则不必请客人挪动位置

5. 接待礼仪

(1) 会见、会谈及其座位安排

- 接待礼仪
  - 会见
    - 国际上一般称接见或拜会。凡职务高的人士会见职务低的，或是主人会见客人，这种会见，一般称为接见或召见。凡职务低的人士会见职务高的，或是客人会见主人，这种会见，一般称为拜会或拜见。拜见君主，又称谒见、觐见。接见和拜会后的回访，称回拜
  - 会谈
    - 会谈是指双方或多方就某些重大的政治、经济、文化、军事问题，以及其他共同关心的问题交换意见。会谈也可以是指洽谈公务，或就具体业务进行谈判
    - 会谈，一般说来内容较为正式，政治性或专业性较强。东道国对来访者，从礼节及两国关系考虑，一般均根据对方身份及来访目的，安排相应领导人和部门负责人会见
  - 会见座位的安排
    - 会见通常安排在会客室或办公室。宾主各坐一边。某些国家元首会见还有其独特礼仪程序，如双方简短致辞、赠礼、合影等
    - 我国习惯在会客室会见，客人坐在主人的右边，译员、记录员安排坐在主人和主宾的后面。其他客人按礼宾顺序在主宾一侧就座，主方陪见人在主人一侧就座。座位不够可在后排加座
    - 双边会谈通常用长方形、椭圆形或圆形桌子，宾主相对而坐，以正门为准，主人占背门一侧，客人面向正门，主谈人居中
    - 我国习惯把译员安排在主谈人右侧，但有些国家亦让翻译人员坐在后面，一般应尊重主人的安排
    - 其他人按礼宾顺序左右排列。记录员可安排在后面，如参加会谈人数少，也可安排在会谈桌就座。小范围的会谈，也有不用长桌，只设沙发，双方座位按会见座位安排

（2）会见和会谈中的具体要求

会见和会谈中的具体要求

提出会见要求	应将要求会见人的姓名、职务以及会见什么人、会见的目的告知对方。接见一方应尽早给予回复，约妥时间。如因故不能接见，应婉言解释
接见方安排者	作为接见一方的安排者，应主动将会见（会谈）时间、地点，主方出席人，具体安排及有关注意事项通知对方。作为前往会见一方的安排者，则应主动了解上述情况，并通知有关的出席人员
准确掌握会见会谈基本信息	准确掌握会见、会谈的时间、地点和双方参加人员的名单，及早通知有关人员和有关单位做好必要安排，主人应提前到达
场所安排足够座位	会见、会谈场所应安排足够的座位。如双方人数较多，厅室面积大，主谈人说话声音低，宜安装扩音器。会谈如用长桌，事先排好座位图，现场放置中外文座位卡，卡片上的字体应工整清晰
事先排好合影事宜	如有合影，事先排好合影图，人数众多应提前准备架子。合影图一般由主人居中，按礼宾次序，以主人右手为上，主客双方间隔排列。第一排人员既要考虑人员身份，也要考虑场地大小，即能否都摄入镜头。一般来说，两端均由主方人员把边
客人到达之迎候	客人到达时主人应在门口迎候。可以在大楼正门迎候，也可以在会客厅门口。如果主人不到大楼门口迎候，则应由工作人员在大楼门口迎接，引入会客厅。如有合影，宜安排在宾主握手之后，合影后再入座。会见结束时，主人应送至车前或门口握别，目送客人离去后再回室内

续流程

- 会见和会谈中的具体要求
  - 领导会见与会谈
    - 除陪见人和必要的翻译人员、记录员外，其他工作人员安排就绪后均应退出。如允许记者采访，也只是在正式谈话开始前采访几分钟，然后都需离开。谈话过程中，旁人不要随意进出
  - 一般官员、民间人士的会见
    - 会见此类人士安排大体上相同，也要事先申明来意，约妥时间、地点，通知来人身份和人数，准时赴约。礼节性的会见，一般不要逗留过久，半小时左右即可告辞，除非主人特意挽留。日常交往，客人来访，相隔一段时间后，应予回访。如果客人为祝贺节日、生日等喜庆日来访，则可不必立即回访，而在对方节日、生日时前往拜望，表示祝贺
  - 招待饮料及茶水
    - 会见时招待用的饮料，各国不一。我国一般只备茶水，夏天加冷饮。会谈如时间过长，可适当上咖啡或红茶

（3）与外宾见面谈话礼仪要点

- 与外宾见面谈话礼仪要点
  - 与外宾见面时，通常应先将我方人员介绍给外宾；会见的座位，一般是外宾坐右边，我方人员坐左边
  - 如事先不知女宾是否已婚，可称其为女士，年轻的可称小姐，不冒称夫人或太太
  - 见面介绍时，妇女通常不起立，仅点头致意即可。当女主人介绍时，必须起立
  - 谈话前应先了解对方情况，并对谈话内容做必要的准备
  - 谈话要自然大方，热情诚恳，注意不要自吹自擂、强加于人。谦虚要适当，称赞对方不宜过分

续流程

与外宾见面谈话礼仪要点

- 注意内外有别，严守国家机密。自己不清楚的事，或与自己身份不相称的事不要随意表态。外宾提出的各种要求如无确实把握，不要允诺，但要及时研究，向上级反映；已经答应的事情应设法兑现
- 谈话内容应根据接待工作的需要确定，一般而言，要谈彼此都感兴趣的事情，不谈双方不愉快的事情（对外谈判和交涉不在此列）
- 不要随便打听外宾的私事，特别是年龄、收入、衣饰质量和价格、婚姻情况等，对服装奇异、相貌特殊的外宾不可指点议论，不要以某人的生理特点为话题，更不要给外宾起绰号
- 谈话不要总是自己讲，或只是我方人员相互交谈，要给外宾充分说话的机会。外宾说话时，不要轻易打断，但我方也应相机主动谈话，不可只是外宾讲
- 外宾谈话时要注意倾听，不可闭目养神或做看表等动作
- 同外宾交谈时，如果没有听清楚，可以请求外宾再述一遍。如发觉外宾对我方谈话有未领会的神情，应通过译员解释清楚
- 外宾之间交谈时，不要随意插话或趋前旁听，如必须和外宾说话，应打招呼
- 对外宾的反常言行，要做具体分析区别对待。如系我方问题，应向对方表示歉意，并及时纠正；如系对方误解，我方应加以说明；如属政治观点分歧，则应多做工作，求同存异；如对方蓄意挑衅，应据理驳斥，严正表明立场，但不予纠缠，事后要立即上报

6. 参观礼仪

参观游览是涉外交往中常见活动之一。通过参观游览，可使外宾进一步亲身体验我国的历史文化、风土人情和经济发展现状，同时也是树立国家、部门、企业形象和扩大对外开放的大好时机。涉外参观礼仪要注意以下几个方面。

- 参观礼数
  - 程序
    - 预先选定参观游览项目：根据外宾来访的目的、性质以及来宾愿望和兴趣，结合时间的可能性和条件的成熟性，预先确定游览项目
    - 具体安排、详细布置：参观项目一旦选定，相关人员应该做出详细的计划，且参观的具体事宜应及时与陪同外宾的我方人员交换意见，然后同外宾协商后达成共识，确定下来，之后再向接待单位交代具体情况，同时告知全体接待人员
    - 参观的接待：外宾到达之前，被参观单位应尽可能提前将被参观项目的基本情况以书面形式发给外宾，以便达到预期的参观目的。外宾到达后，被参观单位主要负责人根据本单位实际情况做介绍。介绍时要实事求是，但要注意保密，掌握分寸，随机应变
  - 其他注意事项
    - 外宾参观是按照国际惯例，一般由身份相应的人员陪同。陪同人员一般包括主人、解说员、导游、保安员、翻译员、司机等，人员不宜过多
    - 参观过程中，必要时应注意安排摄影或摄像；参观旅游前要考虑好参观过程中就餐时间、地点和方式，同时要考虑好参观游览的出发时间、集合地点等；临行前要对车辆进行检查防止出现意外，以保证活动的正常进行

7. 国旗悬挂方法

(1) 悬挂国旗的场合

- 悬挂国旗的场合
  - 按照国际关系准则，一国元首、政府首脑到他国领土访问，其住所及主要交通工具上悬挂本国国旗，这是一种外交特权。作为一种礼遇，东道国接待来访的外国元首或政府首脑时，可在隆重场合，如在贵宾下榻的宾馆、乘坐的汽车上悬挂对方的国旗
  - 国际上公认，一个国家的外交代表在接受国境内有权在其办公处和官邸，以及交通工具上悬挂本国国旗。有些展览会、体育比赛等国际性活动，也往往悬挂有关国家的国旗

（2）悬挂国旗的方法

悬挂国旗的方法

- 在建筑物上或室外悬挂国旗，一般应日出升旗，日落降旗。如遇特殊情况，需悬旗致哀时，可先将国旗升至杆顶，然后再下降至离地面约杆长的1/3处。日落降旗时，也应将旗升至杆顶，然后再降下
- 按照国际惯例，在悬挂双方国旗时，以右为上，以左为下。两国国旗并排，以旗身面向为准，右挂客方国旗，左挂本国国旗。汽车上挂国旗时，以汽车行进方向为准，驾驶员左手为主方，右手为客方。所谓主客，以举办活动的主人为依据，而不是以举行活动的所在国为依据

（3）国旗的悬挂排列方式（以国旗正面为准）

国旗的悬挂排列方式

两面国旗并挂

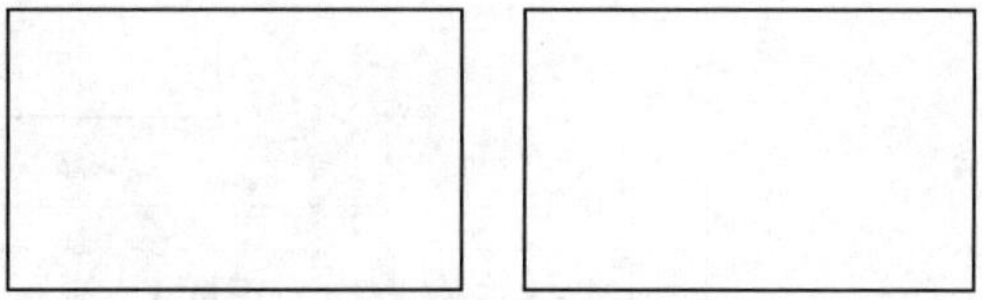

客方　　主方

三面以多国旗并挂：多面国旗并挂，主方在最后，如属国际会议，无主客之分，则按规定的礼宾顺序排列

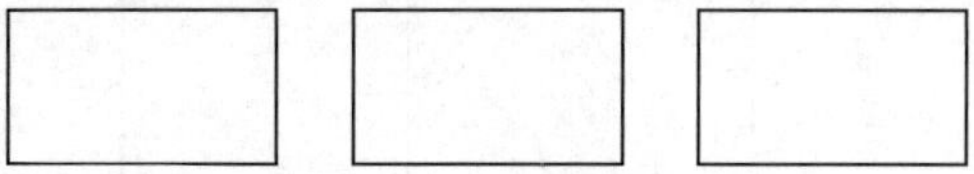

①　②　③

并列悬挂

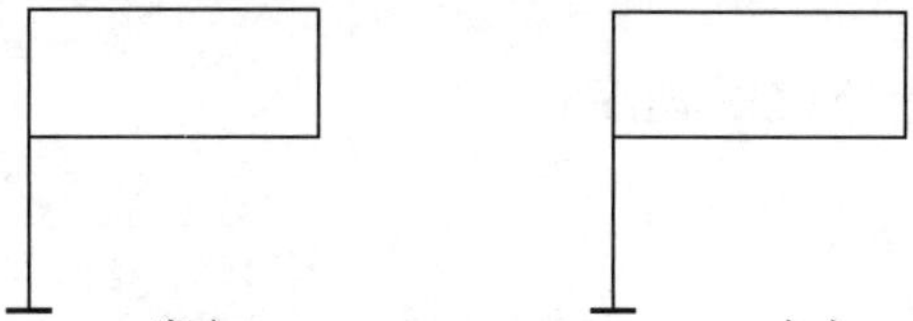

客方　　主方

交叉悬挂

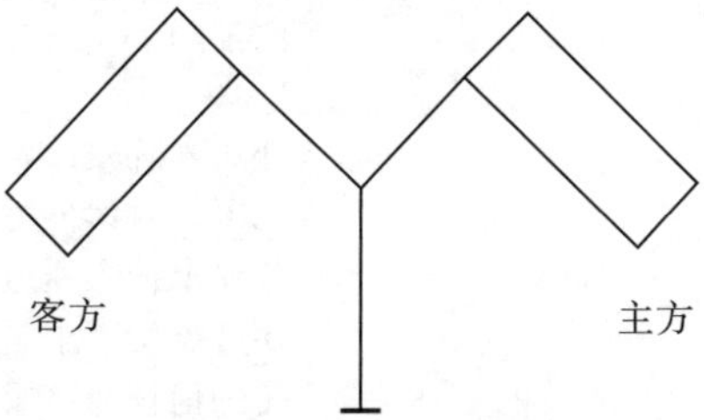

客方　　主方

续流程

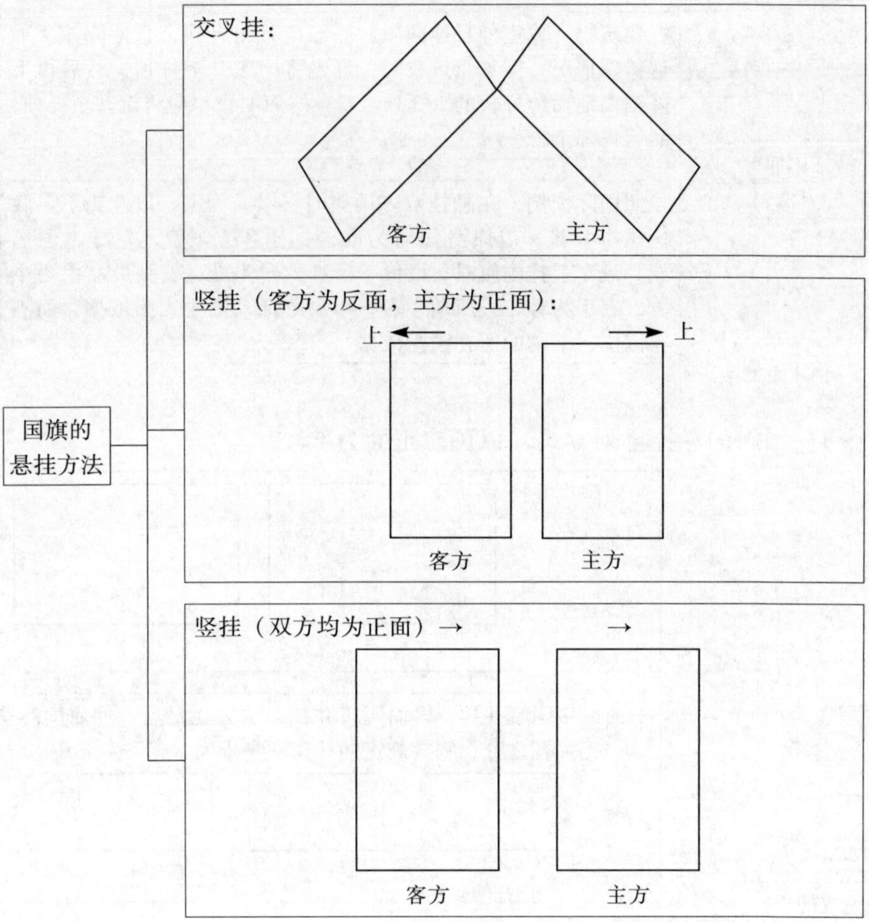

五、涉外就医程序

涉外就医程序

- 预约就诊：预约就诊是西方国家主要的就诊方式。随着医疗机构的条件改善，目前国内也在增加预约就诊机制。常用的预约方式：电话预约、网络预约、书信预约
- 预诊：外宾来院就诊，如医院条件允许，应派护士陪同就医。就诊环境应符合外宾的就医观念。这一环节要求护士通过良好的沟通获得外宾信任，同时要遵循实事求是和真诚待人的礼仪原则，赢得外宾的信任与尊重

续流程

- 涉外就医程序
  - 接待
    - 接待外宾就诊是护患交流的基础，也是建立良好护患关系的关键。在接待过程中应该严格遵守礼仪规范，合理着装，规范施礼，微笑热情，大方回礼，真实详细介绍医院、科室、接诊医生和医院公共设施的使用方法，使外宾在就诊前真实地了解医疗条件及水平
  - 临床护理
    - 在护理活动中，外宾个人的健康状况及家庭情况被真实详细地暴露在护士面前。由于护理活动的特殊性，要求护士必须尊重个人隐私。要认真倾听，态度要诚恳，不要主动探询，刨根问底
    - 患某些疾病的外宾需要在日常护理中充分暴露躯体，护士应该持科学真诚的态度，切忌谈论外宾的隐私及身体状况，尤其在为女患者做护理操作时，要挡好屏风，拉上窗帘，注意保护患者的隐私
  - 复诊预约
    - 在首次就诊结束时，应该询问外宾对此次就诊的满意度，让患者提出建议或意见，仔细告知患者药物治疗中的注意事项，预约复诊时间、预约方式及具体联系人、复诊前的准备，使得整个过程条理清晰，提高复诊效率
  - 回访
    - 回访是体现医护人员关心牵挂外宾病情的良好方式，使外宾感受到关怀和爱护。通常可采用电话回访，电话回访应该选择合适的时间。电话中注意礼貌用语，并能合理准确地解释常见并发症及指导处理方法，进一步获取外宾的信任

六、涉外护理禁忌

- 涉外护理禁忌
  - 称呼禁忌
    - 言谈中使用先生、女士、小姐等称谓，不能使用带有种族歧视色彩的称谓，不然会给患者带来不快，甚至会引起纠纷
  - 言谈禁忌
    - 言谈不能涉及他人隐私。要求做到“七不问”，即年龄、婚姻、收入、住址、经历、工作、信仰

续流程

- 涉外护理禁忌
  - 举止禁忌：有些国家的患者，不用左手与他人接触或传递东西，或接送物品。因此，护士应牢记不能用左手递送药物、食物。在信奉佛教的国家，禁忌用手随便摸儿童的头顶
  - 饮食禁忌：每个国家或民族都有自己的饮食习惯。应充分了解和尊重
  - 数字禁忌：“13”和“星期五”是西方人最忌讳的数字和日子。因此，在选择医疗、护理操作时应避免在这两个数字或日子中进行
  - 花卉禁忌：在外宾所住病房插花时，应注意花卉禁忌。忌用杜鹃花、石竹花、菊花以及其他黄色的花卉，这已经成为惯例
  - 颜色禁忌：西方许多国家的人认为黑色是丧礼的颜色，表示对死者的悼念和尊敬；巴西人认为棕黄色是凶丧的颜色；叙利亚人认为黄色是死亡的颜色；埃及人认为蓝色象征恶魔；比利时人最忌讳蓝色，当遇到不幸时都会穿着蓝色服装出席葬礼

第二章 护士实用礼仪

第一节　护士仪态礼仪

仪态是指人在日常生活中，处于静止或活动状态时，身体各部位的相互协调关系。人们通过仪态的不同，向外界传递了不同的精神面貌和文化教养，形成不同的气质和风度，向外界传递一个人的思想、情感和态度。良好的护士仪态常给人以亲切、端庄和文明的印象。在护理活动中，护士仪态礼仪可规范和调节护士的站姿、行姿、坐姿及手势等活动，它是护理礼仪的重要组成部分。护士的仪态作为一种无声的语言传递信息，成为护理活动的一种重要沟通方式。对护士而言，良好的仪态可增加患者的信任感，唤起患者的美感，并能更好地配合治疗与护理，促进患者早日恢复健康。因此，正确掌握和运用护士的仪态礼仪，在护理工作中显得非常重要。

一、手势

1. 运用手势的基本原则

运用手势的基本原则

- 使用规范的手势：在工作过程中，护士手势的运用要符合规范，以免引起误会
- 注意不同地域或民族的差异：在不同的民族和国家，人们往往使用不同的手势或同种手势表达不同的含义。如“OK”手势，在我国表达的意思是“零”或“三”，在英国和美国则表示“胜利、赞同”等含义，在法国表示“没有”，而在突尼斯表示“傻瓜”
- 手势的使用宜少忌多：在一般情况下手势使用不宜过多。如果手势过多，既不能表达自己的真实情感，还可能使对方错误地理解其含义，并且毫无美感。因此，多余的手势只会起到画蛇添足的作用

2. 基本手势

- 基本手势
  - 正常垂放
    - 正确的方法：双手伸直下垂，掌心向内，分别贴放于大腿两侧；另外还可以双手自然下垂，掌心向内，叠放或相握于腹前
  - 自然搭放
    - 是指护理人员在与他人交谈或进行其他服务时所采用的将手放在身前桌面或床档之上的一种手势。这种手势在站立时和就座时有一定的差异
    - 站立时身体应尽量靠近桌子和床档，上身挺直，两臂稍有弯曲，肘部朝向外侧，两手轻放在桌面上或床档上。坐姿时身体趋近桌子，尽量挺直上身，将双手自然分开、叠放或相握放在桌面上。注意不要将胳臂支起来，或是将一只手或一双手放在桌下
  - 背手
    - 背手多见于站立、行走时，男士多用。该手势既可显示权威，又可镇定自我。其做法是双臂伸到身后，双手相握，同时挺胸收腹
  - 持物
    - 护士用手拿取用物时，既可用一只手，也可用双手，但当传递物品时应用双手。护士传递物品时，注意动作自然、五指并拢、用力均匀，不应翘起环指与小指，以免显得成心作态
  - 鼓掌
    - 鼓掌用于表示欢迎、祝贺和支持的一种手势，多用于会议、演出、比赛或迎候嘉宾。鼓掌时右手掌心向下，有节奏地拍击掌心向上的左掌。必要时，应起身站立鼓掌。注意不允许“鼓倒掌”来表示反对、拒绝、讽刺和驱赶之意
  - 夸奖
    - 夸奖的手势主要用于表扬他人。其做法是伸出右手，竖起拇指，指尖向上，指腹面向被赞扬者。在交谈中，不应将右手拇指竖起来反向指向其他人，也不应用右手拇指指向自己鼻尖，这样会显得自高自大、不可一世

续流程

- 基本手势
  - 指示
    - 指示的手势常用于引导来宾、指示方向。通常以右手或左手抬到一定高度，五指并拢，掌心向上，以其肘部为轴，朝向目标伸出手臂。操作者应注意掌心向上，以表示诚恳和谦逊之意
  - 与人道别
    - 与人道别也是我们在工作和生活中常用的手势之一。在运用这一手势时要注意：身体站直，目视对方，手臂前伸手不超过头顶，掌心向外，左右挥动

3. 常见手势语

- 常见手势语
  - 握手
    - 握手是传递思想、沟通感情和增进友谊的重要方式。友好、文雅且得体的握手，蕴含着令人信任、愉悦和接受的信息
    - 握手时双方距离约 1m，双腿立正，上身略向前倾，伸出右手，双方将要相握的手各自向侧下方伸出，伸直相握后形成一个直角。四指并拢，拇指张开与对方右手相握。握手时应用力适度，上下稍许晃动三四次，随后松开，恢复原状。与人握手时，应神态专注、自然、热情和友好
    - 通常应微笑着注视对方，并且致以诚挚的问候。与他人握手时，只要有可能，都应该起身站立，除非你是长辈或女士。在握手时双方都应主动向对方靠拢。在一般情况下，握手的时间以控制在 3 秒左右为宜
    - 握手的基本顺序是：主人与客人之间，主人应先伸手；年长者与年轻者之间，年长者应先伸手；女士和男士之间，女士应先伸手；身份地位不同者之间，应由身份地位高者先伸手。当老年人或贵宾伸出手来时，最好的回应是快步向前，用双手相握，并热情问候与致意

续流程

常见手势语

- 握手
  - 在应用时，护士也要视具体情况灵活处理。在社交场合，无论谁先伸手，即使对方忽视了握手礼的先后顺序，护士都应把其看成是友好表示，应该立即伸手与其相握。拒绝他人的握手是很不礼貌的行为
  - 另外，在握手时还应注意避免手臂互相交叉，不可从另外两人中间或从已经相握的两人的手的上方或者下方与他人握手。如果在餐桌上互相认识，可以不站起来握手，欠身点头微笑或拱手示意致敬即可
- 招呼别人
  - 护士在招呼别人时，要注意使用手掌，招呼时掌心向上。根据手臂摆动的姿势不同，大体分为：横摆式、直臂式、曲臂式、斜臂式等
- 举手致意
  - 当护理人员在忙于工作过程中看见熟悉的人，但又无暇分身时，可向其举手致意，表达问候，还可以消除对方被冷落的感觉。正确的做法是：直立全身，面向对方，面带笑容，手臂上伸，掌心向外，举手致意
- “OK”手势
  - 是将拇指和示指构成环形，其他三指伸直，构成的形状像英文单词“OK”，表示“可以”“赞扬”和“允许”等意思。该手势在北美应用非常广泛。然而，在希腊和法国南部，这一手势表达的却是“零”“毫无价值”等意思。在巴西、德国和俄罗斯，它象征人体上非常隐蔽的孔
- “V”形手势
  - 是手掌向外握拳后，示指和中指打开一定角度形成英文字母“V”的形状，它表示“胜利”或“和平”。如果在英国，手势者手掌和手指朝向自己的脸，这就是侮辱人的表示

续流程

- 常见手势语
  - 其他手势
    - 如果用手呈杯状，做饮水动作，这表达“我渴了”；用手拍拍胃部，表示“我吃饱了”；用手在胃部画圈表示“我饿了”；两手合掌，把头倚在一侧手背上，紧闭双眼，做入睡状，表示“我很疲倦”；两手相搓既可以表示“我很冷”“很好”，也可表示迫切期望、精神振奋、跃跃欲试等含义

4. 禁忌的手势

- 禁忌的手势
  - 易于误解的手势
    - 由于文化背景、个人习惯的不同，各种手势被赋予不同的含义。在使用手势的过程中，如果没有了解对方的文化背景及习惯，就可能导致曲解含义，而引起矛盾
  - 不卫生的手势
    - 在他人面前搔头皮、去眼屎、掏耳朵、抠鼻孔、咬指甲、剔牙齿、抓痒痒、摸脚丫等手势都极不卫生礼貌。此种手势的印象是缺乏公德意识，自身素质低下，应注意避免
  - 不稳重的手势
    - 在交往或工作过程中，避免出现双手乱动、乱摸、乱举、乱放或折衣角、抬胳膊、抱大腿等手势，以免给人不稳重的印象

二、站姿

1. 基本站姿

（1）站姿的基本要求

- 站姿的基本要求
  - 基本要求
    - 站立时，护士应头部抬起，面部朝向正前方，双眼平视，下颌微向后收，颈部挺直。双肩放松，微向后张，自然呼吸。挺胸、收腹、腰部直立，并略收臀，上身自然挺拔。两臂自然下垂，处于身体两侧，手指自然弯曲，中指压裤缝。站立时应面带微笑，使规范的站立姿势与热情的微笑相结合

续流程

- 站姿的基本要求
  - 基本要领
    - 头端、肩平、挺胸、收腹、身正、臂垂、腿直
  - 核心要领
    - 挺：护士站立时，身体各部位要尽量舒展挺拔，做到头平、颈直、肩平、背挺
    - 直：护士站立时，身体要尽量与地面保持垂直，注意收颌、挺胸、收腹、夹腿、提臀
    - 高：护士站立时，身体的重心要尽量往上提，头端、提气、直腰、绷腿
    - 稳：主要体现在脚和腿上，两腿伸直，膝盖放松

（2）站姿中脚的位置

- 站姿中脚的位置
  - 呈“V”形
    - 即双脚的跟部并拢，两脚尖分开45°~60°，使身体重心穿过脊柱，落在两腿正中
  - 呈丁字式
    - 即两脚中间间隔1~2拳头宽，前脚轻轻着地，重心全部放在后脚上，两脚姿势像字母“T”
  - 呈平行式
    - 即双脚平行放在地上，女士两脚之间没有间隙，男士可两脚适当分开，两脚平行，比肩宽略窄

（3）站姿中手的摆放

- 站姿中手的摆放
  - 双手垂握于下腹部
    - 站立时，双臂自垂，双手平展，一手叠放于另一手上，并轻握另一只手的四指
  - 双手相握于中腹部
    - 站立时，双臂略弯曲，双手四指相勾，轻握，放置于中腹部
  - 双手分别置于身体两侧
    - 站立时，两臂自然下垂，分别处于身体两侧，手指自然弯曲，中指压裤缝

（4）男女护士站姿的差异

- 男女护士站姿的差异
  - 男护士站姿
    - 男士在站立时全身正直，头部抬起，双眼平视，双肩稍向后展并放松。可以将双手贴放于大腿两侧，也可双臂自然下垂，将右手握住左手腕部上方自然贴于腹部，或背在身后贴于臀部
    - 男士站立时，一般应两腿平行，双脚可稍分开站立，大约与肩同宽，表现出稳健、潇洒、强壮的美感
  - 女护士站姿
    - 女士在站立时可将双手相握或叠放于腹前；双脚可在以一条腿为重心的前提下，稍许分开，但不超过10cm；可呈“V”形、丁字式、平行式站立。女性护士在站立时要注意表现出女性的轻盈、娴静、典雅的韵味，给人一种“静”的美感

2. 站姿的变化

- 站姿的变化
  - 护士为服务对象进行不同的护理时，在保持基本站姿的基础上，根据本人当时的实际情况或工作需要，可适当调整自己的站姿
  - 如果站立过久，可以双脚轮流后退一步，身体的重心轮流落在一只脚上，但上身仍保持挺直。脚不可伸得太远，双腿不可叉开过大，变换站姿不可过于频繁，膝部不应出现弯曲
  - 变化的站姿实际上是在基本站姿的基础上做局部少许的调整。护士在站立时不允许变化幅度过大，使站姿变得不够优雅
  - 在较为正规的场合，应尽可能采用基本的站姿。为了适应某些特殊服务的需要，护士在工作过程中，短时间内可适当采取变化的站姿，但是要注意该站姿不正式
  - 在工作过程中以变化的站姿面对他人时，应坚持以礼待人这一服务宗旨

3. 站姿禁忌

- 站姿禁忌
  - 身躯歪斜
    - 古人对站姿提出的基本要求是“站如松”，要求人们在站立时，以身躯正直为美，不允许身躯歪斜。如果护士在站立时，身躯出现明显的歪斜，不但可直接破坏人体的线条美感，而且还常常给人颓废消沉、萎靡不振等感觉
    - 如果出现腰部弯曲、背部弓起、胸部凹陷、腹部挺出、臀部撅起等不良体姿，就显示出此人缺乏锻炼
  - 趴伏倚靠
    - 一般来说，护士经过长时间的站立工作，在条件允许的情况下，可以坐下稍事休息
    - 但护士不得在站立时随意地趴在某个地方或伏在某处四处张望，不得倚或靠在墙壁、门、桌柜等处站立，不得随意扶、拉、踩、蹬、跨等。护士应注意切勿趴、伏、倚、靠，避免给人无精打采、自由散漫、偷懒等消极的印象
  - 两腿摆放
    - 无论是护士基本的站姿或是变化的站姿，站立时双腿可适当分开，可采用军队中“稍息”的姿势。但是，双腿分开的距离是有限的，不应超过肩的宽度，一般是越小越好
    - 如果在他人面前双腿张开过大，就显得不文明、不严肃、不美观，女护士尤其应该谨记。双腿交叉站立也给人不美观的感觉
  - 身体不稳
    - 站立是一种相对静止的仪态，护士站立时通常注意身体切勿抖动或晃动，避免手臂挥来挥去，腿脚不停地晃动。这样不仅使个人的站姿十分难看，还显示出此人对工作、生活漫不经心或没有教养

续流程

- 站姿禁忌
  - 手摆放的位置不当
    - 护士站立时，正确的应该是两臂自然下垂，双手放于身体两侧，手指自然弯曲。如果手的位置摆放不当，同样也会影响站姿的整体效果
    - 常见的有：将双手插在衣袋或裤袋内，这种姿势给人一种不严肃、拘谨小气的感觉；将双手交叉抱在胸前，这种姿势给人以消极、防御和抗议的印象；双手或单手叉腰，这种姿势往往含有冒犯之意
  - 脚的位置不当
    - 在站立时，双脚的具体位置是有规定的。一般双脚的位置可呈“V”形、丁字式或平行式。如采用“内八字”、蹬踏式，则会给人留下不雅的印象

4. 站姿训练

- 站姿训练
  - 靠墙法
    - 练习者将身体背靠墙站好，使自己的后脑、肩、腰、臀部及足跟均能与墙壁紧密接触。若练习者没能紧密接触墙壁，那站立姿势练习不正确
  - 背靠背法
    - 和靠墙法一样，两人背靠背站立，后脑、肩、臀及足跟彼此紧密接触，若未接触，证明其站姿练习不正确
  - 顶书法
    - 练习者将一本书平放于头顶，上身挺直，下颌向内收，颈部挺直，避免将书本掉落下来。练习者若能长期练习，可使自己的站立姿态优雅而挺拔
  - 对镜训练
    - 练习者面对镜面站立，检查自己的站姿及整体形象。练习者应关注自己是否有歪头、斜肩、含胸、驼背、弯腿等现象。如果发现不良站姿，应及时调整

三、坐姿

坐姿是指人就座后身体所表现的一种静态的姿势，相对于站姿而言，是

一种放松，但也不能过于随便。良好的坐姿应该像钟一样端正不斜。护士坐姿得当，不仅给人以端庄、沉着、冷静和稳重的印象，而且也是展现自己良好气质的重要形式。正确的坐姿，一定要兼顾角度、深浅和舒展等方面。角度：即坐定后就座者上身与大腿、大腿与小腿所形成的角度，随着这些角度的不同，而出现了不同的坐姿。深浅：根据就座时就座者臀部与座位所接触面积多少，可分为深坐和浅坐。舒展：即就座前后就座者手、腿、脚的舒张、活动程度。舒展与否，往往与交往对象有关，舒展的程度可间接反映交往双方关系的性质。坐姿的重点是坐定后的姿势。但是，就座和离座的姿势也不可轻视。

1. 标准坐姿

头正颈直，眼平视；肩平，上体自然挺直，双膝并拢、手心朝下、叠放腿上、选好角度、身体姿势舒展端庄。

坐姿，即人在就座之后所呈现出的姿势。它是一种静态的姿势，在与人交往（或）长时间交谈中，坐姿是人们采用得最多的姿势。

就座，即走向座位直到坐下这一整个过程。

2. 就座

就座	注意顺序	若与他人一起就座时，则落座一定要讲究先后顺序，礼让尊长。如果对方是老年人或服务对象，应该在对方就座之后再入座；如果是平辈或亲友同事之间，可同时入座。切勿抢先入座而失去礼貌
	在适当之处就座	无论从正面、侧面或背面不同方向走向座位时，只要条件允许，都应该从座椅的左侧一方就座，从左侧一方离开自己的座位，称为“左进左出”，这是在正式场合一定要遵守的就座规则。如果与他人同时就座，应当注意座位的尊卑，主动将上座相让于人
	就座姿势优雅	就座时，应转身背对座位。如距离座位较远，可以右脚后移半步，待腿部接触座位边缘后，再轻轻坐下。女性在着裙装入座时，应先用双手抚平裙摆，再坐下
	落座无声	无论是移动座位还是落座、调整坐姿，都应不慌不忙，稳重，且悄然无声。必要时可一手扶座椅的扶手，减慢速度放轻动作无声无息地坐下

3. 坐定

就座者坐定后，人体重心垂直向下，腰部挺直，上身正直。其臀部不应坐满座位，大体占据座位 2/3 的位置。就座者双膝靠拢或微微分开，可视情况向一侧倾斜。女护士入座后双脚必须靠拢，双脚并齐，手自然放在双膝上、椅子扶手上或桌面上，女护士一般不架腿。

4. 离座

- 离座
  - 离座前要有表示：当有其他人在座时，离开座位前应该用语言或动作向其示意，随后方可起身离座。不要突然起身以免惊扰他人
  - 离座要有先后顺序：需要离座时必须注意起身的先后顺序，一般患者可先行离座。如果是同事，可允许同时起身离座
  - 起身离座要缓慢：起身离座时，动作要轻缓，无声无息，避免出现起身离座动作过快、过猛而发出声音或将物品弄掉地
  - 站立稳定后再行走：离开座椅时，应先采取基本的站姿，站立稳定后才可离去。避免起身就跑或起身与行走同时进行
  - 行走时应从左边离开：在条件允许的情况下，应该从左边离开，与左边进入一样，左边离开也是一种礼貌的表现

5. 坐姿禁忌

- 坐姿禁忌
  - 头部：坐定后，头不宜靠在座位背上或低头注视地面，左顾右盼，心神不定，摇头晃脑，闭目养神等
  - 躯干部：坐定后上身不宜过于前倾、后仰、歪向一侧或无精打采趴在桌上
  - 手部：坐定后，手部小动作不宜过多，应避免挖鼻孔、掏耳屎、剪指甲、两手抱头或抱膝盖，以及摸摸碰碰、敲敲打打、双手夹在两膝之间等不雅动作

续流程

坐姿禁忌	腿部	坐定后，双腿不宜分开过大或高翘“二郎腿”，不宜反复抖动不止，或把腿架在别的凳子上；需要久坐时不能单腿盘坐或双腿盘坐在座位上；不宜勾脚尖，使对方看到鞋底或脚部摇动不止
	脚部	坐定后，不宜将脚过高抬起或以脚尖指向他人，不宜脱鞋子、脱袜子或两脚击打地面发出响声而影响他人
	腰部	无论是落座、坐姿中，还是离座时，就座者腰部肌肉均应保持紧张状态。应注意避免双腿分开过大、跷“二郎腿”、双腿直伸出去、腿部抖动摇晃、双手抱在腿上、将手夹在两腿间、头部靠于椅背及双手置于桌下等

四、行姿

1. 行姿的基本要求

行姿又叫走姿或行进姿势，是指人在行走过程中所形成的动态姿势。从总体上讲，走姿属于人的全身性活动，但其重点在行进的脚步上，即步态。良好的行姿应是轻盈、敏捷的。步履轻盈给人以优美的感觉；步履敏捷给人以健康活泼、精神抖擞的感觉。行姿是站姿的延续动作，是在站姿的基础上展示人体动态美的姿势。无论是在生活或在工作中，走路最能表现一个人的风度、风采和韵味。

2. 不同场合的行姿

（1）陪同引导

陪同是指陪伴服务对象一同行进。引导是指在行进中带领服务对象。作为护士经常有机会陪同引导服务对象一同行进。护士在引导患者进入病区时，可以边行走，边将右手或左手抬高到一定高度，五指并拢，掌心向上，以其肘部为轴，朝向所引导或介绍的目标，伸出手臂进行介绍，以传递欢迎、诚恳、热情接待之意。护士行走时上身稍转向患者侧前行，边走边介绍环境。这样，不仅符合礼仪要求，且能随时观察患者病情变化及患者的意愿，及时提供相应护理服务。

- 陪同引导
  - 自身所处的位置：当双方平行前进时，引导者应位于左侧。当双方单行前进时，引导者应位于左前方1米左右。当被引导者不熟悉前方环境时，一般不应让其先行或在外侧行走
  - 行进的速度：在引导患者前行时，速度应该保持与被引导者同步，特别是老年患者和虚弱的患者更应注意。切勿时快时慢，以免患者产生不安全感和不被尊重的感觉
  - 注意关照和提醒：陪同行进过程中要注意以被陪伴者为中心，在照明欠佳、转弯、上下楼梯等环境时，应该随时提醒并给予适当的照顾，以防患者跌倒受伤
  - 正确的体位：在陪伴引导患者时，应根据不同的情景采取不同的姿势和体位。在行进中与对方交谈，应将头部和上身转向患者回答问题

（2）上下楼梯

在陪同被引导对象的行进中，可能会遇见楼梯，为了预防患者跌倒或意外的发生，在上下楼梯时要注意以下几点。

- 上下楼梯
  - 走专门指定的楼梯：在医院环境中为了方便患者行进，有专门指定患者上下的楼梯，物品的运送也应该有专门指定的楼梯，避免货物与患者发生碰撞
  - 减少在楼梯停留：一般来说楼梯是人群流动量比较大的区域，在楼梯行进中尽量避免停止行走、休息或站在楼梯与人交谈，以免引起楼梯通道的阻塞
  - 坚持“右上右下”原则：上下楼梯时不准并排行走，应当自右侧而上，自右侧而下，以保持楼梯的通畅
  - 礼让服务对象：上下楼梯时，不要抢行。应该礼让对方先行。在陪同引导客人时，则应上下楼梯时先行在前

（3）进出电梯

在经济快速增长的今天，许多医院和场所配置了电梯，因此也就免不了在行进中经常使用电梯，在使用电梯的过程中应该注意以下几点。

- 进出电梯
  - 使用专用电梯：在许多医院，根据患者、工作人员、物品运送等不同配置了不同的电梯，方便患者和工作人员及时到达目的地。因此，应根据使用对象的不同，选用不同的专用电梯，保证电梯的顺畅运行及物资的及时运送
  - 有顺序地进出电梯：进入有人管理的电梯时，应该先出后进；进入无人管理的电梯时，应该先进后出，以控制电梯，方便他人的进出
  - 以礼相待，尊重他人：在使用电梯的过程中，均应礼貌待人，特别是与老年人、女士、小孩和患者同乘电梯时应以礼相让，不可争先恐后或强行进出

（4）出入房门

在医院环境里，为了不打搅和尊重他人，在进出房门时应注意以下几点。

- 出入房门
  - 进入房门前先通报：进入医生或患者的房门前，护士应先采取敲门等方式，向房内的医生或患者进行通报，不能贸然进入，避免惊扰他人
  - 用手开关房门：在进出房门时，护士应用手轻拉、轻开、轻关房门，不可用身体任何其他部位，如肘或背推门、脚踢门、膝顶门或听任房门自由开关
  - 进出房门要面向他人：当房间内有人时，护士进出房门时应面向对方，切勿反身关门或背向他人
  - 礼让他人，后入后出：与他人同时出入房门时，护士为了表示自己的礼貌，可后入房门，后出房门

（5）搀扶帮助

搀扶是指用自己的一只手或双手去轻轻架着服务对象的一只手或胳臂共

同行进。在医院这个环境中，有许多患者身体虚弱，作为医护人员应该主动关心照顾，以保证患者的安全。护士在对患者进行搀扶帮助时，应注意以下几点。

- 搀扶帮助
  - 评估服务对象的身体情况：在搀扶患者行进前，要评估患者的身体情况，以决定采取何种搀扶的方法，以达到节省体力，保证患者安全
  - 尊重患者的意愿：在搀扶前需征得患者的同意，以免伤害患者的自尊心
  - 采取的方法得当：正确搀扶的手法是以一只手臂穿过对方的腋下，架着其胳臂，再以另一只手扶在其前臂上共同行进
  - 行进的速度要合适：搀扶他人行进时，要注意步伐不宜过快，应该与对方保持一致，否则，使患者感觉难受或缺乏安全感

（6）通过走廊

许多病房往往由长短、宽窄不等的走廊连接在一起。护士在走廊中行进时应注意以下几点。

- 通过走廊
  - 礼让对方：单排行进时，护士应主动行于右侧，这样即使有人从对面走来，也两不相扰。若是在仅能容下一人通过的走廊上与对面来人相遇，则应面向墙壁，侧身相让，请对方先通过。若对方先这样做了，则勿忘向其道谢
  - 缓步轻行，悄然无声：因为走廊多连接房间，故切勿快步奔走，大声喧哗，以免影响患者休息
  - 循序而行：护士不要为了走捷径、图省事而去跨越某些室外走廊的栏杆或行于其上，应遵循相应规则

（7）排队

在日常生活中，护士常会遇到需排队的时候，在这种情况下应注意以下几点。

排队	养成排队的习惯	在需要排队时，应有耐心，自觉排队等候。不应起哄、拥挤、不排队或破坏排队秩序。自觉排队虽是区区小节，却能从侧面反映出一个人的人格
	遵守排队的顺序	排队的基本顺序是：先来后到、依次而行。排队时应当遵守并维护秩序，做到不插队或不需帮熟人插队
	保持适当距离	在排队时，排队者之间最好保持 0.5～1 米的间隔。特别是在银行、自动取款机前，更应注意保持适当距离，既是礼仪的要求，也可体现尊重别人隐私，保证别人的安全

3. 行姿禁忌

行姿禁忌	瞻前顾后	在行走时不应左顾右盼，反复回头注视身后
	声响过大	行走时应步态轻稳，如用力过猛，声响过大不仅会妨碍或惊吓他人，还常给人留下粗鲁、没教养的感觉
	八字步态	在行走时若双脚脚尖向内侧伸构成内八字步，或向外侧伸构成外八字步都是不雅观的步态
	身体不正	在行走时应当避免歪头斜肩、腆腹含胸、甩动手腕、扭腰翘臀、身体晃动等

4. 行姿训练

行姿训练属于动态训练。不良的行姿往往是长时间形成的，因而加大了训练的难度。训练时，一定要掌握要领，严格按规定、步骤正规训练，这样才会收到良好的效果。

行姿训练	双肩双臂摆动训练	训练者身体直立，以身体为柱，双臂前后自然摆动。注意摆动幅度适度，纠正双肩过度僵硬、双臂左右摆动的问题
	步位、步幅训练	在地上画一条直线，行走时检查自己的步位和步幅是否正确，纠正内八字、外八字及脚步过大、过小的问题

续流程

行姿训练	顶书训练	训练者将书本放置于自己的头顶，保持行走时头正、颈直、目不斜视。顶书训练可纠正训练者走路摇头晃脑、东张西望的问题
	步态综合训练	训练行走时各种动作的协调，可配上节奏感较强的音乐，注意掌握好走路时的速度、节拍。训练者保持身体平衡，双臂摆动对称、动作协调

五、蹲姿

蹲姿是身体下蹲的姿势，是一种静态下的特殊体位，常用于捡拾物品或整理下层物品等。护士下蹲要求优美、典雅。

1. 基本蹲姿

两足一只在前，一只在后，分开约半步，双腿并拢紧靠，屈膝蹲下。前面一只全足掌着地，小腿基本垂直地面；后面一只足后跟抬起，前足掌着地，形成腿部一高一低的姿态。臀部向下，上身不宜过度前倾。若女性身着裙装，在蹲下去之前应先将裙摆整理妥当。

2. 蹲姿禁忌

蹲姿禁忌	突然下蹲	需要下蹲时，速度不宜过快，否则动作不稳或影响他人
	动作不雅	下蹲时双腿分开，像上洗手间，故称“洗手间姿势”，很不文雅；或者下蹲时弯上身、翘臀部，特别是女士着短裙时，容易走光
	方位失当	在他人身边下蹲时，最好是和他人侧身相向。正面面对他人或背部面对他人下蹲，通常都是不礼貌的

六、护理工作中常见的仪态礼仪

1. 持病历夹

病例夹是把记录患者病情的临床资料很好地保存并便于随时书写的夹子。每一位入院患者都要建立完整的病历资料，以便随时查阅，讨论。所以，病例夹在临床上使用率很高，正确的持病例夹的姿势是：用手掌握病例夹的边缘中部，放在前臂内侧，持物手靠近腰部，病例夹的上边缘略内收，且要前高后低。

2. 端治疗盘

在临床护理操作中，治疗盘是常用物品。护士在为患者做护理操作时，需要端治疗盘前往病房。正确的端盘姿势配以轻盈稳健的步伐、得体的护士服和燕帽，让患者感觉到天使的到来，给患者带去快乐。

护士端治疗盘的要领：双手握于方盘两侧，掌指托物，拇指不能超出盘沿，双肘尽量靠近身体腰部，前臂与上臂成90°。双手端盘平腰，保持上臂稳定，取放和行进都要平稳，不触及护士服，忌掌指分开。

3. 推治疗车

治疗车也是护理工作中的常用物品。治疗车三面有护栏，没护栏的一面一般有两个抽屉，用于存放备用物品。

推车的正确姿势是：护士位于没护栏的一侧，双臂均匀用力，重心集中于前臂，行进、停放平稳。

注意：腰部负重不要过多，行进中随时观察车内物品，注意周围环境，快中求稳。

4. 轮椅护送患者

轮椅护送适用于护送不能行走但能坐起的患者入院、出院、检查、治疗或室外活动。

- 轮椅护送患者
  - 评估患者
    - 体重、意识状态、病情、躯体活动能力、损伤部位以及理解合作程度
  - 护送患者
    - 上轮椅：使椅背与床尾平齐，椅面朝向床头，扳制动闸将轮椅制动，翻起脚踏板。扶患者坐起，协助患者穿上衣裤和鞋，冬季注意保暖。嘱患者将双手置于护士肩上，护士双手环抱患者腰部，协助患者下床，坐于轮椅中，翻下脚踏板，助患者将脚置于脚踏板上，系好安全带
    - 护送中：注意患者病情变化，主动和患者沟通，嘱患者身体尽量向后靠，手放在扶手上，如有不适及时告知护士。护士在推行时双手用力均匀，步幅平直稳妥；过门槛时，跷起前轮，避免过大震动；下坡时，放慢速度，注意安全
    - 下轮椅：轮椅推至床尾，椅背与床尾平齐，患者面向床头，扳制动闸将轮椅制动，翻起脚踏板，协助患者站起、转身、坐于床沿，协助患者脱去鞋子和保暖外衣，助患者躺卧舒适，盖好被子

5. 平车护送患者

平车护送适用于不能起床的患者入院，做各种特殊检查、治疗、手术或转运。

- 平车护送患者
  - 评估患者
    - 体重、意识状态、病情与躯体活动能力、损伤部位和理解合作程度
  - 护送患者
    - 上平车：根据患者的情况，选用挪动法或1~4人搬运法，将患者安全搬至平车上，注意将患者的头部置于大轮端，协助患者在平车上躺好，用被单或盖被包裹患者，以免着凉
    - 护送中：护士站于患者头部，观察患者病情变化。推行时速度适宜，平车的小轮端在前，转弯灵活；上、下坡时，务必使患者的头部位于高处；脑损伤、颌面部外伤以及昏迷患者，注意将其头偏向一侧；保持输液管、引流管的通畅；进出门时避免碰撞
    - 下平车：移动患者至床上，躺卧舒适，盖好被子

6. 开、关门与关灯

- 开、关门与关灯
  - 开门
    - 护士在门前遇患者则需停步，请患者先进。进门要用手开门，双手端物品时用侧背开门。注意不能用腿或膝盖顶门，更不能用脚踢门
  - 关门
    - 护士出病房时，要及时把门关好，动作要轻，避免发出的噪声干扰患者休息
  - 关灯
    - 护士夜间巡视后，关灯时要注意礼貌，并要与患者说明，关灯动作要轻，站姿挺拔，手姿得体，姿态优美

第二节　护士仪表礼仪

仪表指人的外表姿容，包括人的仪容、服饰、姿态、风度。仪表是一个人的精神面貌、内在素质的外在表现。在人际交往中，护士可以通过职业形象展示护理专业独特的仪表之美，有助于获得服务对象对自己的信任和尊重。

一、着装礼仪

1. 日常着装原则

（1）整洁原则

整洁是最美的修饰，代表着振奋、积极向上的精神状态。在任何情况下，人们的着装都要力求整洁，具体有3个方面的要求。干净，不该存有明显的

污渍、汗味等；完好，不应有破损；整齐，不应有褶皱。在这方面，周恩来总理堪称完美的典型。他不论穿新衣、旧衣、布衣、毛料衣，还是西装、中山装，始终给人留下整洁、大方、庄重、精神的美好印象，体现了总理朴实而伟大的人格，为中国在世界舞台上树立了高大的形象。

（2）TPO 原则

T（time）P（place）O（object）原则是有关服饰礼仪的基本原则之一。TPO 即要求着装要因时间、地点和目的的变化而相应变化。

- TPO 原则
  - 与时间相适应
    - 每天的早上、日间、晚上 3 段时间的变化。早上喜欢晨练的人们可以穿着运动服，居家者穿家居服。日间穿的衣服要面对他人，应当合身、严谨、符合身份
    - 每年的春、夏、秋、冬四季的不同。穿衣有一定的季节性，如果在飞雪的冬季穿一件质地非常透薄的连衣裙，显然是不合时宜的
    - 时代的差异，人们应根据不同时代的潮流，选择与之相适应并协调的服装
  - 与地点、场合相适应
    - 与地点相适应是指考虑该国家、该地区所处的地理位置以及这个国家或地区的自然条件、文化背景、风俗习惯和开放程度，也就是与所处的环境相适应
    - 如在西方国家，一位少女随时可以穿着吊带背心、超短裙。但她若以这种服装出现在着装保守的阿拉伯国家，就显得非常失礼，且极不尊重当地人
    - 与场合相适应，如在公务场合应穿着整齐，保持稳重、端庄、大方；在社交场合宜穿着典雅、时尚、个性；休闲场合对服装的要求是舒适、自然、方便，可穿着运动装、牛仔装、T 恤、居家服装等
  - 与目的相适应
    - 人们的着装往往体现着其一定的意愿。即自己对着装留给他人的印象如何，是有一定预期的。如一个人身着款式庄重的正装前去应聘新职、洽谈生意，说明他郑重其事、渴望成功。而在这类场合，若穿着随意、不修边幅，则表示不够重视，缺乏诚意

（3）适应原则

适应原则是指一个人的穿着要和他的年龄、形体、职业相吻合，给人一种和谐的美感。

- 适应原则
  - 与年龄相适应
    - 不管是年轻人还是中老年人，都有权利打扮自己，不同年龄的人有不同的穿着要求。年轻人可穿的鲜艳、活泼一些，但是尽量避免过于成熟，这样可以充分体现年轻人的朝气和蓬勃向上的青春之美。而中老年的着装则要注意庄重、雅致、整洁，体现成年人的成熟风韵，服装质地要考究一些
  - 与体型相适应
    - 树无同形，人各有异。人的体型千差万别，难求十全十美。对于现实中体型不够完美者，只要掌握好穿着搭配，给人一种视觉差的造型艺术，就可以起到扬长避短的作用
    - 身材高挑、胖瘦适中的体型是比较好的体型，对服装款式选择的范围较大，着装时应更多考虑的是服装与肤色、气质、身份、场合等协调
    - 体型较胖者，宜穿竖条纹或深颜色的服装，这样可以使人产生延伸感和收拢的效果，看上去体型有所改变，增加高度和健美。另外，穿单一颜色的衣裤也可使身体显得高些
    - 体型较瘦者，宜穿横条纹或浅颜色的服装，上衣可适当加长，配以圆领或宽大蓬松的袖子，宽松的裙子等，给人以体型丰满的效果
  - 与肤色相适应
    - 为了达到美的效果，可以用服装的配色来调节自己原本的肤色，也可以通过化妆调节肤色，以求与服装的色彩协调。若能了解自己肤色的特点，并适度加以调节，将有助于提高穿衣配色的整体美
    - 肤色较白：不宜穿冷色调的服装，否则会越加突出脸色的苍白。可以选用蓝、黄、浅橙黄、淡玫瑰色、浅绿色一类的浅色调衣服。穿红色衣服可使面部变得红润。另外，也可以穿橙色、黑色、紫罗兰色等
    - 皮肤黝黑：宜穿暖色调的衣服，以白色、浅灰色、浅红色、橙色为主。也可穿纯黑色衣着，以浅杏、浅蓝作为辅助色。黄棕色或黄灰色会显得脸色明亮，若穿绿灰色的衣服，脸色会显得红润一些。不宜与湖蓝色、深紫色、青色、褐色搭配
    - 肤色偏黄：要避免穿亮度大的蓝、紫色服装，而暖色、淡色则较合适，也可穿白底小红花或白底小红格的衣服，这样会使面部肤色更富有色彩
  - 与职业相适应
    - 不同的职业有不同的要求，这点非常重要。如护士要求着秀雅大方、清淡含蓄的护士服，以体现护士的美丽端庄、稳重大方

2. 日常着装注意事项

- 日常着装注意事项
  - 文明着装：着装要文明大方，符合社会的传统道德及文化习俗。如正式场合不要穿短裤、背心、超短裙、紧身裤、过分透薄的服装以及拖鞋等。女士旗袍开衩不可太高，以膝上 1~2 寸为宜。服装上不应有不文明的文字或图案
  - 合理搭配：服装是否协调，关键看搭配。衣服的色彩、款式、装饰等都应恰如其分。如忌西装配旅游鞋，忌花上衣配花下衣，忌细高跟鞋配牛仔裤，忌袜口露于裙摆裤脚之下
  - 注重细节：参加社交场合，男士进入室内应摘帽，脱掉大衣、风衣、手套等，一般忌戴墨镜；穿中山装要扣好领口、领钩、裤扣；注意修饰上衣领边、肩头和袖口等处，不要使内衣外现。女士的纱手套、纱面罩、帽子、披肩、短外套等作为礼服的一部分一般允许室内穿戴。文胸肩带和衬裙底边露出，是女性着装的大忌

3. 护士着装原则

- 护士着装原则
  - 在工作岗位上应着护士服
    - 护士服是护士的职业装，这不仅是专业的特征，也是护士群体的精神风貌。护理人员上班时间着护士服，这是本行业工作的基本要求，非工作场合不宜穿护士服，以示严谨
    - 护理人员身着醒目的护士服，不仅是对服务对象的尊重，而且便于服务对象辨认，同时也使护士有一种职业的自豪感、责任感
  - 宜佩戴工作牌
    - 护士身着护士服时应同时佩戴具有职务、技术职称标志明显的工作牌。这样做，一方面可以促使护理人员更积极、主动地为服务对象服务，认真约束自己的言行
    - 另一方面也便于服务对象的辨认、问询、监督。因此，每一位护理人员都应自觉地把工作牌端正地佩戴在左胸上方

续流程

- 护士着装原则
  - 整齐清洁
    - 穿护士服时要求清洁、整齐、平整、无皱、庄重、大方、合体，无污渍、血迹，衣扣要扣齐，长短适宜，袖长至腕部为宜，腰部宽松适宜，腰带平整，内衣领边、袖边、裙边不宜露在护士服外，给人以整洁、干净、利落、明亮、整体美的感觉
    - 护士服不是劳动保护服，它的清洁整齐代表着护士的尊严和责任，显示护士职业的特殊品质
  - 简约端庄
    - 护理人员在修饰仪表仪容时，要避免过分雕琢，力求简练、明快、朴素、高雅、实用，线条自然流畅。上班时不可将仪容搞得花哨、俏丽、怪异、离奇，应给人以端正、庄重、高雅的感觉
    - 护士工作时还应注意不要涂抹刺激性香水，那样不仅会对患者产生不良刺激，甚至会导致某些患者诱发哮喘等变态反应

4. 护士帽的选择与佩戴

- 护士帽的选择与佩戴
  - 护士帽作用
    - 传统的护士帽为圆帽，其主要作用是：防止由于头屑造成或可能造成的污染；保护护理人员本身免受异物污染；工作人员着装统一
    - 随着改革开放以及新的护理理念和方法的引入，重视以科学事实为依据、重视实用及美感效应，国内众多医院广泛认为：手术室、骨髓移植室、重症监护室等无菌环境严格的情况下必须佩戴圆帽；而在一般治疗性环境下，护士进行护理操作处置可以选择美丽的燕帽

续流程

- 护士帽的选择与佩戴
  - 护士燕帽
    - 护士燕帽，造型甜美、纯真、可爱，像白色的光环，圣洁而高雅。燕帽有方角和圆弧角两种款式，是护士职业的象征
    - 燕帽边缘的彩道多为蓝色，象征严格的纪律，是责任和尊严的标志，同时代表了一定的含义：横行的蓝色彩道是职务高低的象征
    - 一道横杠是护士长，两道横杠是科护士长，三道横杠是护理部主任；斜行的蓝色彩道是职称高低的说明，一斜杠表示护师，两斜杠表示的是主管护师，三斜杠表示的是主任护师
  - 护士帽的戴法
    - 燕帽：用于女护士佩戴。佩戴燕帽时，头发要清洁整齐，不许长发披肩，长发要盘起或用网罩罩起
    - 做到前不过眉，侧不过耳，后不过肩；燕帽前缘距离发际4~5cm，戴正戴稳，用白色发卡左右对称固定于帽后，发卡不得显露于帽子的正面
    - 圆帽：用于在无菌操作要求比较严格的环境中（如手术室），或男护士佩戴。佩戴圆帽时要求头发全部遮在帽子里面，不露发际，前不遮眉，后不外露，不戴头饰，接缝要放在后面，边缘要平整

5. 护士服的选择与穿着

- 护士服的选择与穿着
  - 护士服的选择
    - 护士服一般为白色裙服。手术室为暗绿色；小儿科和妇产科为粉红色；传染科为米色；其他科室选白色
    - 护士穿着护士服的样式应简洁、美观、穿着合体，面料透气、挺阔、易洗、不透明、易消毒

续流程

- 护士服的选择与穿着
  - 护士服的穿着要求
    - 白色的护士服最具独立秉性，是一种高贵色。在穿着护士服时，要做到服装清洁、平整、衣扣扣齐，衣领、腰带、袖口、衣边平伏整齐。穿着合体，无油渍、无尘污
    - 原则上内衣不外露，夏天穿的裙子下摆不要超过工作服。袜、鞋的颜色要与护士服相协调。另外，护士服的口袋里不宜装很多东西。如果说高雅、漂亮的护士服是天使的翅膀，护士更应当用心爱护自己的职业装，这样天使才可以飞翔

6. 护士鞋袜的选择与穿着

- 护士鞋袜的选择与穿着
  - 护士鞋的选择与穿着
    - 临床护士工作繁忙，需要不停地走动，为了减少劳累程度，不影响患者休息与治疗，护士鞋的选择应是：软底、坡跟或平跟、防滑；注意颜色与服装协调，以白色为主；始终保持护士鞋面清洁
  - 护士袜的选择
    - 护士袜是护士“腿部的时装”。袜子颜色以单一色调为佳。护士如果穿裙装，最好配长筒袜或连裤袜，颜色以肉色和浅色为常用
  - 护士袜的穿着要求
    - 护士不着漏丝或有洞的袜子，以免失去患者对护士的信任和尊重
    - 护士穿着长筒袜时，袜口不能暴露于裙摆或裤腿外面
    - 工作时不宜穿着色彩艳丽或深色如黑色的袜子，以免刺激患者
    - 不能在患者面前整理袜子

7. 护士配饰的具体要求

- 护士配饰的具体要求
  - 护士表
    - 临床护士的表是每天护理工作中的必备工具。它用于生命体征的测量、给药、输液滴数的计算等。表还是护士工作中不可或缺的饰物
    - 临床护理操作使护士需要多次洗手，所以，护士的表最好佩戴在左胸前，表上配有短链，用胸针别好。由于护士表盘是倒置的，低头或用手托起表体即可计时，这样既卫生又便于工作
  - 发卡与发网
    - 发卡是用于固定护士帽的非装饰性饰物。通常护士的燕帽需要发卡来固定，发卡的选择应是白色或浅色，左右对称别在燕帽的后面，一般不外露
    - 护士在工作期间头部不宜佩戴种类过多或很醒目的饰物，护士的长发要盘起并用发网罩起
  - 领结
    - 有的护士服设计有领结，可以起到一定的装饰性作用，并给人以统一协调的感觉。配有领结的护士服应按照要求统一佩戴，并且佩戴时应注意一定要把领结戴正。其他与护理工作无关的颈部配饰不宜佩戴
  - 胸卡
    - 胸卡是临床护士的第二张身份证。医院要求护士佩戴胸卡上岗，同时还要使胸卡保持整洁、干净
    - 歪歪扭扭、粘贴胶布的胸卡会使患者感觉护士是不修边幅的人，失去对护士的信任。因此，胸卡要注意随时修整，最好多备用一张，以备破损、丢失时使用

续流程

- 护士可用配饰的具体要求
  - 护士的职业佩饰
    - 职业佩饰是护士纯洁、朴实、善良的职业情感的充分体现，与工作无关的饰物无疑显得过于累赘、奢侈
    - 佩戴原则是以少为佳，不戴为妙。佩戴项链时，项链不能露于护士服外
  - 工作时禁戴的饰物
    - 患者来院就诊，需要的是语言美、行为美、仪态美、技术精湛的护士，而不是商业形象小姐。更何况饰物不仅会妨碍工作，也是医院内交叉感染的媒介。所以，护士工作时不宜佩戴戒指、手环、耳坠、耳环，不宜涂染指甲

二、仪容礼仪

1. 面部仪容礼仪

- 面部仪容礼仪
  - 面部修饰要求
    - 为提高护士群体的整体形象，体现奉公敬业、朴实高雅的医学职业精神，护理人员在进行面部修饰时既要讲究美观，更要合乎常情。面容修饰的基本要求是形象端庄自然，保持面部清洁滋润与健康
    - 修饰要点是保持面部干净清爽，无灰尘、无污垢、无汗渍、无分泌物、无异味，不宜化浓妆，不佩戴饰物。做到整洁简约、庄重雅致、朴素实用，力戒过分雕琢，切忌追求新奇怪异
  - 眼部
    - 保持眼睛清洁，及时清除眼部分泌物。若患有眼部传染病时，应自觉回避社交场合
    - 修饰眉毛，若感到自己的眉形刻板或不雅观，可进行必要的修饰，使之适合自己的面容
    - 正确佩戴眼镜，戴眼镜不仅要美观、舒适、方便、安全，而且还应经常进行揩拭和清洗。护士在工作时不宜佩戴墨镜和有色眼镜

续流程

- 面部仪容礼仪
  - 耳部
    - 耳朵也是面容修饰中应该注意的部位，需保持卫生，必要时还要清除耳垢。修饰耳毛，有些人耳毛长得较快，或长出耳朵之外，应注意及时修剪，以免影响美观
  - 鼻部
    - 鼻子对整个面容起着重要的作用，修饰鼻子要注意：鼻腔清洁，不可随处吸鼻子、擤鼻涕或在他人面前掏挖鼻孔。及时修剪鼻毛，不应露出鼻孔，也不应当众剪拔
  - 口部
    - 定时刷牙，养成良好的卫生习惯，以保持口腔卫生
    - 保护牙齿，经常用漱口液、牙线、洗牙等方式保护牙齿的清洁卫生和健康，但不应当众清洁牙齿
    - 注意饮食，在上班或应酬之前忌食气味刺鼻的食物，若口腔有异味时，注意闭口呼吸，可用口香糖或口腔清新剂减少口腔异味
    - 避免异响。在公众场合，人体发出的特殊声响，如咳嗽、喷嚏、吐痰、打嗝等都是不雅之声，统称为异响。男护士若无特殊宗教信仰和民族习惯，不应蓄须
  - 颈部
    - 颈部与头部相连，是面容的自然延伸，修饰时，首先要防止颈部皮肤过早老化与面容产生较大反差；其次应保持颈部的清洁卫生

2. 发部修饰礼仪

- 发部修饰礼仪
  - 清爽干净
    - 头发是脸面中的脸面，应当自觉地进行日常护理，使之干净整洁、整齐无味。护理人员应主动自觉地做好头发的清洗、修剪和梳理，时刻保持头发干爽、整洁、无异味、无异物，以维持完美的个人形象
  - 发型得体
    - 护理人员的工作发型应与护士帽相协调，总体要求是简洁大方、明快自然，既方便护士进行各种护理操作，又体现护士庄重、严谨的风格

续流程

- 发部修饰礼仪
  - 发型得体
    - 女性护士戴燕帽的发型：普通病房、门诊部护士，工作时佩戴燕帽。短发：头发自然后梳，两鬓头发放于耳后，不可披散于面颊，需要时可用小发卡固定。发长不能过衣领，否则应挽起或用网罩罩起。长发：应将头发盘起或网罩罩起，头发前不过眉，侧不过耳，后不过领
    - 男性护士：不能剃光头、留长发、梳辫子，头发应前不过额头，后不及领口；男性护士两边的头发一般不超过两耳，不宜留大鬓角。男性护士要注意经常修剪头发，给人以饱满的精神面貌
    - 护士戴圆帽的发型：要求手术室、传染病房、烧伤病房等特殊科室的护士，为了无菌技术操作和保护性隔离的需要，工作时要求佩戴圆帽。在佩戴圆帽前，应仔细整理好发型，头发全部放在帽内，前不露刘海，后不露发际，不戴头饰，接缝要放在后面边缘要整齐
    - 护士佩戴发饰的要求：工作环境中的发饰，主要为有效固定头发之用，发卡、头花、网套等应采用同色系，以素雅、大方为主色调，避免色彩鲜艳、夸张的发饰

3. 妆容礼仪

（1）护士化妆的要求

- 护士化妆的要求
  - 体现职业特点
    - 护理人员化妆要求以表现健康为主，整体给人的感觉应是洁净、高雅、自然、大方，充分体现护士职业特点。切不可脱离自己职业定位，追求怪异、神秘、出格的妆容，否则将有损护士职业形象
  - 美观自然
    - 化妆的目的是为了使自己更加美丽、漂亮。所以在化妆时注意适宜点缀、修饰得当，切忌浓妆艳抹，力求自然、真实，做到“妆成有却无”，即没有人工美化的痕迹，又恰似天然如此的美丽
  - 得体协调
    - 高水平的化妆，强调的是整体效果。所以在化妆时，应力求使妆面与身份、职业、场合、服装等相协调，以体现出自己慧眼独具、品位不俗的气质

（2）护士化妆的禁忌

- 护士化妆的禁忌
  - 勿当众化妆
    - 化妆应事先做好，或是在专用的化妆间进行。无论是在社交场合还是在护理工作场所都不宜化妆。在众目睽睽之下化妆是非常失礼的，这样做既有碍于人，也不尊重自己
    - 如果有必要补妆，应在化妆间或休息室等无人场所进行。当众化妆，尤其是有男士在场时，则有卖弄或吸引异性之嫌
  - 勿使妆面出现残缺
    - 注意在化妆后及时自查，防止妆容出现残缺。若妆容出现残缺，应及时避人补妆，否则会让人觉得低俗、懒惰
  - 勿借用他人化妆品
    - 借用他人的化妆品不卫生，容易造成交叉感染，既不卫生，也不礼貌，故应避免
  - 勿非议他人的化妆
    - 化妆是一种私人行为，切莫自以为是地对他人的化妆妄加评论或非议

4. 肢体修饰礼仪

（1）手臂：手臂是人体最灵活的器官，也是人际交往中使用最多的一部分。手臂往往被人们视为交往中的“第二张名片”。护士在工作中用手的机会很多，故对手臂的修饰尤为严格。

- 手臂
  - 手臂的清洁
    - 手：在日常生活中，手是接触人和其他物体最多的部位，从清洁、卫生、健康的角度来考虑，手更应当勤于洗涤和保护。对于在工作岗位上的护士来说，洗手及护手的重要性更加明显
    - 肩臂：社交礼仪要求在非常正式的政务、商务、学术、外交活动中，人们的手臂，尤其肩部，不应当暴露在衣服之外
    - 根据现代人着装的具体情况，女士在正式场合，在外人或异性面前，腋毛是不应当为对方所见的，它属于“个人隐私”，被人见到了是不雅观、很失礼的。护理工作者更不宜穿着无袖装工作，这是修饰手臂最重要的一点
  - 手臂的妆饰
    - 护理职业人员的手臂妆饰以朴素、庄重为美。首先医护工作者不应留长指甲，容易藏污纳垢，给人不卫生的印象。指甲一定要经常修剪，其长度通常不应长过手指指尖，而且在修剪手指甲时，应同时清洁手指甲沟附近的皮肤
    - 其次，指甲不要过于修饰，若将指甲涂得五颜六色，与身份、年龄都很不协调，也不能在公众的场合修剪指甲或用牙齿啃指甲等，这都是不文明、不礼貌的举止

（2）下肢

- 下肢
  - 腿部：女性护理人员在上班时应穿长裤、裙子，但不得穿短裤或过于暴露的超短裙。女士在穿裙装时，裙长应超过膝部，并应配以合适的袜子。男性护理人员上班时，着装不允许暴露腿部，即不宜穿短裤
  - 脚部：护理人员工作时应保持脚部卫生，鞋袜应勤洗勤换，避免异味。护理人员在正式场合不得赤脚穿鞋或穿拖鞋等。护士上班时应穿规定的护士鞋，并且要求做到定期清洁保养，使其干净、舒适、方便、美观

第三节　护士表情礼仪

表情是指人的面部情态，是人类情绪、情感的生理性表露，主要由目光、笑容、面容等组成。人的喜、怒、哀、惧、爱、恶、欲七情，都可以通过表情表现出来。表情是人际沟通的有效途径，传达的感悟信息比语言更真实巧妙。在社会交活动中，护士应以职业道德情感为基础，在工作中恰当地运用自己的表情，向服务对象呈现出自然、亲切、真诚、乐观向上的情感。

一、表情的作用

- 表情的作用
  - 表情传递情感：面部表情非常丰富，许多细微复杂的情感，都可以通过面部种种表情来传递，并且能对口语表达起解释和强化作用。护士的表情亲切、和蔼、自然、沉稳，可以使服务对象产生平静、友善、愉快和安全的感觉
  - 表情反映心理：表情是心理活动的寒暑表、是情绪变化的透视镜。如正处于疼痛的患者常会愁眉苦脸；内心害怕的患者看起来显得畏缩；而焦虑的患者则会深锁双眉等。同样，患者也会注意护士脸上的表情

续流程

- 表情的作用
  - 表情超越界限
    - 人类的表情大多具有共性，超越了地域文化的界限，几乎可以在世界上任何地区、任何人群中通用，成为人类一种世界性的“语言”。面部表情是比嘴里讲得要复杂千百倍的语言，它的民族性地域性差异较少
  - 表情展示修养
    - 表情是修养的外露。在人际交往中，修养高低与否，通过表情往往可以得到较明确的反映。人们正是通过“听其言，察其色”去评价一个人素质涵养的高低
    - 如一个高素质的人在人际交往时，双方谈话时间虽然较长，但仍能专注的倾听，并辅以点头、应诺、微笑等反应，绝不流露厌烦的表情。在人际交往中，必须善于控制表情，塑造热情有礼、优雅得体的形象

二、目光

目光即眼神，它是在人们交往过程中，通过视线接触所传递的信息。眼睛是心灵的窗户，人们内心深处的所有语言，人的感情、态度和情绪，往往透过这个窗口自然地流露出来，它是最清楚、最正确的信号。因此，眼神是传递信息十分有效的途径和方式。护士在与人交往时，既要注意目光的合理表达，又要善于观察患者的目光来判断患者的心态。

护士在工作中学会运用目光表达不同的情感。如护士温和的目光可使新入院的患者消除顾虑，亲切的目光可使孤独的患者得到亲人般的温暖，镇静的目光可使危重患者获得安全感，安详的目光可使濒死的患者放松对死亡的戒备。

1. 目光的作用

- 目光的作用
  - 传递信息
    - 目光可以自然、准确地表达人们内心的真实情感，是人类传递信息最有效的工具。不同的目光，传递着不同的信息，也产生不同的效果。在集体场合，开始发言讲话时，要用目光扫视全场，表示“我要开始讲了，请予以注意”
    - 在与人交谈时，应当不断地通过各种目光与对方交流，调整交谈的气氛，反馈交谈的效果。在谈话中，应始终保持目光的接触，这是表示对话题很感兴趣，并且尊重对方；长时间回避对方目光或左顾右盼，是不感兴趣、不尊重对方的表现
  - 调节互动
    - 交谈双方通过对方的目光可以了解他对谈话是否有兴趣，是否喜欢谈话的内容，是否肯定自己的观点等
    - 如果中断目光接触，对方不断地左顾右盼，东张西望，说明他对谈话内容没有兴趣；如果保持目光接触，对方聚精会神地倾听，说明他对谈话内容感兴趣。所以护士在与患者交谈时，应注意观察对方的目光，并以此来调整谈话内容和方式
  - 确定关系
    - 目光不仅能表达人际关系的亲疏程度，也能表达人际间支配与被支配的地位关系。目光支配行为是地位高的人的行为特点。当地位高的人与地位低的人进行交谈时，地位高的人用目光注视地位低的人的时间就长于地位低的人的注视时间
    - 恋人之间可以保持经常的长时间的目光接触，而其他关系则不可；对于陌生人，你只能与对方保持短暂的目光接触，否则意味着对别人的侵犯

2. 目光的特征

目光的特征		
	诚实	这种眼神的特征是目光正视、平缓沉静
	呆滞	这种眼神的特征是目光无神、反应迟钝
	敏锐	这种眼神的特征是目光锐利、锋芒毕露
	兴奋	这种眼神的特征是眼神明亮、热情奔放。这种眼神的流露，对于护生来说，感染力是极强的
	焦躁	这种眼神的特征是神情不安

3. 目光的运用

（1）目光注视的向度

向度是指目光注意的方向部位。目光注视对方的部位不同，传达的信息也有区别，造成的气氛也各异。不同场合和对象，目光所及之处应有差别。常规的注视部位如下。

目光注视的向度		
	公务型注视	注视区域以两眼为底线，额中为顶角形成的正三角区内，适用于极为正规的公务活动，如洽谈业务、磋商问题和贸易谈判等
	社交型注视	注视区域以两眼为上线，唇心为下顶点形成的倒三角区内，是各种类型的社交场合或朋友聚会时经常使用的注视部位
	关注型注视	注视对方双眼，表示自己全神贯注地倾听对方谈话。但时间不宜过久，以免双方感觉尴尬
	亲密型注视	注视区域从双眼到胸部之间，表示亲近友善，多用于亲人、恋人、家庭成员之间

（2）目光注视的角度

角度是指目光接触的水平。在注视他人时，目光的角度，是事关与交往对象亲疏远近的一大问题。

护士在临床护理工作中，以上 4 种角度均会使用到，面对住院患者，运用俯视时应注意与其他身体语言配合使用，避免在患者心中造成被轻视的感觉，影响护患关系的良好发展和各项工作的顺利进行。

目光注视的角度	平视	即视线呈水平状态，也称正视。正视表示理性、平等、无畏，一般适用于在普通场合与身份、地位平等的人进行交往。护患交流最理想的注视角度是平视，平视能体现护士对患者的尊重和护患之间的平等关系
	仰视	即主动居于低处，抬头向上注视对方，以示尊重、信任和期待，适用于晚辈对尊长之时
	俯视	即低头向下注视对方，表示自信和权威，一般用于身居高处之时。它可对晚辈表示宽容、怜爱，也可对他人表示不屑一顾。但护士在为卧床患者进行各项护理操作时常运用俯视表示爱护之意
	侧视	平视的一种特殊情况，即位于交往对象的一侧，面向并平视对方。若不面向对方，则称为斜视，为失礼之举

（3）目光注视的长度

长度即目光注视停留时间的长短。目光注视的次数与每次注视维持的时间，是沟通信息量的重要指标，相互作用过多或过少都会引起不良的后果。

此外，如果交往对方是异性，双目连续对视不宜超过 10 秒，目不转睛地长时间注视是失礼的，可以转移一下目光之后再开始又一次的目光注视。

目光注视的长度	表示轻视	注视对方的时间不足相处时间的 1/3，可以认为对谈话内容不感兴趣或轻视谈话者
	表示友好	为表示友好，则注视对方的时间应占全部相处时间的 1/3 左右
	表示重视	为表示关注，则注视对方的时间应占全部相处时间的 2/3 左右

续流程

目光注视的长度

- 表示兴趣：若注视对方的时间超过全部相处时间的2/3，视线只是偶尔离开一下，目光柔和亲切，可以认为对谈话者本人很感兴趣
- 表示敌意：若注视对方的时间超过全部相处时间的2/3，视线始终集中在对方身上，目光专注而严厉，被视为敌意

（4）目光注视的方式

在人际交往时，注视他人可以有多种方式。常见的有直视、凝视、扫视、盯视、虚视、环视、眯视、睨视、他视、对视、无视等。

目光注视的方式

- 直视：即直接注视交往对象，它表示认真、尊重，适用于各种情况
- 凝视：即全神贯注地进行注视，多表示专注、恭敬、重视
- 扫视：即视线移来移去，上下左右反复打量，它表示好奇、吃惊，但不可多用，对异性尤其应慎用
- 盯视：即目不转睛，长时间凝视对方某一部位，它表示出神或挑衅，故不宜多用
- 虚视：即目光似视非视，眼神不集中。一般用于同较多的人谈话的场合
- 环视：即视线有意识地自然流转，观察全场，它表示认真、重视。适用于同时与多人打交道，表示自己“一视同仁”
- 眯视：即眯着眼睛注视，它既可以表示轻蔑、鄙视、愤怒，也可以表示调情、轻佻和勾引，故也不宜采用
- 睨视：又叫瞥视，即斜着眼睛注视，它表示怀疑、轻视，一般应忌用

续流程

- 目光注视的方式
  - 他视：即与对方交往时不注视对方，反而望着别处，它表示胆怯、心虚、生气、无聊或没有兴趣，在交谈中应避免使用
  - 对视：表明自己大方、坦诚，或是关注对方
  - 无视：即在人际交往中闭上双眼不看对方，又叫闭目而视，表示疲惫、反感、生气、无聊或没有兴趣。无视给人的感觉往往是不友好，甚至会被理解为厌烦、拒绝

（5）目光注视的位置

有关专家认为，目光注视着他人身体的不同部位，对于你同他们的交往性质和交际效果会产生不同的影响。对于护士来说，则直接关系到护理工作能否顺利开展。

- 目光注视的位置
  - 如果患者是男性，则集中注视的位置应是对方的鼻子附近；如果患者是未婚的女性，注视焦点应是下巴；如果患者是已婚女性，注视焦点则应在对方的嘴巴
  - 当眼睛注视的范围扩大到对方的领结附近或者耳朵两边时，应停止再扩大
  - 自己说话或者听对方说话时，可以不时地注视一下对方的眼睛
  - 在交谈即将结束或者提出某些特别请求时，可把视线集中在对方的眼睛，这种轻轻的注视，会让患者产生亲切感，但不应太久

（6）目光注视的变化

在人际交往中，目光、视线、眼神都是时刻变化的。

- 目光注视的变化
  - 眼睑的开合
    - 人的内心情绪变化，会使其眼睛周围的肌肉进行运动，从而使其眼睑的开合产生改变
    - 如怒目圆睁，表示愤怒、惊愕、疑惑。谈话时，一般每分钟眨眼 5~8 次，若过快表示活跃、思索；过慢则表示轻蔑、厌恶，有时眨眼还可以表示调皮或不解

续流程

- 目光注视的变化
  - 瞳孔的变化
    - 瞳孔的舒缩与光线的强弱有关，也与情绪状态有关。当一个人的情绪从中性变得兴奋愉快时，瞳孔会不自主地变大
    - 若突然缩小，双目黯然无光，则表示情绪淡漠。双目无神时，则表示伤感、厌恶、毫无兴趣
  - 眼球的转动
    - 若眼球反复转动，表示在动心思。若悄然挤动，则有向人暗示之意

4. 目光的训练

目光一向被认为是人类最明确的情感表现和交际信号，在面部表情中占据主导地位。护士运用目光的同时，应注重训练眼睛的表现能力，使自己的目光更灵活，更富于感染力。

- 目光的训练
  - 方法一：要培养优雅的举止，多与规范的站姿、坐姿、行姿等行为举止相结合，做到举止端庄、落落大方
  - 方法二：点上一支蜡烛，视线集中在火苗上，并随其摆动，坚持训练可达到目光集中、眼球转动灵活的效果
  - 方法三：追逐鸽子飞翔或鱼儿游动，可使目光明亮有神
  - 注意：目光的训练必须做到持之以恒方能达到理想的效果。恰当地运用目光，除表现的技巧外，加强道德文化修养更为重要

5. 目光注视的禁忌

- 目光注视的禁忌
  - 眼球转动不停：在与人交谈时，眼神不要飘忽不定，故作神秘或聪明
  - 上下扫视不停：这种目光表示对对方不信任，也是一种不严肃、不礼貌的表现
  - 紧盯某一部位：不要盯住对方的头顶、脚部、手部等某一部位看个不停，易使对方手足无措。对异性通常不应注视肩部以下，尤其是不能注视其胸部、裆部和腿部

三、面部表情

面部表情，是指通过面部的颜色、光泽、肌肉的收缩与舒展、纹路的变化、眼、眉、口、鼻的动作以及它们的综合运动所反映的人的心理活动和情感信息。准确丰富的表情在人际交往中发挥着至关重要的作用。

1. 面容表情的特征

- 面容表情的特征
  - 表情反映心理
    - 人类丰富多变的表情传递着十分复杂、丰富的感情，它能迅速、灵敏而又充分地表达人类各种各样的情感。任何人际交往都离不开表情，没有表情的语言就等于没有了感情、没有了灵魂
    - “听其言，观其色”可以使我们更正确地了解对方的真实情感。如眉头紧缩可以表示关注、不满、愤怒等情绪；双眉高挑、双目圆睁，是吃惊、诧异的表现；嘴角向下倾斜，则可能表示轻蔑、瞧不起等情绪
  - 表情展示气质
    - 表情是修养的外露，它往往以最直接、最充分的特点，把一个人的知识、涵养、教养等显示出来。表情是优雅气质的指示器
    - 比如，当碰到不易接受的事情时，委婉谢绝，不会使人感到难堪等。因此，在人际交往中要塑造自己热情有礼、优雅得体的形象，就必须在平时培养自己的道德修养
  - 表情的掩饰性
    - 面部表情可以反映一个人真正的情绪，有时也可以掩饰某种真正的情绪。对表情的判断要根据交往当时的具体情境、交往对象的个人特征，结合语言信息来寻找对方的真情实感
    - 护士在工作中不仅要善于从患者的面部表情收集信息，还要注意控制容易引起误解或影响护患关系的面部表情，如撇嘴、皱眉等。因为即使护士最轻微的面部表情变化，也会给患者带来很大影响

2. 面容表情的表达原则

- 面容表情的表达原则
  - 表现谦恭
    - 在人际交往过程中，护士面对的服务对象有千差万别，无论其身份、职位高低，在交流过程中都应该表现谦恭
  - 表现友好
    - 在护理工作中，对待任何患者，皆应以友善坦诚的表情显露给对方。这一态度，应自然而然地在护理人员的表情上表现出来，以赢得对方的理解和接纳
    - 护理人员在与患者接触中要反复提醒自己保持友好的面部表情
  - 表现适时
    - 人的表情可以是庄重、宽和，也可以是活泼、俏皮。有时还可以表示不满、气愤或悲伤
    - 不论采用何种表情神态，都要切记使之与周围环境的氛围、实际需要相符合，这就是所谓表情要适时、把握分寸。当面对危重患者，护士的表情应当凝重；当面对一位病痛缠身、不断呻吟的患者，护士应当报以关注、抚慰的神情
  - 表现真诚
    - 真诚是人与人相处的基本态度。在护理工作中，护士既要使本人的表情谦和、友好、适时，更要使之发自真心、发自诚意。只有如此，自己在运用表情礼仪时所表现出来的对交往对象的尊重与友好，才能更好地被对方理解并接受

3. 面容表情的禁忌

面容表情作为一种无声语言，在人际不良交往中也起到一定作用。护士的面容表情礼仪是以职业道德情感为基础。在临床工作中，要求护理人员做到善于理解表情、把握表情、控制表情，应努力使自己的表情向服务对象呈现出热情、友好、轻松、自然、真诚的情感。

- 面容表情的禁忌
  - 高傲
    - 实际上是某种优越感的显示。它往往是由于某个人不能正确对待自己在地位、学识、容貌、财产等方面的条件，而表现出来的高人一等、目无一切的狂妄表情
    - 所以，护士无论是与服务对象之间，还是与领导、同事、朋友等，都要注意自己的表情，不要让表情在不经意中传递出不良信号，从而有碍良好人际关系的形成
  - 冷冰
    - 它可以从视线中反映出来。陌生人与陌生人相遇，双方的视线会迅速移开，如果双方的视线交换，这是想要进行交往的信号
    - 当患者向护士咨询有关情况时，护士是一种似听非听、爱答不理、冷冰冰的样子，说话时左顾右盼，或干脆不理不睬，径直走开，这均会使患者感到尴尬窘迫，从而影响护士的良好形象
  - 厌烦
    - 是一种消极的情绪体验，它在人际交往中传递的是不尊重、失去兴趣甚至侮辱他人的含义
    - 护理人员在护理工作中常会遇到各种各样的患者和情景，有些患者对一个问题常常要多次询问，此时护理人员一定不要流露出厌烦的表情，否则将影响护患关系
  - 嘲笑
    - 是侮辱程度很强的一种人体信号，含有看不起、轻视别人的意思。无声地嘲笑是让人无法忍受的。任何含有嘲笑与讽刺意义的目光表情都会让人感到极不舒服
    - 所以，如果周围的人有时说错了话或做错了事，不要用侮辱性表情和举止，应该明确地向对方提出来。这样，对方感到你的诚恳，会更加尊重你，也为你建立良好的人际关系打下基础

4. 笑容

（1）笑容的种类

- 笑容的种类
  - 含笑
    - 属于程度最浅的笑，它不露齿、不出声，仅是面含笑意，表示对人友善、接受他人的表情
  - 微笑
    - 属于程度较含笑为深的笑，表情轻松愉快，面露喜悦之色。微笑是笑容里最重要、最自然大方的一种表情语言，也是护理工作岗位上的一种常规面容表情
    - 微笑表现着人际关系中友善、诚信、谦虚、和蔼、融洽等最为美好的感情因素，具有一种天然的吸引力，能使人相悦、相亲、相近，是优质服务不可或缺的重要内容
  - 轻笑
    - 属于比微笑更深的笑，主要特点是嘴唇微微张开，上齿显露在外，依然未发出声音，多用于会见亲友、向熟人打招呼、遇上喜庆表示愉快、欣喜的时候
  - 浅笑
    - 属于轻笑的一种特殊情形，浅笑时抿嘴，下唇大多被含于上、下牙齿之间，多见于年轻女性害羞之时
  - 大笑
    - 属于比浅笑更深的笑，两嘴唇大张，弧形较大，上、下牙齿显露在外，口中发出笑声，是尽情欢乐、高兴万分的表现
  - 狂笑
    - 属于程度上最深的笑。面容变化甚大，嘴巴张开，牙齿全部露出，上、下齿分开，笑声连续不断，肢体动作很大，往往笑得前仰后合，手舞足蹈，甚至泪水直流。它出现在极度快乐、纵情大笑之时，较为少见

（2）微笑的功能

微笑的功能	创建和谐氛围	微笑是积极、乐观的一种情绪表达。它可以有效缩短人与人之间的心理距离，可以给对方留下美好的第一印象。在服务岗位中以微笑面对于人，既可以感染服务对象，又可以创造出一种和谐融洽的人际交流氛围
	改善人际关系	微笑是世界上最祥和、最美丽的语言。微笑可以化解矛盾和误会，营造良好人际关系。当护患双方产生误会时，护士若能以微笑面对患者，耐心解释，往往可以消除双方的误解，让患者感觉到来自护士的尊重，赢得患者的信任和支持
	优化职业形象	微笑不仅可以美化人的外在形象，而且可以反映出人的内在精神状态，塑造良好职业形象。一个奋发进取、乐观向上的人，一个对本职工作充满热情的人，总是微笑着面对生活、面向社会，这是一种基本的职业修养

（3）微笑的传递效果

护士的微笑对患者的身心起着举足轻重的作用。在患者面前，微笑可以使人自然放松，加深理解，产生共鸣。因而微笑也被视为“参与社交的通行证”，又被称为常规表情。

微笑的传递效果	心境良好	只有心境平和、心情愉快、心理健康、善待人生、乐观向上的人，才会有真诚的微笑
	充满自信	只有不卑不亢、充满自信的人，才会在人际交往中为他人所接受，而面带微笑者，往往表明对自己的能力和魅力有自信
	真诚友善	以微笑示人，反映出内心善良，坦坦荡荡，真心待人，而非虚情假意
	乐于敬业	在工作岗位上微笑待人，说明热爱本职工作，乐于恪尽职守，勤奋工作

（4）微笑的注意事项

- 微笑的注意事项
  - 注意整体配合
    - 护士的微笑是护理工作中的一个重要部分，护士微笑时是眉、眼、鼻、唇、齿以及面部肌肉、声音相互协调的综合运动
    - 应当“发乎情，出乎心”，它透出内心的纯真，是自然大方的流露，既不拘束，也不做作。通常护士在微笑之时，应当目光柔和发亮，双眼略微睁大，眉头自然舒展，眉毛微微向上扬起，但应避免耸动自己的鼻子与耳朵
  - 力求表里如一
    - 微笑唯有发自内心，才能感染对方。真正的微笑是内心活动真、善、美的自然流露
    - 如果护理人员能真正从内心深处发出对患者的关心和同情，同时具有对护理专业的认同感和高度的职业责任感，在工作中才能真正表现出“职业微笑”
    - 这种发自内心的微笑是表达真诚的微笑，体现了护士纯朴、坦然、宽容和对人的真诚
  - 注意环境与场合
    - 微笑服务是临床护理工作的总体要求，但应该是得体、适宜的，不是在所有场合都需要微笑，如进入气氛庄严的场所时，接待急危重患者或抢救患者时，患者处于痛苦、忧伤时，患者具有先天生理缺陷时等
    - 在以上几种情况下，如果流露出不合时宜的“微笑”，便会伤及服务对象的情感，不能收到微笑服务的功效。因此，微笑要分清对象、场合，把握住度，恰当地表达个人的情感
  - 学会克制不良情绪
    - 在现实生活中，每个人都会有酸甜苦辣、悲欢离合，忧愁和烦恼。如果护理人员把自己生活中经历的不良情绪完全带到工作中去，就会影响患者的情绪，同时失去患者的信任和尊重
    - 因此，救死扶伤这一神圣职责要求护理人员必须像一名优秀的演员一样，进入自己所扮演的角色，要有一定的克制力和忍耐力，控制内心情绪，忘掉一切烦恼，微笑地面对服务对象，满足其身心需要

第四节　护士交际礼仪

一、见面礼仪

1. 称谓礼仪

称谓是人们在日常交往应酬中彼此之间的称呼语。它是沟通人际关系的第一座桥梁，也是交往成功的一个重要因素。在人际交往中选择正确、适当的称谓，可以反映出自身的修养，尊敬对方的程度，甚至还体现着双方关系发展所达到的程度和社会风尚。

（1）称谓的原则：在日常的交往中，每个人对别人怎样称呼自己都非常敏感，一种礼貌、自然、友好的称谓，能很快建立、保持、改善人际关系。交际双方产生心理相容，交际就会变得通畅顺利。

- 称谓的原则
  - 礼貌原则
    - 这是人际交往的基本原则之一。每个人都希望被他人尊重，合乎礼仪的称谓，正是表达对他人尊重和表现自己礼貌修养的一种方式。交际时，称呼对方要用尊称，如“您好”“您请”“贵姓”“李老”“高寿”等
  - 尊崇原则
    - 中国人自古就有从大、从老、从高的心态。对同龄人来说，可称呼对方为“哥、姐”；对相当父辈的人，可称“伯伯、叔叔”；对副职管理者，可以免称“副”字
    - 但随着西方文化的介入，中国传统的从大、从老的习惯也在发生着潜移默化的改变，如人们对自己的年龄已不再认为越“老”越值得骄傲了
  - 适度原则
    - 根据交际对象、场合、双方关系等选择适当的称谓也是称谓礼仪的一个重要原则。如对行业工人称师傅是恰如其分的，但对医师、教师、军人、商人、干部称师傅就不合适了，而应分别以职业或职衔等给予恰当的称呼
    - 在人多的场合，还要注意亲疏远近和主次关系，一般先长后幼、先高后低、先女后男、先疏后亲

（2）称谓的方式：称谓在不同的国家，甚至同一国家不同民族、不同区域也存在区别；只有了解国界、民族和区域的界限，才能根据交往对象选择适合的称谓。

护理人员在工作中，应参照上述国际、国内惯例，礼貌地称谓护理对象。如尊称患者为“×××王子殿下”“×××律师”“张老”“王先生”“大妈”“小朋友”等。

- 称谓的方式
  - 国际通用的称谓
    - 通称：国际上不论长幼，通常称成年男子为先生，对已婚女子称夫人、太太或女士；对未婚女子称小姐；对不了解婚姻状况的女子也可泛称小姐或女士。在西方，女士们普遍喜欢用比自己实际年龄小的称谓
    - 职衔称：①对官方人士，一般称阁下；②对有明确职衔者，可单独称其职务、职称或学位；③对军界人士，一般称其军（警）衔或军（警）衔加先生；④对神职人员，可称呼其神职，或姓名加神职，如×××牧师
    - 习惯称：对来自君主国家的贵宾，则按其国内的习惯称呼，如×××国王（王后）、亲王殿下；对有爵位称号的，或称其爵位；对有同志称习惯的国家，可以称姓名加同志
  - 国内常用的称谓
    - 通称：过去我国在彼此称谓中不分交往人的年龄、性别、职业、职务等，一概通称“同志”；改革开放后渐渐少用，而代之以“先生”“小姐”“女士”等国际通用的称谓。另外，在校学生、现役官兵则互称为同学、战友等
    - 敬称：交往中为体现对他人的尊重和自己的修养，在称呼对方时，常用您、尊、贵、令、兄等词，以表明说话人的谦恭和客气，如贵院、令尊（对方父亲）等

续流程

- 称谓的方式
  - 国内常用的称谓
    - 谦称：在敬称对方的同时，中国人讲究谦虚地称谓自己和家人。如称己方为“愚方”；称自己的住处为“寒舍”；称自己的长辈、年长的家人，常冠以“家”字，如称父亲为家父；称比自己辈分低的、年龄小的家人，则冠以“舍”“犬”“小”字，如舍弟、舍侄、小女等
    - 职业称：在与一些职业特征比较明显的对象交往时，为了表示对对方职业和劳动技能的尊重，通常称其姓氏后加职业，如“李医师”“江老师”等
    - 职衔称：对国家干部或有明确职衔的人士，通常都用职衔称，如“于处长”“赵经理”等
    - 姓氏称：这是我国在称谓方面与国际惯用称谓的又一不同点。根据对方年龄、身份等称之“老张”“周老”“小李”等
    - 亲属称：在与非亲属人士交往中，有时以对方亲属称谓称之，如“李奶奶”“张哥”等，能给人以亲切、热情、敬重之感，尤其是在非正式场合的民间交往中，能使人感到亲切，使心与心的距离缩短。这种称谓还常常反映出人们之间的亲密程度

（3）称谓的禁忌

- 称谓的禁忌
  - 主从关系倒置：在2人以上交谈的场合，要注意主从关系。称呼顺序，一般为先上后下，先长后幼，先疏后亲，先女后男
  - 无称呼：如“哎，到哪去呀？”
  - 替代性称呼：就是用一些语言符号来替代常规性称呼，如医护人员用床号代替患者的称呼等

续流程

- 称谓的禁忌
  - 不通行的称谓
    - 有些称呼具有一定的地域性，如北京人爱称人为“师傅”，但是在南方人听来，“师傅”等于“出家人”；中国人常把配偶称为“爱人”，而外国人则将“爱人”理解为进行“婚外恋”的“第三者”
  - 不恰当的称呼
    - 不恰当的称呼极易引起误会，如有些人到医院跟护士打招呼，称呼护士为“小护士”，在他眼里“小”表示年轻、可爱的意思，但护士可能会感觉你对她有轻蔑、歧视的意思，会很不高兴。所以容易误会的称呼使用时要慎重

2. 介绍礼仪

（1）介绍的礼仪要求

- 介绍的礼仪要求
  - 介绍的顺序
    - 在介绍过程中，先提到某人的名字是对某人的尊重，为尊者，后面一个人则是被介绍对象。介绍中要遵守“尊者优先”这一国际公认的规则
    - 将男士介绍给女士：如“夏小姐，我来给你介绍一下，这位是唐先生”，但如果男士为尊者或长者时，则应将女士介绍给位尊的、年长的男士
    - 将年轻者介绍给年长者：在同性别的两人中，年轻者应该被介绍给年长者，如“王叔叔，这是我的同事刘玲”
    - 将职务低者介绍给职务高者，如“宋局长，这位是我的同学李珊”
  - 被介绍者的应对
    - 除长者、尊者可就座微笑或略欠身致意外，一般均应起立，微笑致意并伴有“认识你很高兴”之类的话语。在宴会桌、会议桌前也可不起立，被介绍者只需略欠身微笑、点头有所表示即可

（2）介绍的方式

介绍的方式按场合的不同划分，有正式和非正式介绍；按介绍者的不同划分，有自我介绍和他人介绍；按被介绍者的地位、层次不同划分，有重点介绍和一般介绍；无论哪种介绍都应符合礼仪规范。

- 介绍的方式
  - 自我介绍
    - 自我介绍是在必要的社交场合，将自己介绍给其他人，以使对方认识自己
    - 应酬式：适用于一般性的社交场合。往往只介绍姓名，如“您好！我叫范红。”
    - 工作式：主要用于工作中。介绍内容包括本人姓名、工作单位、担负的职务或从事的具体工作三项。这三项内容又称为工作式自我介绍“三要素”
    - 交流式：适用于需要进一步沟通时。介绍内容包括姓名、工作、籍贯、学历、兴趣、与交往对象的某些熟人关系等
    - 礼仪式：适用于一些正规而隆重的场合，如讲座、报告、演出、庆典仪式等。它是一种意在表示对交往对象敬意、友好的自我介绍。介绍的内容除了姓名、单位、职务外，还应增加一些适宜的谦语、敬语，以示自己礼待交往对象
    - 问答式：适用于应试、应聘和公务交往场合
  - 他人介绍
    - 经第三方为彼此不相识的双方引见、介绍的一种方式。第三方介绍通常都是双向的，即将被介绍双方均作一番介绍。有时，也可进行单向的介绍，即只将被介绍人一方介绍给另一方。其前提是前者了解后者，而后者不了解前者。根据实际需要的不同，为他人作介绍时的内容、方式也会有所不同
    - 标准式：适用于正式场合。内容以双方的姓名、单位、职务为主
    - 简介式：适用于一般的社交场合。内容往往只有双方姓名一项，甚至只提到双方姓氏
    - 强调式：适用于各种社交场合。其内容除被介绍者的姓名外，往往还会刻意强调一下其中某位被介绍者与介绍者之间的特殊关系，以便引起另一位被介绍者的重视。如“丁老师，这位是许倩，是我的侄女，将在您的班上学习，请您对她严格要求，多多关照”
    - 引见式：适用于普通的社交场合。作这种介绍时，介绍者所要做的，只是将被介绍者引导到一起，而不需要表达任何具有实质性的内容
    - 推荐式：适用于比较正规的场合，多是介绍者有备而来，有意要将甲举荐给乙，因此在内容方面，通常会对甲的优点加以重点介绍。如“石总经理，这位是钱先生，钱先生是一位管理方面的专业人士，对企业管理很有研究，在业内享有较高的声誉”

3. 行礼与握手礼仪

人们在社会交往中，见面时要相互行礼，以示自己对对方的尊重、友好、关心和敬意。最常用的见面礼有两种，即致意和握手。

（1）致意礼仪

- 致意礼仪
  - 点头礼
    - 是同级或者平辈之间的礼节，适用于路遇熟人或在会场等不宜与人交谈的场合。行点头礼时，头微微向下 15°，正视对方，面带微笑
    - 如当护士在医院大厅行走遇到熟人，要在行走中点头示意；当护士清晨查房见到病房内患者，可微笑行点头礼，同时问好
  - 欠身礼
    - 是下级对上级或晚辈对长辈使用的礼节。行欠身礼时，在立正的基础上，身体上部微微向前躬 15°，臀部后移，双手叠放于腹前，正视对方，面带微笑
    - 如护士在医院遇到上级或长辈时，必须立正行欠身礼，并问好。而上级或长辈的答礼，可以在行进中使用点头礼或伸手示意
  - 鞠躬礼
    - 是一种常见的致意礼节，它用来表示人们对他人的恭敬，适用于向他人表示感谢、领奖或讲演之后、演员谢幕、举行婚礼或参加追悼活动等
    - 方法：行鞠躬礼时，应脱帽立正，双目凝视受礼者，然后上身前躬。男士双手应贴于身体两侧裤线处，女士的双手叠放下垂。前躬的幅度越大，所表示的敬重程度就越大
  - 举手礼
    - 行举手礼的场合，与行点头礼的场合大致相似，它最适合向距离较远的熟人打招呼
    - 方法：右臂向前方伸直，右手掌心向着对方，四指并拢，拇指略分开，轻轻向左右摆动一两下。不要将手上下摆动，也不要在手部摆动时用手背朝向对方
  - 注目礼
    - 适用于升国旗、剪彩揭幕、大型庆典等场合
    - 方法：起身立正，抬头挺胸，双手自然下垂或贴放于身体两侧，面容庄重严肃，双目正视被行礼对象，或随之缓缓移动。行注目礼时应脱帽，不可着装不整、东斜西靠、嬉笑打闹、大声喧哗

（2）握手礼仪

握手是人们见面时相互致意的一种最普遍的方式。它不仅是一种会面的礼节，而且也是祝贺、感谢、慰问、道别等的一种表示。握手作为一种社交礼仪，不是一种随意行为，而是有一定礼仪要求的。只有掌握了握手礼仪的基本功，才能给人们留下美好的印象。

- 握手礼仪
  - 握手的方式与方法
    - 单手相握是最常采用的握手方式。行握手礼时，通常距离握手对象 1m 处，双腿立正，上身略向前倾，伸出右手，手掌与地面垂直，四指并拢，拇指张开与对方相握。握手时应用力适度，上下轻轻摇动三四次，随后松开手，恢复原状
    - 双手相握即用右手握住对方右手后，再以左手握住对方右手的手背，并上下摇动，时间稍长。这种握手方式往往表示热情真挚、诚恳友好的情感
    - 这种方式适用于亲朋故旧之间，用以表达自己的深厚情谊。如下级对上级，或晚辈对长辈用这种方式，表示更加谦恭。但此种方式的握手不适用于初识者或异性之间，因为会被误解为讨好或失态
  - 握手的次序
    - 一般来说，握手时掌握“尊者决定”的原则，即尊者先行。握手的基本顺序是：年长者与年轻者之间，年长者应先伸手；身份地位不同者之间，应由身份地位高者先伸手；女士与男士之间，女士应先伸手；拜访时，一般是主人先伸手，表示欢迎；告别时，应由客人先伸手，以表示感谢
    - 不应先伸手者就不要先伸手，见面时可先问候致意，待对方伸手后再与之相握，否则是不礼貌的。另外，许多人同时握手时，最好不要交叉握手，应根据顺序，待他人握毕再伸手
    - 应该注意的是，上述握手顺序，主要是用于律己，不可苛求于人。在社交场合，无论谁先向我们伸手，即使他忽视了握手礼的先后顺序，我们都应把他看成是友好的表示，应该立即伸手与其相握。拒绝他人的握手是很不礼貌的
  - 握手的礼仪要求
    - 与人握手时，神态应专注、热情、友好、自然。在通常情况下，应面带微笑，注视对方，并且致以诚挚的问候。握手时切勿三心二意、敷衍了事、漫不经心、傲慢冷淡。如果握手时迟迟不握他人早已伸出之手，或是边握手边东张西望，甚至忙于跟其他人打招呼，都是不礼貌的行为

（3）握手的禁忌

- 握手的禁忌
  - 不要用左手同他人相握；当自己右手脏或湿时，应亮出手掌向对方示意或者说明，并表示歉意
  - 不要戴着手套与人握手。但女士穿晚礼服时戴镂空的蕾丝边的手套时可以与人握手
  - 不要戴着墨镜与人握手。如患眼疾或眼部有缺陷，应向对方说明，并表示歉意
  - 行握手礼时不要左顾右盼，更不能一边握手，一边跟其他人打招呼。不要简单地只是碰触一下对方的手就分开，这是一种敷衍，也是不礼貌的行为
  - 不要跨门槛握手，特别是在见面和告辞时；不要坐着与人握手，坐着握手是很失礼的，除非年老体弱或行动不便；握手时不要把另一只手插在口袋里；不要隔着人和别人握手
  - 握手时不要抢握，不要交叉相握，应待别人握完后再伸手相握

4. 名片礼仪

在现代社会中，名片是一种经过精心设计、用以证明自己身份、便于人际交往的特殊卡片。是当代社会私人交往和公务交往中一种经济实用的介绍性媒介。

- 名片介绍礼仪
  - 递交名片的礼仪
    - 递交名片时，应郑重其事，最好是起身站立，走上前去，用双手或右手持名片，将名片正面朝向对方，上身呈 15°鞠躬状递给对方
    - 双方交换名片时，正确的做法是，位卑者首先把名片递给位尊者，将名片递给对方时，口头上最好有所表示，可以说："请多多关照""以后保持联系"等

续流程

- 名片介绍礼仪
  - 接受名片的礼仪
    - 当他人表示要递名片给自己或交换名片时，应立即停止手中所做的一切事情，起身站立，面带微笑，目视对方，双手或右手接过名片
    - 同时，应口头道谢，或重复对方说过的谦辞、敬语，不可一言不发。接过名片后要从头至尾认真看一遍，若有疑问，则可当场向对方请教，此举意在表示重视对方
    - 若接过他人名片后看也不看，或弃之桌上，或马上装进口袋，或拿在手里折叠，都是失礼的行为
  - 索要名片的礼仪
    - 需要向对方索取名片时，可采用下列方法，主动递上自己的名片，并说“我们可以交换一下名片吗?”询问对方，“以后怎样与您联系?”如果没有必要，最好不要强索他人名片
    - 当他人索取你的名片，而你又不想给对方时，应以委婉的方式拒绝，可以说：“对不起，我忘了带名片”，或者说“抱歉，我的名片用完了”等

二、通信礼仪

1. 电话礼仪

(1) 拨打电话的礼仪

使用电话时，拨打者一方为发话人，通常居于主动、支配的地位。发话人在打电话时，要注意以下几个方面。

- 拨打电话的礼仪
  - 时间选择适宜
    - 通话时间的选择最好是双方预约的时间，或是对方方便的时间。除有要事必须立即通告外，不要在他人休息的时间打电话，如7时以前、22时以后和用餐及午休时间
    - 给海外人士打电话，要先了解一下时差。打公务电话尽量要公事公办，不要在对方私人时间，尤其是节假日去打扰别人。若是有意识地避开对方通话高峰时间、业务繁忙时间、生理厌倦时间，打电话的效果会更好
  - 通话长度适宜
    - 一般情况下，每一次通话时间应有所控制，以短为佳，宁短勿长。尽量遵守“三分钟原则”，即打电话时，发话人应当自觉、有意识地将每次通话的长度限定在3分钟内
  - 通话内容简练
    - 简明扼要：通话前最好把受话人的姓名、电话号码、通话要点等一一列清。发话人讲话必须务实，问候完毕，即应开宗明义，直言主题，不讲废话，更不要吞吞吐吐、含糊不清
    - 适可而止：作为发话人，应自觉控制讲话长度。要讲的话说完后，应当机立断，终止通话。由发话人终止通话，是电话礼仪的惯例，也是发话人的一项义务
  - 表现文明
    - 语言文明：在通话时，注意使用三句“电话基本文明用语”。①首先恭恭敬敬问候一句“您好!”，然后再言其他；②问候对方后须自报家门，以便对方明确“来者何人”；③在准备终止通话时，应先说一声“再见”，使自己待人以礼的形象显得有始有终
    - 态度文明：发话人除语言要规范外，在态度上也应该温文尔雅。通话时电话突然中断，依礼需由发话人立即再拨，并说明原因。若拨错了电话，应对接听者表示歉意，不要一言不发，挂断了事
    - 举止文明：打电话时不要把话筒夹在脖子下，抱着电话机随意走动，或是嘴里吃着东西发出声音，或是趴着、仰着、高架双腿与人通话。在公共场所通话时，声音宁小勿大，以免影响他人

（2）接听电话的礼仪

- 接听电话的礼仪
  - 本人受话时的礼仪
    - 接听及时在电话礼仪中有一条“铃响不过三”的原则，即接听电话以铃响2次不超过3次拿起电话最为适宜。铃响过久才接的电话，必须在通话前向发话人表示歉意
    - 应对谦和：拿起话筒后首先问好并自报家门。通话时要态度谦恭友好，通话终止时，向发话人道“再见”。当通话因故中断后，要等候对方再次拨入
    - 主次分明：在不宜接听电话的时候有人来电话，应向对方说明原因，表示歉意，并另约时间，届时由自己主动打过去。通话时，适逢另一个电话打了进来，切忌置之不理，可先向通话对象说明原因，然后立即去接另一个电话，分清两个电话的轻重缓急，再做妥善处理
  - 代接电话的礼仪
    - 代接电话的礼仪包括：①礼尚往来；②尊重隐私；③记录准确；④传达及时

（3）微信礼仪

微信已经成为当今社会人们进行交往的必不可少的方式，微信的使用应遵循礼仪规范。

- 微信礼仪
  - 不要影响他人
    - 给朋友转发分享一些文字图片时，要考虑这些内容是否适合朋友阅读
  - 不要公群私聊
    - 不要把群聊当成是与群里某一成员的私人聊天会所，否则就会引起其他人的不悦
  - 不要谈论敏感话题
    - 应遵循法律的规定和道德原则，尽量少谈涉及政治、民族、宗教等方面的敏感话题，避免给自己或他人带来麻烦

2. 书信礼仪

书信由笺文和封文两部分构成。笺文是写在信笺上的文字，即寄信人对收信人的称呼、问候、对话、祝福等，笺文是书信内容的主体。封文是写在信封上的文字，即收信人的地址、姓名和寄信人的地址、姓名等。

- 书信礼仪
  - 开头
    - 包括称谓、提称语、起首应酬语。在使用称谓时要注意，对于有亲属关系的长辈，不可直呼其名，给朋友写信时，不要连名带姓都写上，只写名字即可。给德高望重的人写信时，要使用敬称
  - 正文
    - 这是书信的主体部分，即写信人要说的话，它可以是禀启、答复、劝谕、抒怀、辞谢、致贺、请托、慰唁，也可以是叙情说理、辩驳论证等
    - 这一部分，动笔之前就应该成竹在胸，明白写信的主旨。若是信中同时要谈几件事，更要注意主次分明，详略得当，最好是一件事一个段落，不要混为一谈
  - 结尾
    - 包括结尾应酬语、结尾敬语、署名，日期。结尾应酬语应精炼，多为表达祝福、期许之语。结尾的敬语是笺文结束时向看信人表达礼貌的意思，一般顶格写。最后署名和日期

3. 电子邮件礼仪

电子邮件又称电子邮箱，它是一种用电子手段传送信息的通讯方式。一封完整的电子邮件，由标题、称呼和问候、正文和附件、署名和日期等几个因素构成。

- 电子邮件礼仪
  - 标题
    - 标题是邮件的眼睛，起到提纲挈领的作用，通过标题可以看出邮件的主要内容，以方便收件人判断邮件的轻重缓急。所以标题要言简意赅，千万不要有错别字，切不可空着标题栏不填，这是不礼貌的行为
  - 称呼和问候
    - 邮件的开头一定要有称呼和问候，这个称呼虽然不像普通书信那样正式，但也要能表现出发邮件人的谦虚有礼
  - 正文和附件
    - 邮件正文要简明扼要，不可长篇大论，最好不需要收信人拖滚动条看完。如果正文内容较多，应该用附件将情况说明清楚。使用附件时，应在正文中对附件做简要说明，提醒收件人查看附件
  - 署名和日期
    - 邮件结尾应有署名，也可以适当加上公司、电话等信息，一般来说，署名的字号应比正文略小一号，在名字的下一行还应注明日期
    - 不提倡使用自动回复，这有可能被视为无礼，因为这会给人居高临下的感觉

三、往来礼仪

1. 馈赠礼仪

（1）礼品的选择

- 礼品的选择
  - 适用性：送与他人的礼品要有针对性，要符合对方的某种需要，或是有助于对方工作、学习或生活，或是可以满足对方的兴趣、爱好，以投其所好
  - 纪念性：送人的礼物突出其纪念意义，不以价格取胜，而以友情纪念为重。在选择礼品时应考虑其深刻内涵，将所赠送的礼品以礼物本身的寓意和传输的思想来体现其价值
  - 时尚性：选择礼品，应当精心构思，匠心独运，富于创意，符合时尚。具有个性的礼品往往更乐于被人接受
  - 便携性：尤其对外地客人、老年客人及体弱的客人，选择礼品时要注意方便携带
  - 精心包装：即用专门的纸张包裹礼品，或是把礼品装入特制的盒子内。包装礼品是礼品的重要组成部分，使礼品显得正式、高档，能体现出赠礼人的水平和艺术品位，更使受赠者感到自己备受重视

（2）赠送的规范

- 赠送的规范
  - 赠送的时机
    - 赠礼要掌握恰当的时机。一般情况下，在交往对象结婚、生子、乔迁、升学、晋升、生日等值得道喜道贺的日子可以赠送礼品；在受到他人的关心帮助时，以礼相赠表示感谢；当拜访做客、亲友送行、久别重逢、大型活动时可赠送礼品表示纪念；在传统节日如春节，可赠送一些礼品、纪念品以增进友谊
  - 赠送的方式
    - 赠送礼品最好是当面赠送，可通过交谈增进彼此的情谊，使礼物的人际交往载体的功能得以充分发挥。现场赠送礼品时，要神态自然。出示礼品的时间，一般应在会面之后进行
    - 届时应当郑重其事地起身站立，走近受赠者，双手将礼品递到对方手中。如果是拜访主人，赠送礼品比较得体的时刻是在进门之初；如果是接待客人，赠送礼品多选择在客人临行前
    - 如果不能当面馈赠而托人赠送或邮寄时应附上送礼者的祝词、名片或签上送礼者的姓名。若有必要，可在礼品送出后，打电话通知对方以确保礼品能按时按地送到受礼者手中

（3）受赠的规范

- 受赠的规范
  - 受礼
    - 他人诚心相赠的礼品，受礼人应欣然笑纳。接受礼物时，眼睛应注视对方，不要只盯着礼品，双手接过同时口中表示谢意
    - 如果是比较正式的赠礼场合，接受礼物后将礼物用左手托着，右手与对方相握表示谢意。接受大型礼物时可先放下后再握手。在国际社交场合，接受礼物时，一般当面将礼品拆开，并表示对礼品的欣赏之意，而我国与之不同
  - 拘礼
    - 拘礼是在馈赠活动中，出于某种原因，拒绝他人所赠礼物的过程。拘礼时要讲究方式、方法，切忌令人难堪
    - 为了使对方有台阶可下，可用婉言谢绝法，即用委婉的、不失礼貌的语言，向赠送者暗示自己难以接受对方的好意；或直言缘由法，即直截了当地向赠送者说明自己难以接受礼品的原因；还可以采用事后退还法，但退还礼品不宜拖延过久，最好在接受礼品后的 24 小时内
  - 还礼
    - 在接受了别人的礼物后，一般考虑回赠。回赠的时间可以选择在客人临别时；也可以在接受礼物后，隔一段时间登门回拜，顺便带给对方一些礼物表示谢意；还可以寻找机会回赠，如对方婚、丧、喜庆的日子，送上适宜的礼品表达你的谢意

2. 拜访礼仪

拜访是指亲自或派人到朋友家或与业务有关系的单位去拜见、访问某人的活动。人与人之间、社会组织之间、个人与单位之间都少不了这种拜访。

拜访有事务性拜访、礼节性拜访和私人拜访三种，但不管哪种拜访，都应遵循一定的礼仪规范。

（1）拜访的准备

- 拜访礼仪
  - 时间的选择
    - 选择好拜访时间是让对方愉快接受拜访的首要条件。正式的拜访，时间最好能事先征得拜访对象的意见后再确定
    - 非正式的拜访，时间最好能选择在节假日的下午或平时的晚饭以后。尽量避免在对方吃饭的时间前往，避免午休时间、临下班的时间前往。一般来说，9：00~10：00、15：00~16：00或19：00~20：00是最适宜的时间
  - 预约拜访
    - 有约在先，是为客有方的前提。拜访他人，一定要提前约定，以免扰乱被访者正常的工作和生活秩序，这样既可避免成为不速之客，也可防止扑空
    - 有约在先，不仅要强调到达时间，而且还要强调停留时间，让主人事先有所准备。应该注意的是，在约定时间的同时，还要约定具体来访的人数、人员
  - 约定主题
    - 一般来说，拜访他人之前，其主题亦应提前予以确定。如需要商量什么事情，拟请对方做哪些工作等，怎样交谈更为妥当，事先都要认真地设想和安排一下，尤其是拜访身份高者或年长者更要注意谈话的方式
    - 如果有必要，也可将你登门拜访的目的委婉地告诉被访者，使得对方有一定的准备。如看望老年人、患者、走亲访友或拜见上司需要哪些礼品，也要事先准备妥当

（2）拜访的礼仪

- 拜访的礼仪
  - 准时抵达
    - 一般情况下拜访要按预先约定的时间提前 3～5 分钟到达。这样，一方面可以避免主人没有做好迎客的准备，另一方面也不会因晚到而让主人焦急等待
  - 登门宜通报
    - 登门拜访他人时，即便按预约时间抵达，亦应进行必要的通报。到朋友家或拜访对象的办公室，事先都要敲门或按门铃。等到有人应声允许进入或出来迎接时方可进去，不可擅自闯入。即使门原来就敞开着，也要以其他方式告知主人有客来访
  - 登门有礼
    - 当主人开门迎客时，务必主动向对方问好，互行见面礼节。若主人一方不止一人，无论熟悉与否，都应一一打招呼。注意对对方的问候与行礼先后顺序是先尊后卑，由近而远
    - 在此之后，在主人的引导下，进入指定的房间。如果主人家里铺有地毯等，则应征求主人意见，是否换鞋后再进入。倘若自己到达后，主人处尚有其他客人在座，应当先问一下主人，自己的到来会不会影响对方
    - 在就座之时，要与主人同时入座。如拜访对象是位年长或身份高者，应待主人坐下或招呼坐下以后方可坐下；对主人送上的茶水，应从座位上欠身、双手接过，并表示感谢；主人端上果食，应等到其他客人或年长者动手之后，再取之；吸烟者，应尽量克制，必须吸时，应先征得主人和在场女士的同意

续流程

- 拜访的礼仪
  - 掌握交谈技巧
    - 在拜访的交谈中，拜访者要语言适度、表达准确。交谈者除了表达自己的观点外，还要注意倾听对方谈话的内容，观察对方情绪的变化，并注意与对方呼应。专程到住宅拜访通常有较强的目的性，如果请主人帮忙，要开门见山，将事情讲清楚，如果主人对所帮忙之事有困难，就不要强人所难
  - 把握辞行机会
    - 在拜访他人时，一定要注意在对方的办公室或私人居所里停留的时间长度。不要因为自己停留的时间过长，从而打乱对方既定的其他日程。如果事先约定好拜访时间长度，务必严守约定，绝不单方面延长拜访时间
    - 如果没有约定时间，一般情况下，礼节性的拜访，尤其是初次登门拜访，时间不宜长于半小时。在拜访期间，若遇到其他重要的客人来访，或主人一方表现出厌客之意，这时，来访者应适时、礼貌地提出告辞
  - 礼貌告辞
    - 不管拜访的目的达到与否，都应该十分注意告辞的方式。告辞之前要稳，不要显得急不可耐。告辞应由客人提出，最好是自己讲一段带有告别之意的话之后。自己提出告辞时，虽主人表示挽留，仍须执意离去，但要向对方道谢，并请主人留步，不必远送。辞行时，应向主人及其家属和在场的客人一一握手或点头致意。如果归程较远或是在晚上，到家后要向对方报个平安，对对方的盛情款待表示感谢

3. 迎送礼仪

（1）准备的礼仪

- 准备的礼仪
  - 了解客人情况
    - 首先要充分了解客人的单位、性别、民族、职业、级别、人数等。同时，要掌握客人来访的意图，了解客人在住宿和日程上的要求和安排，了解客人到达的日期、所乘车次、航班和到达时间，以便组织好相关部门和人员做好接待的各项准备工作
  - 确定接待规格
    - 按照身份对等的原则安排接待人员，对较重要的客人，应安排身份相当的人出面迎送。也可根据特殊需要或关系亲疏程度，安排比客人身份高的人破格接待。对于一般客人，可由公关部门派有礼貌、言谈流利的人员接待
  - 布置接待环境
    - 良好的接待环境是对来宾的礼貌和尊重，接待室的环境应该明亮、安静、整洁、幽雅。室内可以适当点缀一些花卉盆景、字画挂饰，以增加雅致的气氛
    - 可以准备一些茶饮水果，让客人尽快消除旅途的疲劳，甚至文具用品、餐巾纸等都应准备齐全。还可以在客人下榻的宾馆挂上欢迎横幅，每个客房准备一些水果，在果盘边放上欢迎卡
  - 做好迎客安排
    - 安排好迎客车辆，预先为客人准备好住宿及膳食。若对所迎接的客人不熟悉，应准备好接站牌，若有需要，还可准备鲜花等

（2）接待的礼仪

- 接待的礼仪
  - 标志清晰
    - 在环境嘈杂的地点，如火车站、飞机场，迎接素不相识的客人时，最常用的方法是使用接站牌，在上面清晰地写上“热烈欢迎某某”或“某某单位接待处”等。接待单位也应在客人可能去到的地方设置醒目的标志，如电梯间、楼梯间、厕所、会客室等
  - 迎客热情
    - 与客人见面时，要面带微笑，热情握手，主动寒暄，首先问候“一路辛苦了”或“欢迎您来我们公司”等，然后向对方做自我介绍，并递送名片
  - 茶点接待
    - 在我国，通常以茶水、点心、瓜果来招待客人。茶水饮料最好放在客人的右前方，点心水果最好放在客人的左前方
    - 上茶时，主人应带客人入座后，取出茶杯，当面将茶杯烫洗消毒，再放入适当的茶叶，沏茶端茶时要一手握茶柄，一手托杯底，不要用手抓住杯口。要从客人的左边为客人奉茶。茶杯放到桌上后，要顺势将茶柄拨向客人右侧
    - 为客人奉上水果时，应先将瓜果洗净，再给客人递上水果刀削皮，如代客人削皮，一般将果皮削到手指触碰到的果肉为止，以保持水果的清洁卫生
  - 陪同访问
    - 如果客人的行程中有参观访问，那么接待方应该尽量安排专人陪同。陪同客人参观、访问、游览时，应事先熟悉情况，安排好行程，应时刻注意照顾好客人，提醒客人注意路况。陪同过程中产生的费用尽量由主人支付，以示客气

(3) 行进中的排序礼仪

- 行进中的排序礼仪
  - 多人并排行进时
    - 内侧高于外侧，中央高于两侧；前后行进时，前方高于后方
  - 上下楼梯时
    - 不要并排走，遵循礼仪中“右上右下”的原则，让有急事的人可以从楼梯的左侧通行。上楼梯时前方为上，下楼梯时后方为上，但如果客人中有穿套裙的女性，上楼时不妨让她走在最后
  - 出入房门时
    - 房门朝内开，则主人先进后侧身压住房门示意客人“请进”；房门朝外开，则主人拉开门后在外侧身压住房门示意客人“里面请”。当然，如果室内黑暗，不管门朝哪个方向，陪同者都需先进房间开灯后再请客人进
  - 引导客人乘坐直升电梯时
    - 如果电梯内无人操作，接待人员应先进入电梯，一手按住开门键，另一只手按住电梯门的一边防止客人被门夹住，并对客人礼貌地说“请进”
    - 待客人全部进电梯后，接待人员选择要去的楼层。电梯到达后，接待人员一手按“开”键，一手做出“请”的动作，让客人先出电梯
    - 待客人送出电梯后，接待者要立即走出电梯，在前面引导方向。如果电梯是有人操作，接待人员应让客人先进、后出电梯，自己则是后进先出，以便引路

（4）轿车座位排序礼仪

- 轿车座位排序礼仪
  - 根据驾驶人而定
    - 当主人亲自驾驶车辆时，一般前排座为上，后排座为下，以右为上、左为下。如果是专职司机驾驶，后排为上，前排为下，而后排仍讲究右尊左低
  - 根据轿车类型而定
    - 吉普车大都是四座车，不管由谁驾驶，吉普车座位由尊而卑依次是：副驾驶座，后排右座，后排左座。多排座轿车，指的是四排及四排以上座次的大中型轿车，不论由谁驾驶，都以前排为上，后排为下，以右为尊
  - 根据安全系数而定
    - 从某种意义上说，安全是乘坐轿车应当首先考虑的问题。在轿车上，后排座位比前排座位要安全得多，最不安全的座位是副驾驶座，最安全的座位是驾驶座后面的座位
    - 当主人亲自开车时，客人之所以在副驾驶位上坐，就是因为它表现出对主人的尊重，也显示出自己与主人同舟共济
  - 由嘉宾本人意愿而定
    - 通常，在正式场合乘坐轿车时，应请尊者、女士、来宾就座于上座，这是给予对方的一种礼遇。然而更重要的是，既然这样，就要尊重嘉宾的意愿和选择
    - 即嘉宾坐在哪里，就认定那里是上座，即使嘉宾不明白座次，坐错了地方，也不要指出或纠正，更不要强行让嘉宾变更座位

(5) 会客室的排序礼仪

- 会客室的排序礼仪
  - 主宾双方面对面而坐
    - 这种就座方式主次分明，很适合公务会客。如果安排一个位置面对着正门，一个位置背对着正门，这时讲究“面门为上”。如果双方都侧对着门就座，这时讲究进门后“以右为上”
  - 主宾双方并排就座
    - 这种就座方式意味着双方“平起平坐”，地位相仿，关系密切。如果双方同时面门而坐，这时注意“以右为上”，即主人要请客人坐在自己的右侧，其他人员可以分别在主人或客人的一侧，按身份高低依次就座
    - 如果双方同时侧对着门而坐，这时的规则是“以远为上”，即距门较远的座位为上座，较为尊贵，应该让给客人
  - 居中式排位
    - 这种情况实际上属于主宾同侧就座的一种特殊情况。多人并排就座时，讲究“居中为上”，即最中央的位置为上座，请客人坐。其他人员按照职位高低，从中间到两侧，依次就座
  - 主席式
    - 这种就座方式主要用于较为正式的场合。主人一方同时会见两方或两方以上客人时，主人面对正门而坐，其他各方客人应该在主人对面背门而坐
  - 自由式
    - 有时候客人很多，很难分出主次，座位不好排序，这时采用自由式就比较好，各方自由就座即可

（6）谈判及签字时的排序礼仪

- 谈判及签字时的排序礼仪
  - 谈判时的排序礼仪
    - 双边谈判使用长桌子或椭圆形桌子，宾主双方分别就座于桌子两侧。当谈判桌横放时，面对门的一方为上，应该让客方就座，背对着门的一方为下，应该主方就座。当谈判桌竖放时，应以进门的方向为准，右侧为上，客方就座，左侧为下，主人就座
    - 谈判时，主谈人员在自己的位置就座之后，其他工作人员遵循右高左低的原则，按照职位高低自近而远依次在主谈人员两侧就座，翻译人员就座于主谈人员的右侧位置
    - 多边谈判①自由式：即事先不用正式安排座次，各方谈判人员自由就座即可。②主席式：需要在谈判室内，面向正门设置一个主席位，由各方代表发言时使用。其他各方人员，一律背对正门、面对主席位置就座。各方代表发言后，须下台就座
  - 签字时的排序礼仪
    - 并列式：主要用于只有两方的签字仪式。签字桌在室内面门横放，出席仪式的双方全体人员在签字桌后并排站立，双方签字员居中面门而坐，客方居主方之右
    - 主席式：主要适用于多边签字仪式。签字桌仍然在室内横放，签字席设在桌后，面对正门，但只设一个，并且不固定就座者。举行签字仪式时，所有各方人员，包括签字人在内，都要背对正门、面对签字席就座。签字时，各方签字人员应按照事先规定的先后顺序走上签字席就座签字，签字以后返回原位就座

（7）送别礼仪：送别是接待中的最后环节，如若处理不当，将影响整个接待工作的效果，也会直接影响到今后的交往。

- 送别礼仪
  - 婉言相留
    - 当客人准备告辞时，应婉言相留。送别客人时，应在客人起身后再起身相送或相留，以免有逐客之嫌。送别时应与客人握手道别，并送客人到门外或楼下，用热情友好的言语欢迎客人下次再来
    - 目送客人渐行渐远，一直到看不到客人了方可回转，以免客人回头再次致谢时看不到主人而深感失落
  - 安排交通
    - 客人准备离开时，应按迎接时的规格对等送别，安排好送别人员，做好交通方面的安排，切不可虎头蛇尾。如果已帮客人购买了车票或机票，应将客人送至车站或机场。如果客人来访时馈赠了礼物，那么在送别客人时，也可回馈相应规格的礼物给客人

四、面试礼仪

1. 面试前的准备

- 面试前的准备
  - 做好心理准备
    - 面试前做好充分的心理准备，可缓解面试时的心理压力，有助于面试成功
    - 准备的内容包括：了解面试时间、充满自信、提前熟悉面试环境及程序
    - 如有可能，找知情人了解面试程序，提前到面试的地点看看以熟悉环境，这样可以缓解面试时的紧张情绪
  - 保持良好的身体状态
    - 健康的体魄既是体现个人全面发展的一个重要标志，也是顺利完成学习和工作的必备条件。因此，求职者平素就要养成良好的卫生习惯和健康的生活方式，积极参加体育锻炼，保持自身良好的身体素质，从而在面试时给招聘单位一种精力充沛、健康向上的感觉，以便提高被录用的成功率

续流程

- 面试前的准备
  - 培养自身扎实的专业基础
    - 培养自身扎实的专业基础不仅是面试前应注意准备的内容，同时也是护理专业学生在校学习期间应该不断努力的方向。学生在校期间应发奋学习，培养刻苦钻研、精益求精的学术作风，注重技能训练，力求掌握多种实用技能，从而在应聘时给人以较好的专业素质形象
  - 适当了解招聘单位的情况
    - “知己知彼，百战百胜”。在求职之前，不但对自己应有一个全面的认识，还要了解招聘单位的一些情况。①有关用人单位的信息，主要包括单位的性质、规模、效益、发展前景、招聘岗位、招聘人数等；②有关用人条件的信息，包括对招聘人员的性别、年龄、学历、阅历、专业、技能、外语等方面的具体要求和限制；③有关用人待遇的信息，包括报酬、待遇
  - 面试时的仪容仪表准备
    - 面试的时间相对短暂，若想在短暂的面试中给招聘者留下良好的第一印象，求职者的仪容仪表则起着非常重要的作用
    - 着装总体来讲，面试者服装要合体，讲究搭配，展现出正统而不呆板、活泼而不轻浮的气质。男生应聘时以穿着深色款式稳健的套装西服为宜，配以整洁的白衬衣和对比不强烈的同一色系领带。如天气较热，也可只着衬衣。女士以穿着朴素、得体的裙装或套装为宜。有时，护理专业学生在面试时会被要求着护士服，因此，在穿着时一定要严格遵循护士服的着装要求
    - 仪容面试时，男士应保持头发干净、清爽，发型宜简单、朴素。女士要保持端庄、干净的形象，颜面部的修饰要清新、素雅，色彩和线条的运用都要“宁淡勿浓”，恰到好处。发型以端庄、简约、典雅为宗旨，避免滥用饰物

2. 面试中的礼仪

(1) 遵守应试礼仪

- 遵守应试礼仪
  - 遵时守信
    - 遵时守信是一种美德，亦是一个人良好素质和修养的表现。所以，准时出场面试是最基本的礼仪
    - 为防止迟到，求职者最好提前10~20分钟到达面试地点附近，到面试时间时再进入面试考场，这样做一来可以避免迟到，二来可以稍作休息以稳定情绪
  - 以礼相待
    - 对候试室或面试室门口的接待人员要以礼相待，注意细节，恰当地表达礼貌，多使用“请”“谢谢”等礼貌用语
  - 礼貌敲门
    - 即使房门虚掩或处于开放状态，也应轻轻叩击以示请求进入，得到准许后，方可轻轻推门而入，然后转身将门轻轻关好
  - 主动问好
    - 求职者进入考场应主动向面试官微笑并点头致意，礼貌问候
  - 行握手礼
    - 与面试官主动打招呼后，有可能面试官会首先伸手行握手礼，求职者应积极相迎，给予礼貌地回握。如果面试官没有主动握手，求职者不宜主动行握手礼
  - 对方“请坐”时再入座
    - 在面试官还没有请求职者入座的情况下，不要自己主动落座，入座前，应表示感谢，并要特别注意采取正确的坐姿
  - 自我介绍的礼仪
    - 自我介绍应注意：①面带微笑，彬彬有礼；②主题明确，简明扼要；③语言幽默，轻松自然；④充满自信，举止大方；⑤自尊自爱，恭敬谦和

(2) 面试交谈中的礼仪

招聘护士时，面试官一般是用人单位的护理部主任、护士长等。所以，通过面试时的交谈，可以使面试官感受到求职者的基本素质和业务水平，并由此决定是否录用，因此，遵循面试中的交谈礼仪是非常重要的。

- 面试交谈中的礼仪
  - 诚恳热情
    - 把自己的自信和热情“写”在脸上，同时表现出对应聘单位工作的诚意
  - 文雅大方
    - 回答面试官的问题时，要表现出从容镇定、温文尔雅、有问必答、谦虚诚恳。对于在应答时一时答不出的问题，可以从话外题中缓冲一下，同时迅速搜集答案
    - 如果确实找不到答案，先回答自己所了解的，然后坦率承认其中有些问题还没有经过自己的认真思考。在这种时刻，面试官可能关注的并不是问题本身的答案，而是求职者解决问题和应变能力
  - 仔细倾听
    - 注意倾听是语言沟通中的技巧之一。面试时，当面试官提问或介绍情况时，求职者应仔细聆听对方讲话的内容。求职者应用目光注视面试官，以示专注。还可以通过配合点头或者巧妙地插入简单的话语，赢得面试官的好感。注意不要在面试官讲话时贸然打断
  - 善于思考
    - 在回答面试官所提出的问题之前，求职者要在自己的脑海里将思绪梳理一下，对自己所说的话稍加思考后再给予回答。当面试官要求你就某个问题发表个人见解时，就更应慎重
  - 突出重点
    - 回答面试官的问题时要突出重点，对于用人单位感兴趣的话题可以多讲，不感兴趣的地方少讲或不讲；简单的问题边问边答，复杂的问题边思考边回答，使面试官感觉到求职者既反应灵敏又很有思想
  - 告别礼仪
    - 面试结束后，无论结果如何、有无录用希望，告辞时都应向对方诚挚道谢：这既是礼仪要求，也是体现求职者的真诚和修养的最后机会，这对于最终是否会被录用也起到一定的影响。告别时可以根据具体情况，与面试官行握手告别礼或是行鞠躬礼，并道谢后离开

3. 面试后的礼仪

- 面试后的礼仪
  - 求职者往往非常注重面试前和面试中的礼仪规范，而对于面试后的礼仪要求往往忽略
  - 一般而言，面试结束后一两天之内，求职者可以向应聘单位发一封致谢函或电话致谢：一方面可以表示求职者的谢意，另一方面也可以重申自己对该工作的渴望和能够胜任该工作的能力，并表示为了该单位的发展会尽其所能。这样的致谢函会使对方加深对求职者的印象，增加其竞争力
  - 求职过程中遵循相应的礼仪规范，可以帮助求职者增加求职成功的机会，因此，一定要重视和学习相应的求职礼仪规范

五、餐饮礼仪

1. 宴请礼仪

（1）宴请的原则

- 宴请的原则
  - 约定时间
    - 确定宴请的时间，时间要尊重对方的选择
  - 节俭、务实
    - 强调宴请的花费，要量力而行，不要铺张浪费甚或过度消费
  - 菜单选择
    - 注意选择菜品要考虑被宴请人的喜好、习惯、禁忌等，不可自作主张
  - 宴请的环境
    - 环境很重要，它决定了宴请的档次和水准
  - 行为举止
    - 宴请是一种较高档次的交往活动，一定要注意自己的行为举止

（2）宴请的准备

- 宴请的准备
  - 宴请的目的和对象
    - 宴请的目的不是单一的，它既可是为某个人，也可是为某件事。较为正式的宴请，如为感谢对方的帮助、为某人的到任或离任、为某项工程的动工或竣工等；不太正式的，如朋友间的宴请，领导与下属之间加深印象、拉近距离的宴请，老同学的聚会等
    - 宴请的对象是指请哪些人、请多少人、请什么人来作陪等
    - 明确了宴请的目的和宴请的对象之后，如果是比较正式的宴请，则要准备邀请函，被邀请人的姓名、职务称呼甚至对方是否有配偶参加都要核对准确
  - 宴请的形式和规格
    - 在很大程度上取决于当地的习惯做法。一般来说，正式、规格高、人数少的以宴会为宜，人数多则以冷餐或酒会更为合适，妇女界活动则多用茶会
    - 目前各国礼宾工作都在简化，宴请范围趋向缩小，形式也更为简便。酒会、冷餐会被广泛采用，而且中午举行的酒会往往不请配偶
    - 不少国家招待贵宾宴会只请身份较高的陪同人员，不请随行人员。我国也在进行改革，提倡多举办冷餐会和酒会代替宴会
  - 宴请的时间和地点
    - 宴请地点的选择要按活动性质、规模大小、形式、客人意愿及实际可能而定，选定的场所要能容纳全体人员
  - 请柬的使用
    - 请柬上要写明宴请的名义、时间、地点、服装，是否需要带伴侣。如果是招待会要写明开始的时间和结束的时间

2. 中餐席位礼仪

- 中餐席位礼仪
  - 桌次礼仪
    - 有两桌组成的小型宴会，餐桌的排列分为横排和竖排
    - 横排时，由面对正门的位置来定，以右为尊；竖排时，讲究以远为上
    - 由三桌或三桌以上组成的宴会，也叫多桌宴会，其排列方法除了要注意“面门定位，以右为尊，以远为上”，还要兼顾其他各桌与主桌距离的远近。一般来说，距离主桌越近，桌次越高；距离主桌越远，桌次越低，这种规则也称为“主桌定位”
    - 在桌子的选择上，所用桌子的大小、形状要基本一致。除了主桌可以略微大一些以外，其他各餐桌都应大小一致
  - 位次礼仪
    - 主人大都面对正门坐，并在主桌就座
    - 举行多桌宴请时，每桌都有一位主人的代表在座，也称各桌主人，其位置一般应与主桌主人同向，有时也可以面向主桌主人
    - 各餐桌上位置的尊卑，应根据其距离该桌主人的远近而定，以近为上，以远为下；以右为尊，左边次之

3. 中餐点菜礼仪

- 中餐点菜礼仪
  - 菜肴选择
    - 首先应充分考虑到宴请的对象，再来决定点哪些菜。要优先考虑具有中国特色的菜肴、有本地特色的菜肴和本餐厅的特色菜肴
  - 菜肴搭配
    - 点菜时不仅要考虑口味，还应注意菜肴搭配。如注意品种、烹饪方法、菜肴色彩的搭配，应尽量让菜品的颜色和品相丰富多彩，也能增加食欲。同时，还要考虑用餐人的年龄和性别

续流程

- 中餐点菜礼仪
  - 菜肴数量
    - 菜品的数量不能过多或过少，应以吃饭人数为基准，略微多 1~2 个菜为宜，同时也应注意菜数量要双不要单。比如，四人以下，点三菜一汤较为合适；六人时，点七菜一汤；多于八人时，按照人数加 2 的数量点菜比较合适
  - 菜肴禁忌
    - 点餐时要充分考虑宾客的喜好、禁忌，尽量让桌上的每个人都能找到喜欢的菜肴

4. 中餐餐具礼仪

- 中餐餐具礼仪
  - 筷
    - 忌夹菜前将筷子放入嘴中舔舐，或当牙签；忌举筷不定，不知夹什么菜好；忌用筷子在盘子里翻捡夹菜；忌拿筷子指人；忌夹菜时不干净，菜上挂汤淋了一桌
    - 忌将筷子插在饭菜上；忌筷子上还沾着东西又去夹别的菜；忌同一道菜连夹 3 次以上；忌用筷子敲击餐具或桌面；忌将筷子分放在餐具左右，只有在吃绝交饭时才这样摆放
  - 勺子
    - 中餐的勺子主要用来喝汤和羹，有时也可以用勺子辅助筷子取菜，但尽量不要用勺子单独取菜。用勺子取食物时，不要过满，以免溢出来弄脏餐桌或自己的衣服
    - 用勺子取食物后，要立即食用或放在自己碟子里，不要再把它倒回原处，如果取回的食物太烫，不可用勺子舀来舀去，也不要用嘴对着吹，可以先放到自己的碗里等凉了再喝
  - 碗
    - 主要用于盛放主食，或者羹、汤。尽量不要端起碗来吃东西，要用筷子或勺子取碗内的东西吃，不可端起碗往嘴里倒食物，更不能去吸碗。碗如果暂时不用，不可以盛放杂物，不要把碗倒扣过来放在桌上

续流程

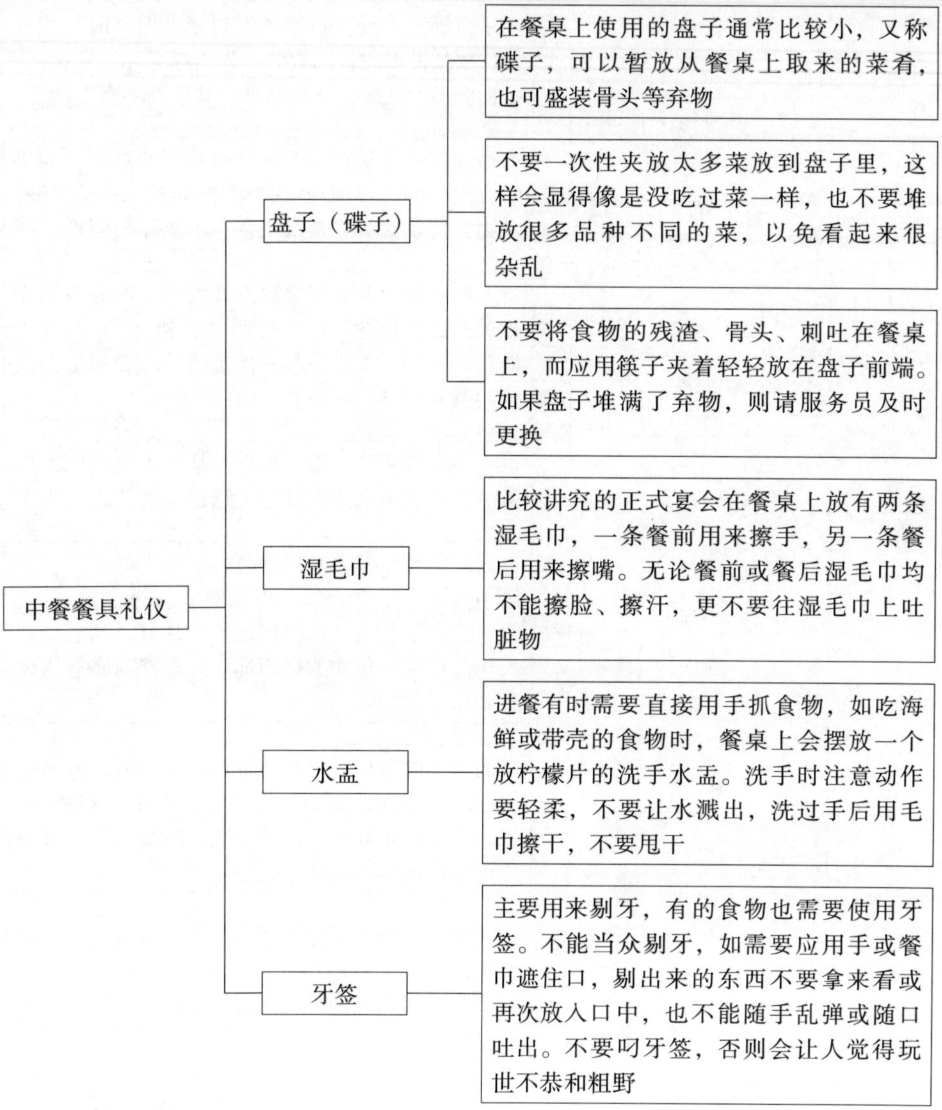

5. 中餐用餐礼仪

（1）饮酒礼仪

正式的中餐宴会上一般饮用白酒或葡萄酒，其中葡萄酒多用红葡萄酒，因为红色代表喜庆。因此，餐桌上通常会摆放着大小不等的三种杯子，从左至右，依次是白酒杯、葡萄酒杯和水杯。

- 饮酒礼仪
  - 斟酒礼仪
    - 正式用餐前，主人为表示对来宾的敬重和友好，会亲自斟酒，应注意当场启封酒，斟酒时一视同仁。要按照顺时针的方向，先为尊者和嘉宾倒酒。所斟酒量要适度，除白酒外，其他酒不必斟满
    - 为他人斟酒之前，要充分尊重对方的意愿，如果对方因信仰、习惯或身体健康等缘故不能喝酒，可为其提供饮料或茶水代替，不要强人所难
  - 受酒礼仪
    - 主人斟酒时，客人应端起酒杯致谢，可起身站立或欠身点头致谢，也可使用“扣指礼”，即右手拇指、示指、中指一起，指尖朝下，轻叩桌面以示谢意
    - 也不要左右躲藏，敲击杯口，甚至不要当别人斟满酒之后又倒入他人杯中，这也是失礼之为
  - 敬酒礼仪
    - 宴席间的相互敬酒是用餐时必不可少的环节。饮酒前，主人通常会说一段祝愿或祝福类的话语，对来宾表示欢迎，祝酒词越精炼越好，切忌长篇大论。如果是正式的祝酒词，应选择在宾客入席后和用餐前开始
    - 敬酒可随时在用餐过程中进行。敬酒时，敬酒之人应起身站立，面朝被敬之人，右手端持酒杯，或以左手托扶杯底，面带微笑，眼神柔和，并致以简短的祝福
    - 敬酒前应充分考虑好敬酒的顺序，分清主次，应以年龄长幼、职位高低、宾主身份为先后顺序，特别是跟不熟悉的人在一起，最好事先了解对方的身份和称呼
    - 与人碰杯时，应将自己的酒杯低于对方的酒杯，以表示尊敬之意。与对方距离较远时可以用酒杯轻磕桌面，表示相互碰杯，但如果是向长辈或职位高的人敬酒，应该端杯走至跟前
    - 不论在哪种场合饮酒，都应该保持适量原则，努力保持风度和仪态，切忌争强好胜、非一醉方休不可。饮酒超量，很容易伤身，而且容易引起事端，出洋相就十分失礼了

（2）品茶礼仪

喝茶是中国人自古就有的习惯，在许多正式宴请的场合，饭前餐后，喝茶是必不可少的，所以，品茶礼仪也是宴请礼仪中的重要组成部分。

- 品茶礼仪
  - 斟茶
    - 泡茶是品茶过程中很讲究的阶段，主人应该用茶勺舀取茶叶，或用茶罐盖轻磕茶罐将茶叶倒入茶壶或茶杯。泡茶时要充分考虑宾客的喜好，询问宾客有无禁忌。如果对方不喜欢喝茶，可以询问宾客是否喝其他饮料
    - 斟茶时，应当遵循“茶不宜满，七分最好”的原则，水温不能太烫，避免宾客喝茶心切或不小心打翻而被烫伤。茶不宜冲泡太久，茶叶不宜太多，否则泡出来的茶比较苦涩
    - 一般待客时，可由晚辈向宾客奉茶，接待重要客人时，主人应该亲自奉茶，而在公共场合待客时，一般由秘书来为宾客上茶。宾客较多时，应遵循先客后主、先主宾后次宾、先长辈后晚辈、先女后男的原则，也可以将茶水全都泡好，随宾客自取
  - 品茶
    - 若对方奉茶的是身份高者或长辈，应起身站立，双手捧接。端茶时，应用一只手持握杯把，另一只手托住杯底或杯口，不能直接用手拿握杯口或端起杯底
    - 品茶时，每饮一口茶后，茶水应在口中稍停留片刻再吞咽，不可一饮而尽，也不能喝出“咕咚”的声音来。茶水太烫时尽量不去吹，应静置待其自然冷却再喝

（3）用餐应注意的细节

- 用餐应注意的细节
  - 喝汤礼仪
    - 喝汤时不能发出声响。不可对着热汤吹气，应该用汤勺舀出部分盛入碗中品尝，待汤羹稍许降温后，用汤勺舀取一勺轻轻对着汤勺吹，慢慢送到嘴边咽下。不可直接端碗一饮而尽
  - 其他细节
    - 用餐时，如果不知道自己该坐哪个座位，最好等主人指引后入席
    - 菜上来后要等主宾夹第一筷后，众人才能动筷
    - 吃饭时细嚼慢咽，不可狼吞虎咽或发出很大的响声
    - 让菜不布菜，可以为别人推荐好吃的菜，不要自作主张，硬给别人夹菜
    - 不要用自己的筷子去捞汤中的食物
    - 不要碰到自己喜欢的菜，就拼命夹很多而不考虑别人是否用过；够不到的菜可以请人帮助，不宜起身甚至离座去取
    - 尽量让餐桌中间的转盘顺时针方向转动
    - 不要高谈阔论，唾沫四溅；不要当众修饰仪表，如整理头发、化妆补妆、宽衣解带、脱袜脱鞋等。如确实有需要可以去化妆间或洗手间整理

6. 西餐席位礼仪

- 西餐席位礼仪
  - 恭敬主宾：在西方宴会中，主宾是极受尊敬的，即使宴请的宾客中有身份、年龄高于主宾的，主宾也仍是邀请方关注的中心，在安排座次时，主宾通常紧靠着主人就座
  - 女士优先：西方国家特别注重对女性的尊重，所以，在西餐礼仪里，往往是女士优先。排列位置时，一般是女主人为第一主人，而男主人为第二主人
  - 距离定位：西餐桌上席位的尊卑，是根据其距离主位的远近决定的，距离主位近的位置要高于距主位远的位置
  - 面门为上：按西餐礼仪的要求，面对餐厅正门的位置要高于背对餐厅正门的位置
  - 交叉排列：西餐排列席位时，讲究交叉排列的原则，即男女应当交叉排列，熟人和生人也应当交叉排列。在西方人看来，宴会是拓展人际关系的场合，交叉排列的用意就是让人们能多和周围客人聊天认识，达到社交目的
  - 位次排列：西餐的位次排法与中餐有一定的区别，中餐多使用圆桌，西餐则以长桌为主

7. 西餐餐具礼仪

- 西餐餐具礼仪
  - 刀叉
    - 在正规的西餐宴会上，通常都讲究吃一道菜换一副刀叉，品尝每道菜肴时，都要使用专门的刀叉，不可乱用。根据食物的不同，刀叉的形状也不同
    - 刀叉的摆放一般是餐刀在右，餐叉在左，均是纵向摆放在餐盘的两侧，供用餐者方便使用。叉如果不是与刀并用，叉齿应该向上，如果不懂不同形状的刀叉的使用，只要记住依次从两边由外侧向内侧取用即可

续流程

- 西餐餐具礼仪
  - 刀叉
    - 刀叉的使用一般有两种方法，一种是英式法，一种是美式法。英式方法是要求用餐者在吃饭时，始终右手持刀，左手持叉，边切割边取食，将食物叉起时，叉尖是朝下的
    - 美式方法是用餐者右刀左叉，一次性把餐盘中的食物全部切成小块后，将刀放在盘子上，注意刀刃要朝内，然后叉子从左手换到右手，用叉子叉起已经切成小块的食物食用，吃的时候叉尖朝上
    - 但无论哪种方法，都不要用刀挑食物吃，动作要轻缓，不让刀叉磕碰牙齿或餐盘发出声响
    - 进餐过程中要注意刀叉的放置，如餐盘中的食物还未吃完，要继续用餐，则应将刀叉分开呈三角形摆放；而如果餐盘的食物已经吃完，还想添加饭菜时，则应将刀叉分开呈八字形摆放
    - 如果已经用好餐，虽然盘中还有食物，但已经不想再吃了，那么，可将刀叉一起纵向摆放在餐盘上，服务员会根据用餐者刀叉使用所传达的讯息去为客人服务
  - 餐匙
    - 在正式的西餐宴会中，每套餐具中会摆放两把餐匙。形状较大的是汤匙，一般纵向摆放在用餐者的右手边；较小的是甜品匙，一般横向摆放在吃甜品专用刀叉的正上方
    - 使用餐匙时，取出食物要一次性吃完，要保持餐匙的干净。餐匙除了可以喝汤和吃甜品外，不可直接舀取其他菜肴。使用餐匙后，应将它放回原位，不可放在甜品或汤中
  - 餐巾
    - 餐巾一般是在开始用餐时取用，先将餐巾对折，将褶线朝向自己，平铺在并拢的双腿上，主要是为了防止进餐时掉落的菜肴、汤汁弄脏衣物
    - 用完餐后，餐巾可用来擦嘴，一般使用餐巾的末端顺着嘴唇轻轻擦拭，弄脏的地方可向内侧翻卷。餐巾还可以在剔牙的时候作为遮挡，剔出来的食物残渣可直接包在餐巾上，并将餐巾向内折起。餐巾不可用来当毛巾使用，不能擦汗，也不能擦脸，更不能用来擦拭餐具
    - 在离席的时候，应将餐巾脏的一面朝餐桌，用盘子或刀具压住餐巾的一角，让其从桌沿自然垂下，这样比较雅观

8. 西餐用餐礼仪

- 西餐用餐礼仪
  - 入座礼仪
    - 入座礼仪是用餐礼仪的第一步。在比较正式的宴会上，应从椅子的左边入座。当你的座位在最左边靠墙的位置无法从左侧进入时，可以从右边入座。如果男士和女士一同用餐，男士应为女士挪开座椅，协助女士入座，以显绅士风度。就座后，坐姿应端正，女士双腿应并拢
  - 进餐礼仪
    - 吃面包时，要用示指和拇指把面包撕下来一小块放入口中食用，不要用刀切面包，也不要用叉子叉着吃。如果需要抹上黄油，不要把整块面包全都抹上黄油，而是将黄油抹在撕下来的小面包上
    - 吃硬面包时，用手撕不但费力而且面包屑会掉落，此时可用刀先将面包切成两半，再用手撕成块来吃
    - 喝汤不能吸着喝，一定要用汤匙舀汤，而且舀汤的方向应该是由内向外，然后把汤送入口中，尽量不要发出声音
    - 用餐期间，如果餐具不慎掉落到地上，可招手示意服务员代捡，并送一份新的过来，不要自己低头弯腰去捡
    - 西餐是吃文化、吃氛围，西餐厅一般都很安静，光线柔和，伴有舒缓的轻音乐，所以用餐、交谈、走动都要尽量轻缓，不要破坏其他用餐者的雅兴，更不要大声呼唤服务员或高声劝酒
  - 饮酒礼仪
    - 在正式的西餐宴会中，酒是餐桌上的主旋律，一般有餐前酒、进餐酒、餐后酒三种
    - 餐前酒，也叫开胃酒，是在正式用餐前饮用的，一般有鸡尾酒、威士忌、伏特加、啤酒、葡萄酒等，开胃酒不宜喝太多
    - 进餐酒是正式用餐时饮用的酒，通常是指葡萄酒。正式西餐，在每道菜上来之时，服务生都会倒上酒，酒随菜的不同而不同，通常是“白酒配白肉，红酒配红肉”
    - 餐后酒是有助餐后消化的酒，比如白兰地，其酒精浓度在42~43度。这种酒的品尝方式，是用手掌握住酒杯，用手心温度将酒加温，待其香味四溢时，再小酌品味，不可一饮而尽

六、乘车礼仪

1. 乘公交车礼仪

公共汽车载客流量大，往来频繁，为了保证大家的候车和乘车安全，应自觉维护其正常秩序。有序的乘车环境离不开良好的礼仪规范。

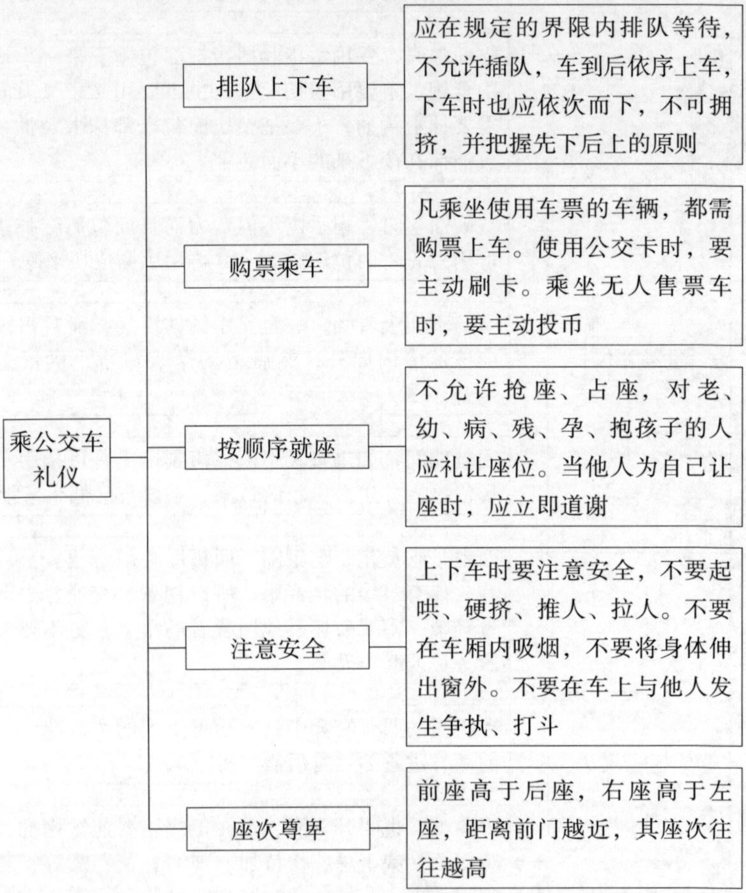

2. 乘坐轿车礼仪

在轿车上，由专职司机开车时，座位的尊卑顺序依次为后排右、左、中座位，前排副驾驶座位。由主人亲自驾驶轿车时，车上其余座位的尊卑顺序依次为前排副驾驶座位，后排右、左、中座位。在乘车礼让时要注意尊卑顺序。

3. 乘火车礼仪

火车客运量大、速度快、安全系数高，被越来越多的人所喜爱，成为大家远行首选的交通工具。火车旅行更应注意礼仪形象。

- 乘火车礼仪
  - 安全乘车：乘火车如有行李，要注意不可超重，上车后，行李应稳妥地放在规定的位置，不可放在过道妨碍他人通行。如是禁烟车厢，应自觉地不吸烟
  - 对号入座：座次的常规为：距离火车头越近的车厢，同一车厢中距离车厢中部的包厢、铺位或座位，其位次便越高。以面对火车行进的方向为上位，而以背对火车行进的方向为下位。卧铺则以下铺高于中铺，中铺高于上铺。在同一排座位之中，以邻窗者为上座，以邻通道者为下座
  - 保持安静：车厢内保持安静，不能大声喧哗
  - 进餐：火车上需要赴餐车进餐时，须先定位，待服务员通知后，再赴餐车
  - 公共设施：使用洗手间、更衣室等公共设施时，必须维持清洁，不能占用过久

4. 乘车注意事项

- 乘车注意事项
  - 乘车时着装要文明，不可穿过分暴露身体的衣服，如背心、短裤、拖鞋等，更不要有脱鞋袜等不文明的行为，也不能穿污秽或散发异味的服装乘车
  - 坐车姿势要优雅，不要东倒西歪，卧倒于座席上、座席下、茶几上、行李架上或过道上，不要靠在他人身上，把脚伸到他人座位上或过道中
  - 下雨、下雪时乘坐车辆，上车后立即收起雨具，放入塑料袋内。凡可能弄脏他人衣物的物品都应妥善处理。携带重、硬、尖或易碎品上车时，应礼貌客气地提醒他人留心注意
  - 需对方让路时，应先礼貌地打招呼，别人让路后，应向别人道谢。寻找空座位时，不要见座就坐，要先问一声："请问，这里有人坐吗？"征得了对方同意，方可入座
  - 乘车时应主动照顾与自己同行的其他人员，尤其是尊者、长者、妇女、儿童、患者、残疾人等

第三章 护理工作礼仪

第一节 分诊处护士工作礼仪

导医护士是指介绍、引导或帮助患者就诊的护理人员。导医护士帮助患者进行分诊、咨询、导向、信息反馈、宣传医院专科特色等，并为患者创造一个关爱、尊重、便捷的就医环境。导医护士是患者对医院的第一印象，其言行举止、服务态度和工作表现直接影响患者对医院的总体评价。

- 分诊处护士工作礼仪
  - 仪表要规范
    - 导医护士要准时上岗，挂牌服务，不串岗、不离岗。仪表端庄，着装整洁，举止稳重，不浓妆艳抹，不在患者面前谈笑或表现出漫不经心的样子，不干私活，不看报刊，不吃零食
  - 热情接待患者
    - 导医护士对待患者要热情，交谈时用普通话，注意文明用语，面带微笑，语调和气，“请”字当头，不说禁忌语，主动询问患者就诊原因，耐心回答患者的询问
  - 熟悉医院医疗业务开展情况
    - 导医护士初步评估患者病情，对就诊患者根据疾病分科，发给患者分诊单，并指导患者挂号。向患者介绍科室当班医生情况，介绍医生的专长供患者选择，从而帮助患者得到及时正确的诊治
    - 对待危重患者应立即护送到急诊科就治。对老年体弱和行动不便者可搀扶，使用轮椅和平车护送
  - 环境规范
    - 工作场所整洁，无积灰污垢，不乱堆杂物，做好电脑、操作台、地面等保洁工作

第二节 门诊护士工作礼仪

门诊是医院工作的门户，是患者就诊的场所。护士需承担接待和帮助患者的任务，还要做好一些特殊检查的解释工作，为患者创造一个关爱、尊重、

便捷的就医环境。

一、接诊礼仪

患者到医院就医，客观上就存在一种被动、祈求的心理，加上疾病缠身，又要面对医院陌生的环境，难免产生孤独感和恐惧感，自然就加重了他们的依赖心理。此时患者希望得到的是医护人员的理解、同情和关心，他们对医护人员的一举一动甚至面部表情的变化都非常敏感。护理人员礼貌周到的工作态度、文明端庄的仪表等，就成了抚慰患者的良方，成为解除患者心理恐惧的重要因素。因此，作为接诊护士不论是仪容仪表，还是言谈举止都应符合礼仪规范要求，耐心、热情地接待每一位就诊人员。

二、护理治疗工作中的礼仪

到医院就医的患者中，大部分是在门诊接受治疗的，在为患者进行护理治疗过程中，除了规范、娴熟的操作外，还应注意工作中的文明礼貌行为。

护理治疗工作中的礼仪

- 进行治疗前应礼貌地对患者做一些关于治疗措施的科学解释，要充分尊重患者的知情权，让患者了解治疗措施的意义
- 如要给一个发热患者肌内注射退热药时，可以这样向患者说明：“××您好，您正在发热，长时间高热会损害人的大脑，同时会消耗体内大量水分，这对您的健康很不利，所以现在我要按医嘱给您注射退热药，我给您注射的是复方柴胡注射液，肌内注射，请您把裤带松开，做好准备……”
- 注意在整个治疗操作过程中要求患者配合时一定要“请”字当先，不可以命令式的口气对患者说话
- 进行治疗操作时既要严格执行操作规程，又要做到动作轻柔，神情专注，态度和蔼。当患者配合治疗结束后，还应当向患者致谢，并给予适当的安慰。如：谢谢您的配合。您现在需要好好休息，用药后一会儿就会感觉好些的，请不必担心。如果有什么不适可随时叫我
- 整个治疗过程中都应注意保持举止有度，言谈有礼，即使遇上某些患者挑剔、为难也要保持冷静、耐心，始终以礼相待，要学习服务行业的经营理念“顾客是上帝”把尊严留给患者
- 患者在门诊治疗结束离去前，除了必需的医嘱交代外，还需礼貌关心的嘱咐患者注意保重身体，给患者留下急需帮助时的联系办法，把患者送到诊室门外，说上送别的礼貌语，让患者来时痛苦、焦虑，去时舒畅、满意

第三节 急诊护士工作礼仪

急诊服务的对象是一个特殊的群体，当危重患者推进急诊室时，患者和家属焦虑、忐忑不安的心情交织在一起，他们把每一丝生的希望都寄托在医务人员的身上。一名优秀的急诊护士，除了应具备高尚的思想品德、良好的心理素质和掌握精湛娴熟的护理技术外，良好的身体素质和礼仪修养对完成急诊护理工作也是至关重要的。

一、急诊护士素质要求

急诊室护士应具备精湛、娴熟的技术，健康的体魄、饱满的精神，高雅的仪态和积极向上的敬业态度，这对患者身心健康有着不可忽视的作用。

- 急诊护士素质要求
  - 娴熟的护理技术
    - 急诊护士技术水平的高低不仅反映医院的整体医疗水平，而且直接关系到患者的生命，对疾病转归起着至关重要的作用。因此，作为一名急诊护士，必须熟练掌握护理急救知识和护理操作技术，以应对复杂多变的急诊救护工作
  - 健康的身体素质
    - 急诊护理工作繁琐多样，节奏紧张，护理质量要求较高。护士除了完成全天正常的门诊治疗外，还需要有充沛的精力随时应付危急患者的抢救工作。因此，急诊室的护士必须拥有健康的体魄，才能有充沛的精力和充足的体力完成各项急诊救护工作
  - 良好的礼仪修养
    - 急诊患者是比较特殊的护理对象，对护士的仪表态度又十分敏感。在与急诊患者较短的接触时间里，护士洁净整齐的着装，高雅大方的仪表，端庄稳重的举止，体贴入微的言谈，以及良好的工作态度
    - 对患者的心理有着明显的安抚作用，可以减轻患者紧张、恐惧心理，增强患者对医护人员的信赖感和战胜疾病的信心，使患者能配合抢救治疗工作，确保抢救的成功
  - 沉着、敏捷的工作作风
    - 急诊室的工作具有很强的科学性和时间性，在紧张而繁忙的工作之中，护士必须有高度的责任心，熟练的操作技术，敏锐的观察力和处置应变的能力，养成沉着冷静、敏捷果断的工作作风，在抢救工作过程中，能够做到遇事不慌、沉着冷静、果断迅速地开展救护工作

二、急诊接待礼仪

急诊科是抢救急危重症患者的主战场，急诊护士除具备机敏、沉着、耐力强、体力充沛等素质外，对患者还要有高度爱心、同情心，并有广博的知识，将关爱与尊重贯穿于急救护理中，用适当的沟通方式向患者传递情感信息。良好的护患关系，可增强患者的信心，增加抢救成功的机会。

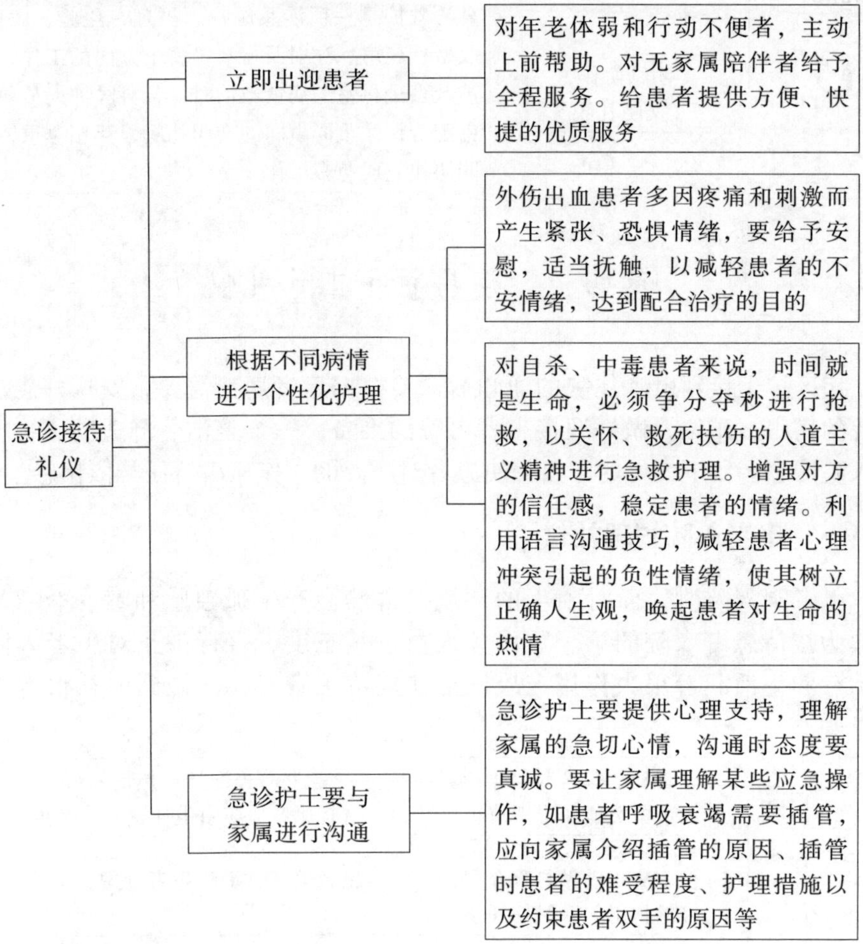

三、急诊救护礼仪

危、重、急患者一旦入院，急需采取有效的救治措施。此时急诊护士就需要将平时学习、积累的知识和经验充分发挥出来，尽快为抢救工作铺设绿色通道。

- 急诊救护礼仪
  - 急而不慌，忙而不乱：急诊护士必须有较强的应变能力，急诊患者发病急，来势凶猛，这要求医护人员要果断采取最佳的急救措施，做到沉着应战，临危不乱，始终保持急而不慌、忙而不乱、从容礼貌的工作态度，以稳定患者和家属的情绪，争取得到更好的配合
  - 团结协作，文明礼貌：急诊救护是一项涉及医疗、护理、化验、放射、收费、药房、注射及行政等多个方面的工作，在涉及多个科室的病情救治时，各科医护人员要紧密配合，注重同事间的文明礼貌，互相尊重，共同协作完成急救工作

第四节　病房护士工作礼仪

病区护士接到患者住院的通知后，要根据患者病情需要，安排好新患者住院的病房、床位，做好迎接患者入院的准备。一个整洁、舒适的床位会给初入院的患者留下良好的印象，使患者对医院的工作充满信任与依赖感。

一、患者入院护理礼仪

患者刚入院时，面对陌生的环境，自然会产生孤独感和不安全感。护士作为接待患者入院的第一位医务人员，其态度、言行举止对患者入院后的治疗和生活起着很大作用，故护士在接待患者时，应做到的礼仪有以下几点。

- 患者入院护理礼仪
  - 患者到达病区时，当班护士应起身走上前去迎接。热情友好、主动、面带微笑能使患者有被接纳感。这是患者适应陌生环境的第一步
  - 护士应主动做自我介绍，以取得患者信任，消除患者疑虑，为建立良好的护患关系做好铺垫
  - 有礼貌地介绍病区的环境和生活设施，以方便患者的住院生活
  - 介绍患者住院守则、生活制度、探视制度、查房制度及相关护理、治疗常识，使患者消除生疏感，很快适应住院生活环境
  - 祝愿患者能够愉快地接受护理和治疗，争取早日康复

二、患者住院护理礼仪

在护理工作中，护士的行为举止直接影响着患者的治疗效果，要求护士进行护理活动时必须做到亲、轻、稳、准、快。同时应注意以下几方面。

- 患者住院护理礼仪
  - 自然大方
    - 护士在站、坐、行及各种操作中应姿势规范，动作优美、舒展。如行走时庄重自然，轻盈快捷，推车要平稳，开关病房门要轻，各项操作轻快准确，给患者以安全、优雅、轻松、细腻、灵巧、清新的感受
    - 护士镇静、自然的神态能使患者对护士的水平和能力产生信任感。如在抢救一位大出血休克的患者时，护士神态从容、镇定，各种抢救措施进行得有条不紊，迅速建立起静脉通道，及时为患者擦干净血渍等，就能使患者家属很快对护士产生信任感
  - 亲切温柔
    - 新入院患者进入病房，都存在一个适应新环境的过程，每个患者住院后都希望被认识、被重视，得到较好的治疗和关照。护士亲切的话语，关怀的问候最能使患者感到温暖，是患者摆脱孤独感的重要因素
    - 有时一杯水或一个搀扶动作就可使患者产生一种亲近、信任和敬重之情，可缩小和患者之间的距离。一个人的情感往往是借助语言并配合一定的举止行为来表达的。在紧张繁忙的工作中，护士应善于控制自己的情绪，善于利用一定的行为举止表达恰当的感情
  - 敏捷准确
    - 快速及时、安全准确的服务无疑会获得患者的信赖和尊重。护士在临床护理中，必须做到思维敏捷、动作准确无误。特别是遇到患者病情紧急的情况下，凭借科学的态度和丰富的知识经验，给予及时准确的判断和处理，是为患者赢得治疗时间的关键，也是护士职业素质的基本要求

续流程

- 患者住院护理礼仪
  - 技术娴熟
    - 患者入院后都有一种安全感的需要，他们会顾虑到医院的医疗水平、医疗措施等能否保障其健康安全，渴望能通过医护人员的诊断、治疗和护理减轻或消除病痛，恢复身心健康
    - 护士娴熟的技术是消除患者顾虑，赢得患者满意，树立信心和安全感的重要因素，同时也是护士完成护理任务的关键
  - 满足需要
    - 对患者的不同需要，要尽量给予满足，以取得患者的配合，如患者住院后，往往急于了解自己的病情和治疗方案及预后等问题。如果此需要得不到满足，患者就会感到焦虑和恐惧，不利于治疗与康复
    - 主管护士就应针对患者的具体情况给予健康指导，介绍有关疾病方面的知识，根据患者的发病症状、体征、年龄和身体情况给予恰当的解释，以取得患者对护理工作的理解和配合

三、患者出院护理礼仪

在医院环境中，患者身体康复或其他原因离开医院时，护理人员也要按照礼仪规范要求，给予患者最好的服务。为使护患关系有一个好的结束，在送别患者时也应注意护理工作礼仪。

- 患者出院护理礼仪
  - 出院前的祝词
    - 患者将要出院前，首先对患者的康复（或好转）表示祝贺，感谢患者在住院期间对医院工作的支持和配合，谦虚地对自己工作的不足之处、对患者关照不到的地方表示歉意，并表达对患者一如既往的关怀之情，随时都会为患者提供力所能及的帮助等
  - 出院时的指导
    - 患者出院时，主管护士要做好出院指导。指导和帮助患者办理出院手续，告诉患者如何服药，如何随诊，如何进行康复锻炼，如何学会控制自己的饮食起居、适应出院后的生活，出院后的注意事项和复查的时间等
  - 出院送别的礼节
    - 患者的出院手续全部办完，准备出院时，责任护士将患者送到门口或车上，祝贺患者的康复（或好转），嘱咐患者多保重身体等，并向患者行握手礼，挥手礼告别。温馨的送别，使患者感受到对他的关心爱护还在延续

第五节 护理操作礼仪要求

在为患者进行护理操作过程中，礼貌的用语、友善的态度是提高护理质量，降低风险因素、建立良好护患关系的基础。护理操作用语一般包括操作前的解释、操作中的指导、操作后的嘱咐三部分。

1. 操作前的礼仪

实际工作中护士在给患者进行操作前，都需要与患者进行沟通，做好操作前的解释工作。首先，认真查对患者床号、姓名、年龄、性别、诊断、药物使用的剂量、浓度、执行时间。向患者或家属解释本次操作的目的、操作方法、注意事项、操作中的配合、操作带来的不适、药物疗效及副作用等，目的是取得患者或家属的配合和理解，解除患者心理压力和恐惧。在征得患者或家属的同意后方可进行操作。操作前解释是否成功取决于护士言谈的礼貌程度，所以礼貌的言谈也就成为护理操作中必不可少的重要环节。

2. 操作中的指导

- 操作中的指导
  - 和蔼的态度：在操作过程中，对待患者的态度要和蔼亲切，友善地解释操作的方法和意义，询问患者的感受，随时为患者解除困难和疑虑，或给予适当的安慰，消除患者对操作治疗的恐惧和神秘感，争取得到患者的配合
  - 娴熟的技术：娴熟的操作、轻柔的动作、温和的态度，能使患者产生受到尊重和得到礼遇的满足。操作过程中，亲切地指导患者配合，如请张开口、用鼻呼吸、做吞咽、翻身等，并不时给予患者适当的鼓励，通过解释与指导消除患者的恐惧与焦虑，还可转移患者的注意力，让患者处于好状态

3. 操作后的嘱咐

- 操作后的嘱咐
  - 诚恳的致谢：当患者配合护理人员开展完工作后，护士应当对患者的合作表示诚恳的谢意，把患者的配合理解为是对护理工作的支持，是对护理人员的理解和尊重。同时也让患者知道，他的配合更有利于其健康的恢复
  - 亲切的安慰：操作结束时应询问患者的感受，观察预期效果实现程度，交代应注意的事项。对操作治疗给患者带来的不适和顾虑给予安慰。最后征求意见或建议

4. 操作失败后的对策

护士在操作中一旦失败，应沉着冷静，查清原因及时处理。先向患者或家属道歉，再次征求患者与家属的意见，如果得到允许方可采取措施进行弥补。切忌固执己见，强行操作，再次失败，使护患矛盾激化，产生护患纠纷。

护理操作的礼仪要求不是千篇一律的，应当根据操作的具体要求和操作对象的不同性别、年龄、职业、个性等，分别给予区别应用，因时、因地、因人制宜，做到触类旁通、举一反三，而不是机械地生搬硬套。

第四章
人际关系

第一节　人际关系概述

一、人际关系的概念

“人际”是表示两个人以上的数量概念，“关系”是事物的相互联系，这个联系包括事物与事物之间和事物内部各要素之间的相互影响与作用。

人际关系是指在社会生活中，通过相互认知、情感互动和交往行为所形成和发展起来的人与人之间的关系，是人与人交往过程中所产生的各种社会关系的总和。人际关系是在人与人之间发生社会性交往和协同活动的条件下产生的，会对个体的心理和行为产生深远的影响，人正是通过和别人发生作用而发展自己，实现自己的价值。人际关系的产生、变化与发展决定了人与人之间的心理需要满足程度。

二、人际关系的特点

人际关系的特点		
	社会性	荀子曾经说过“人以群居”。社会性是人的本质属性，是人际关系的基本特点
	复杂性	表现在它是由多方面因素联系起来的，而且这些因素处于不断变化的过程中，具有高度个性化和以心理活动为基础的特点。因此，由于人际关系交往的准则和目的、情绪状态及评价态度的不同，人际关系可能会呈现复杂的结果
	多重性	在人际交往的不同环境中，每个人扮演着不同的角色，如在患者面前的护士角色，在家庭中可能扮演着妻子或母亲的角色，人际关系具有多因素和多角色的特性。在扮演各种角色的同时，由于物质利益或精神因素，使角色的强弱发生变化，而使人际关系具有多重性

续流程

- 人际关系的特点
  - 多变性——人际关系会随着个人年龄、环境及条件的变化而变化
  - 目的性——人际交往在建立和发展中，均存在不同程度的目的性，而且这种目的性随着人类经济活动的增加会更加突出

三、人际关系的需求

1. 包容的需求

包容的需求是指希望和别人交往，建立和谐的关系，具有积极交往、参与、融合相属的行为特点。如果缺乏这种需求和动机，就会在人际交往中表现出退缩、孤立、排斥和忽视。舒茨把人际包容心理需求倾向的行为表现，按人格特质分为主动包容型与被动包容型两个方面。

- 包容的需求
  - 主动包容型——具有主动包容行为类型的人能主动与他人交往，坦然共处于群体之中，热情参与人与人之间的交往或合作性工作
  - 被动包容型——有被动包容行为类型的人期待别人接纳自己。主要原因是成长过程中过于以自我为中心，成长环境中的人际关系过于单一

2. 控制的需求

控制的需求是指希望在权力上与别人建立和维持良好的人际关系，具有运用权力和权威去积极地影响、支配和超越他人的行为特点。一旦这种控制需求得不到满足，就会表现出抗拒权力、忽视秩序的行为；而缺乏这种需求或动机的个人则表现为顺从、受人支配、追随别人。

- 控制的需求
  - 主动控制型——主要表现为大胆、主动支配他人，爱发号施令，喜欢运用权力、权威来领导、控制、影响和支配他人等行为特征
  - 被动控制型——主要表现为等待、模仿、追随他人，服从他人支配，愿意与他人携手合作等行为特征

3. 感情的需求

感情上的需求是指希望在感情上和别人建立良好的关系，具有对他人表示亲密、友好、热心、照顾等行为特征；而缺乏这种需求和动机的个人则表现为对他人冷淡、厌恶和憎恨。

- 感情上的需求
  - 主动型：这种类型的人希望以友情或爱情为纽带与他人建立并维持良好的关系。主动对他人表示亲密，主要表现为热情、主动、大胆，与人表示亲密、友情、同情和照顾等行为特征
  - 被动型：这种类型的人也希望以友情和爱情为纽带维护良好的人际关系，但主要表现为期待他人对自己表示亲密，而不能主动大胆地表达自己的感情等行为特征

四、影响人际关系的因素

1. 生理因素

生理因素是人格形成和人际交往的重要基础。生理因素是“第一印象”，是外在的形象。如健美的体貌有助于加强人际吸引。生理缺陷者有可能产生交往心理障碍。疾病会给交往造成负面影响。

2. 心理学因素

（1）心理学因素

- 心理学因素
  - 需要及动机：美国心理学家马斯洛认为个体成长发展的内在力量是动机。而动机是由多种不同性质的需要所组成，人类的需要是分层次的，由低到高，它们是生理需求、安全需求、社交需求、尊重需求、自我实现需求。如护士做好护理工作，与患者及患者家属相处融洽，主要动机是为了患者康复，同时也为了满足社交及自我实现的需求等
  - 气质：相当于生活中所说“脾气”“秉性”，指个体心理过程的速度、强度、稳定性和倾向性。人们习惯将气质分为四种类型：多血质、胆汁质、黏液质、抑郁质

续流程

- 心理学因素
  - 性格
    - 根据知、情、意三者在性格中何者占优势，分为理智型、情绪型和意志型。理智型的人，通常以理智来评价、支配和控制自己的行动；情绪型的人，往往不善于思考，其言行举止易受情绪左右；意志型的人一般表现为行动目标明确，主动积极
    - 根据人的心理活动倾向性，分为外向型和内向型
    - 根据个体独立性程度，分为独立型和顺从型
    - 根据人的社会生活方式以及由此而形成的价值观，分为理论型、经济型、审美型、社会型、权力型和宗教型
    - 还可根据人际关系，分为 A、B、C、D、E 等 5 种性格
    - A 型性格情绪稳定，社会适应性及向性均衡，但智力表现一般，主观能动性一般，交际能力较弱
    - B 型性格具有外向性的特点，情绪不稳定，社会适应性较差，遇事急躁，人际关系不融洽
    - C 型性格具有内向性特点，情绪稳定，社会适应性良好，但在一般情况下表现被动
    - D 型性格具有外向性特点，社会适应性良好或一般，人际关系较好，有组织能力
    - E 型性格具有内向性特点，情绪不稳定，社会适应性较差或一般，不善交际，但往往善于独立思考，有钻研性
  - 能力
    - 能力是人们顺利完成某种活动所必备的个性心理特征。涉及人际交往的能力包括语言、信息表达、感受、想象、适应、思维及正确的自我认知等。善于扬长避短，合理运用能力有利于交往的成功

（2）社会心理学因素

- 社会因素
  - 社会刻板效应
    - 又称定型效应，是指人们用刻印在自己头脑中的关于某人、某一类人的固定印象，以此固定印象作为判断和评价人的依据的心理现象。刻板印象常是一种偏见，人们不仅对接触过的人会产生刻板印象，还会根据一些不是十分真实的间接资料对未接触过的人产生刻板印象
  - 首因效应与近因效应
    - 首因效应也叫“第一印象”效应。人与人第一次交往中给人留下的印象，在对方的头脑中形成并占据着主导地位，这种效应即为首因效应
    - 在交友、招聘、求职等社交活动中，在和患者及家属初次见面及接触时，我们可以利用这种效应，展示一种极好的形象，为以后的交流打下良好的基础
    - 与首因效应相反，近因效应是指在多种刺激一次出现的时候，印象的形成主要取决于后来出现的刺激。即交往过程中，我们对他人最近、最新的认识占了主体地位，掩盖了以往形成的对他人的评价，因此，也称为“新颖效应”。一般来说，在人际交往中，初次见面首因效应作用较大；长期交往的熟人，近因效应明显
  - 晕轮效应
    - 也叫光环效应。指依据客体的某种特征印象，而推断对象的总体特征的现象，所以晕轮效应也称为“以点概面效应”。是主观推断的泛化、定势的结果。如对一个外表良好的人，会对其品格及智慧也予以肯定
  - 投射效应
    - 投射效应是指将自己的特点归因到其他人身上的倾向。是指以己度人，认为自己具有某种特性，他人也一定会有与自己相同的特性，把自己的感情、意志、特性投射到他人身上并强加于人的一种现象

续流程

社会因素

- 移情效应：移情效应是指人们在对交往对象形成深刻印象时，当时的情绪状态会影响他对交往对象今后及其关系者（人或物）的评价的一种心理倾向，即把对特定对象的情感迁移到与该对象相关的人或事物上，引起他人的同类心理效应
- 情绪效应：所谓情绪效应是指一个人的情绪状态可以影响到对某一个人今后的评价。恐惧、焦虑等负性情绪，是一种破坏性的情感，在交往中造成对对方的负性评价。在护理工作时，一定要注意到对方的情绪，让双方在平等和睦的气氛中交谈
- “暗示效应”：也叫“罗森塔尔效应”“暗示效应”。这一效应就是期望心理中的共鸣现象。赞美、信任和期待具有一种能量，它能改变人的行为，当一个人获得另一个人的信任、赞美时，变得自信、自尊，获得一种积极向上的动力，并尽力达到对方的期待

3. 社会因素

社会因素主要指交往主体的社会地位、社会角色、年龄、性别等。

社会因素

- 社会地位的不同造成的交往障碍，常带有某种先定性。日常生活中常听到的如“新闻界……”“80后”“90后”。优势地位者与劣势地位者的行为方式乃至说话的语气都会出现明显差别
- 扮演社会角色的不同往往意味着所承担的社会义务、所代表的社会期望不同，这种不同都可能在某种程度上造成交往困难
- 年龄因素的影响主要表现在长辈与晚辈之间的交往障碍，也就是所谓“代沟”或“代差”的制约作用
- 性别差异的影响在我国传统观念中体现得非常明显。从心理意义上讲，男女两性间的社会交往，有助于培养健康的性心理，提高对性的道德价值的认识。尽管如此，日常生活中，异性交往仍是一个比较敏感的话题

4. 人文修养因素

人文修养主要包括思想道德修养、文化修养。建立良好的人际关系必须坚持社会主义道德原则，道德可以优化人际关系，如改善交往环境、纯洁交往动机、提升交往层次、克服畸形关系等。在人际交往中文化修养内容主要包括人文文化修养与科技文化修养。文化修养也是后天形成的，对人际关系产生重要影响；科学的思维方法和思维能力，丰富的情感和想象力及对事物的敏感，都有利于人际交往的顺利进行。

随着社会的不断开放，个人的认识范围和交往范围也随之拓展，文化对人们交往的影响也日益凸显。如由于双方使用的语言文字的不同，或对同一词汇有着不同的理解，对信息内涵的歪曲或误解就极易发生，造成语意障碍。交往双方存在种族偏见、地域偏见则会造成交往的态度障碍。另外，交往双方的受教育程度、文化素质差距过大也会影响交往过程。

五、人际关系的建立与发展

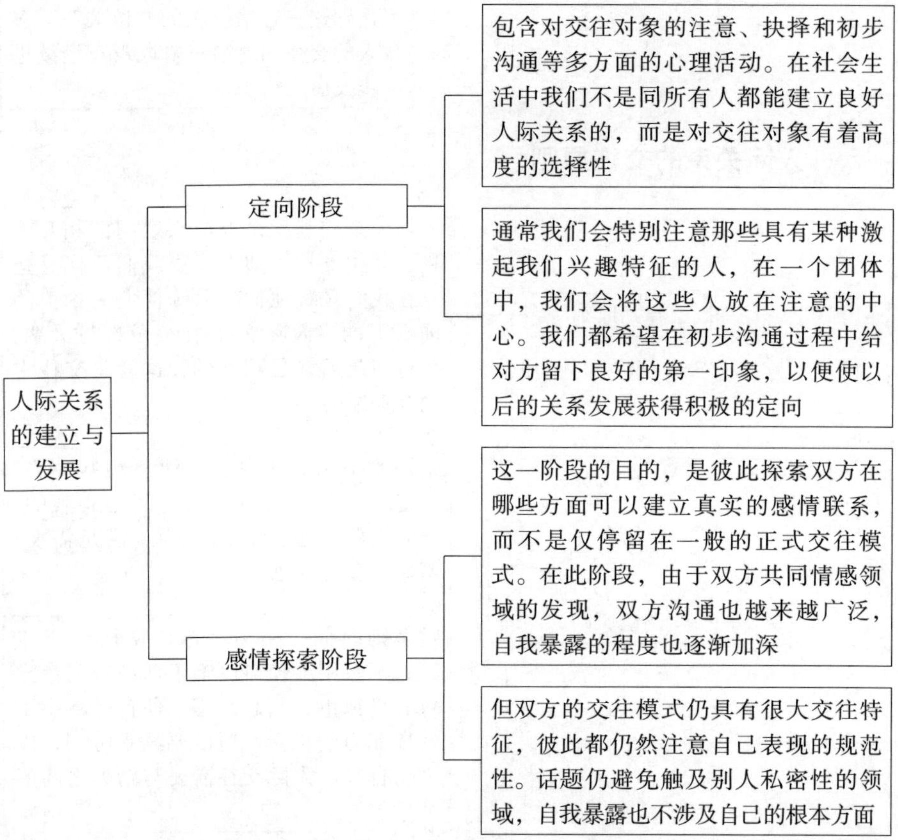

续流程

- 人际关系的建立与发展
  - 情感交流阶段
    - 双方关系的性质开始出现实质性变化，此时双方的人际安全感已经确立。因而谈话也开始广泛涉及自我的许多方面，并有较深的情感卷入
    - 若双方关系在这一阶段破裂，将给人带来相当大的心理压力。正式交往模式趋于消失，人们会相互提供真实的评价性的反馈建议，彼此进行真诚的赞赏和批评
  - 稳定交往阶段
    - 此阶段，交往双方心理上的相容性会进一步增加，自我暴露也更广泛而深刻，已经可以允许对方进入自己高度私密的个人领域，分享自己的生活空间和财产，但在现实生活中，很少有人达到这一感情层次的友谊关系。多数人的交往到达第三阶段没有继续进一步发展

六、人际关系的交往原则

- 人际关系的交往原则
  - 互动原则
    - 人际关系的基础是人与人之间的相互重视、互相支持。别人喜欢我们往往是建立在我们喜欢他们、承认他们的价值的前提下的。人际交往中的喜欢与厌恶、接近与疏远都是相互的，这就是交往中的互动原则
  - 调衡原则
    - 指协调平衡各种关系，使不相互冲突、干扰。一个人的精力和时间是有限的，建立人际关系的目的是为了满足需要，不能过多或不足
    - 过多则时间、精力有限，从而疲于应酬；不足则会使自已陷于孤独苦闷，导致心里孤单、信息闭塞，使自己减小了发挥能力的机会。所以要经常协调，以平衡自己的人际交往需要与精力之间的关系

续流程

人际关系的交往原则

平等原则	在人际交往过程中，如要使别人从内心深处接纳我们，就必须保证别人在与我们相处时是平等的，让别人在一个平等、自由的气氛中与我们交往。要做到平等，就要尊重他人的自尊心和感情，不干涉他人的私生活，做到人格平等
积极原则	在人际交往中行为要主动、态度要热情。“待人接物热情有礼”，没有积极主动、热情，人际关系就会变得冷漠而黯淡无光
真诚原则	真诚是人际交往中最基本的要求，所有人际交往的手段、技巧都应该建立在真诚的基础上，尔虞我诈、虚伪欺骗都是对真诚人际关系的破坏。真诚是发自内心的，而非伪装出来的，否则比欺骗更令人生厌
理解原则	在人际交往中互相设身处地、互相同情和谅解。了解彼此的权利、需要、义务和行为方式，善于“换位思考”
尊重原则	人的自我价值感主要来源于人际交往中他人对自己的评价与反馈。所以，他人的评价对个人的自我价值感的确立有特殊的意义。因此，我们在同别人交往时，必须对他人的自我价值感起积极的支持作用，维护别人的自尊
守信原则	就是在人际交往中重信用、守诺言。守信为立世之本，“言必信，行必果”。在交往中，不要轻诺。不轻诺是守信的重要保证
相容原则	相容，即宽容，指宽宏大量、容人之短。相容不是没有原则地随波逐流，一味忍让，而是结合灵活性与原则性，更好地与人相处
适度原则	交往中一切行为要得体，合乎分寸，恰到好处

七、人际关系的心理与矫正

- 人际关系的心理与矫正
  - 嫉妒心理
    - 嫉妒是个体对比自己好的人怀有不服、不悦、失落、仇恨，甚至带有某种破坏性的危险情感。所嫉妒的对象往往是与自己有联系而强过自己的人。嫉妒心理的矫正：根据嫉妒的成因采取不同方法
    - 首先，要认识人各有所长，接受某方面不如人的现实，努力发展自己的优势。其次，要提醒自己“强中自有强中手”，学习别人的长处，补己之短。再次，正确看待名誉、地位等
  - 批评与责备
    - 对方一有错事，就大加责备。其实任何责备与批评都是不能解决问题的，反而会适得其反。批评与责备矫正方法：尽量不要让自己在气头上说出过于极端的话
  - 多疑心理
    - 多疑心理是影响人际关系最常见的障碍之一。具有多疑心理的人，往往先在主观上设定他人对自己不满，然后在生活中寻找证据
    - 多疑心理的矫正：首先要注重培养理智感，防止感情用事。其次，加强交流，拉近相互间的心理距离。了解是信任的基础，信任是感情的纽带。再次，加强个性品质的改造，培养高尚的道德情操，净化心灵，拓宽胸怀

续流程

- 人际关系的心理与矫正
  - 自卑与自傲
    - 自卑，即对自己做出过低的估价，进而否定自我。自卑的人在其人际交往中虽有良好愿望，但总是害怕被别人轻视和拒绝，而对自己没有信心。自傲与自卑相比，表现正好相反，但都源于错误的自我估价。喜欢过高地估价自己，在交往中表现妄自尊大，而不愿和自认为不如自己的人交往
    - 自卑心理的矫正：实事求是地分析自己的优缺点，发挥自己的优点，增强信心。客观评价他人，分析优缺点。学习社交技能，拓展交往范围，多与乐观豁达之人交往，尝试健康的生活方式，挖掘自身潜能。自傲心理矫正：正确评价自己，公正客观评价他人
  - 孤僻心理
    - 不愿与人沟通，很少与人讲话，害怕或讨厌与人交谈，他们往往只愿意与自己交谈，如写日记
    - 孤僻心理的矫正：首先学会面对现实，面对过去的经历带来的不良体验。认识并挖掘自己的优点，激发信心和自尊；再次，增强主动参加人际交往的能力，与性格开朗者做朋友，找到宣泄心情的渠道
  - 羞怯心理
    - 在交际场所或大庭广众之下，羞于启齿或害怕见人
    - 羞怯心理的矫正：首先，培养交往的自信心。培养自信心就要看到自己的长处，摆脱与人交往的自卑阴影。其次，努力充实知识。有了丰富的知识储备，掌握娴熟的交往技巧，在交往中自然就会应对自如。再者，要充分利用一切机会积极锻炼自己，如在各种场合下大胆讲话，勇于发言

第二节 护理工作中的人际关系

一、护理人际关系的概念

护理人际关系是指以护士这个特殊的社会群体为中心，围绕临床护理、卫生保健实践展开的，与患者和亲属、医生、其他护理人员等医院和社会人群因服务或工作关系而建立起来的相互联系。护理人际关系主要研究护患关系：护理人际关系不仅包括与患者及其亲属建立的关系、进行的交往，还包括与同行护士、其他医务人员、医疗技术人员和医院各级管理人员的交往与沟通。如果是社区护士，还要面对与各种社区机构和社区工作的其他关系人，是人际关系在医疗护理情景中的具体体现。

护理人际关系是护士在工作过程中所形成的人际关系的总和，与一般亲友间的社会性人际关系不同，是一种专业性的人际关系，是为了解决特定的医疗护理问题，为了完成特定的专业任务而建立和发展起来的，并将伴随专业任务的完成而宣告结束。尽管患者出院后，有可能与护士继续交往，但这种关系已经没有专业目的性，因此已不属于护理人际关系，而成为一般的社交关系了。因此，护理人际关系具有专业的科学性、职业的严谨性、情感的境界性、协助的紧密性特征。

二、护理人际关系的基本特征

护理人际关系，作为人际关系在医疗护理情境中的具体体现，其发生和发展过程遵循人际关系的一般规律，但由于交往双方的角色、地位和交往情境具有独特的属性，因而在发展过程中也将呈现不同的特征。

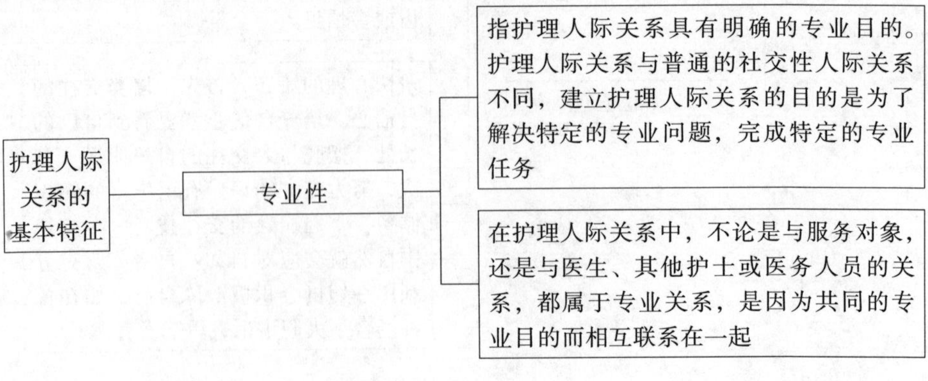

续流程

- 护理人际关系的基本特征
  - 时限性
    - 护理人际关系的时限性是由护理工作的专业任务、特定时间跨度及性质所决定。时限性在护患关系上表现得最为突出
    - 患者入院，关系开始建立，患者康复出院，关系便宣布终止；而护士与护士、护士与医生及其他医务人员的专业关系持续时间虽然很长，但就某一专业任务而言，仍具有时限性
  - 多面性
    - 随着护理专业的不断发展，护士的角色越来越多，角色范围也在不断扩展。护士在工作过程中既要从事临床工作，还要承担预防保健、宣传疾病知识、进行康复指导、提供卫生咨询等任务。护士在行使这些专业职能时，需要与各种各样的人接触交往，面对多方面的人际关系
  - 复杂性
    - 人际关系中的每一方都有自己的社会文化背景及生活经历，有自己特殊的生理、社会文化、精神心理需求，具有高度个性化，增加了护理人际关系的复杂性及处理难度
  - 协作性
    - 在护理人际关系中，涉及护士、服务对象、家属、医生以及其他人员，若想完成护理专业目的，必须要建立良好的人际关系，从而相互协调合作完成
  - 社会性
    - 医疗模式的转变使护理服务对象从住院患者扩展到社会人群。因此，护士与患者间的人际关系带有社会关系的性质。护理人际关系的处理应遵守社会关系处理的基本原则，维护患者的基本权益，维护所在医院形象及社会整体利益

三、建立良好护理人际关系的意义

科学地建立和处理好各种护理人际关系，不仅对护理人员的情感需求、职业体验以及责任、权力、利益有重要意义，也对每个服务对象、医疗机构乃至整个社会医疗环境，有着重要的现实意义。

- 建立良好护理人际关系的意义
  - 有利于营造良好的健康服务氛围
    - 在社会群体的交往中，人与人之间的交往会形成不同的社会心理氛围。在护理工作中，护士与服务对象及医疗机构各部门人员间相互理解、相互信任和友爱，会促进良好气氛的产生
    - 这种良好的心理气氛，一方面可以使护士合理的心理需求得到满足，有利于产生积极的职业体验，增强职业稳定性；另一方面能帮助服务对象减轻、解除或转移恐惧、焦虑、紧张等不良情绪，从而更好地帮助服务对象恢复健康
  - 有利于提高护理工作质量和效率
    - 良好的护理人际关系有利于护士与护士，护士与其他医务人员之间的团结协作，有利于发挥医疗护理群体的整体效能，提高护理工作效率
    - 良好的护理人际关系可以使患者积极主动的参与配合，使护理工作顺利进行，减少及避免医疗纠纷，提高护理工作质量
  - 有利于陶冶护理人员的情操和性格
    - 人际交往的过程，是人际双方在认识上相互沟通、情感上相互交流、性格上相互影响、行为上相互作用的过程
    - 护理人员建立和发展各种人际关系的过程也是陶冶情操、净化人格的过程。良好的人际关系可以使护士丰富和发展自己的个性，促进知识结构更新，不断完善自我
  - 有利于贯彻以人为本的护理理念
    - 满足服务对象的整体需要，关注患者的整体性、自主性是以人为本的护理理念的具体体现
    - 良好的护理人际关系有利于护士积极与服务对象及其他医务人员配合，了解和满足服务对象的身心需求及社会支持，从整体上为服务对象服务。同时也是生物-心理-社会的医学模式在临床实践的要求

续流程

- 建立良好护理人际关系的意义
  - 有利于促进护理学科的发展
    - 建立良好的护理人际关系，一方面可以帮助护士明确专业要求，促进服务对象的康复；另一方面，利于护理管理，发展护理科研，利于护理教育及实践
    - 同时，通过与服务对象及其他医疗专业人员的交流，可以帮助护士拓展专业知识，改进思维方式，发展护理专业

四、护理人际关系的类型

护患关系模式是医学模式在护理人际关系中的具体体现。可依据护士和患者双方在共同形成的人际关系结构中所发挥的作用、心理方位、主动性及感受性等因素的不同，划分为三种。

在临床实践中，每种类型都有其特定的适用范围，选择哪一种关系模式不仅取决于服务对象的疾病性质，而且需考虑到服务对象的心理状态、文化水平、医药知识差异等。此外，每种类型也不是固定不变的，而是随着患者病情的变化，可以由一种模式转向另一种模式。

1. 护士与服务对象的关系

- 护士与服务对象的关系
  - 主动-被动模式
    - 是一种以疾病为中心的护患关系模式，其特征是“护士为服务对象做什么”。在此模式下，护士处于主导地位和不容置疑的权威性，服务对象处于被动接受护理的从属地位，绝对服从护士的处置与安排
    - 护患双方存在显著的心理差位。只适用于昏迷、休克、精神病、智力严重低下的患者及婴幼儿等，需要护士具有高度的责任心、耐心及良好的职业道德
  - 指导-合作模式
    - 是以患者为中心的护患关系模式，其特征是“护士告诉服务对象应该做什么和怎么做”。在此模式下，护士仍处于主导地位，服务对象处于被动、配合地位，护患关系仍不平等
    - 适合于重病初愈、外科手术恢复期的患者等，护士需要具有良好的职业道德，高度的工作责任心，还要具备良好的护患沟通及健康教育技巧

续流程

- 护士与服务对象的关系
  - 共同参与模式
    - 是以健康为中心的护患关系模式，其特征是“护士积极协助服务对象进行自我护理”。在此模式下，护患双方处于平等地位，共同参与护理过程和决策实施过程
    - 主要适用于慢性病患者，此类服务对象意识清醒，对疾病的康复治疗及护理知识比较了解。因此，护士应尊重患者的主动权，恢复患者在长期患病过程中丧失的信心和自理能力，提高其生活质量

2. 护士与医生的关系

护士与医生是工作中密切合作的两个团队，处理好医护关系是保证医疗护理工作效果和效率的重要保障。医护关系是指在医疗护理过程中，医护双方建立与发展的工作性人际关系，其实质是一种群群关系。医护关系模式随着护理专业的发展，医护模式主要经历了从被动、从属到独立、合作的过程。

- 护士与医生的关系
  - 主导-从属模式
    - 受生物-医学模式的影响，护理活动是以疾病为中心，医护之间主要是以医生为主，护士为辅，医护之间是支配与被支配的关系，从而形成了主导-从属模式的医护关系
  - 独立-协作模式
    - 随着护理专业的不断成熟与发展，护理已经成为一门独立的学科，在医疗护理工作中，护士与医生共同发挥着重要作用
    - 在医疗过程中，医生起主要作用，是疾病诊断治疗的主导者；在护理过程中，护士按照生理、心理、社会、文化等多方面因素对服务对象实施整体护理，是健康的恢复和促进者。医生护士各司其职又要精诚协作，才能完成维护人类健康的目的

3. 护士之间的关系

对护理群体而言，构建和谐的护际关系有利于提高护士自身素质，保持护士身心健康，提高护理质量。护际关系是指在医疗护理工作中，护理人员之间的人际交往关系。交往目的是为了更好地为服务对象服务。建立良好护际关系可以增强护理群体内聚力，适应医疗过程的多样性，防止医疗过程中的角色偏差。护理人员由于知识水平、工作经历、工作职责等各不相同，在交往中会产生不同的心理状态及人际关系，甚至引发矛盾和冲突。

- 护士之间的关系
  - 护士与护士长的人际矛盾
    - 护士希望护士长业务能力强，并能信任、帮助自己，一视同仁；护士长希望护士钻研业务，乐于奉献，支持科室工作。因此，由于双方所处角度及对对方的期望不同，容易发生矛盾
  - 新老护士之间的人际矛盾
    - 年轻护士精力充沛、动作迅速、理论基础扎实，但专业思想不稳定、业务不熟；资深护士临床经验丰富、专业思想稳定、业务精湛。她们在工作中应相互学习，形成良性竞争，但若是双方缺乏有效交流，不能相互理解与体谅，必然会导致矛盾的产生
  - 护士与护理员的人际矛盾
    - 国内的护理员主要是一些仅经短期专业培训的人员，专业知识缺乏、稳定性差、地位低，希望得到护士的尊重。部分护士对待护理员不够尊重，甚至还当众斥责，必然会引起双方矛盾
  - 护士与实习护士的人际矛盾
    - 二者之间既是师生关系又是同事关系，人际交往关系一般较好。矛盾主要表现在带教护士喜欢聪明、勤快的学生；部分实习学生学习态度不认真，甚至造成护理差错或事故，致使有些护士不愿意参与带教的工作

4. 护士与其他人的关系

护士在工作中的交往还涉及众多其他的关系。如护士与医疗卫生行政部门人员的关系、护士与辅助科室的医技人员和后勤保障人员的关系等，需要护士理解各层次人员由于工作性质不同、专业不同、看问题角度不同、处理问题的方法不同所引起的差异和矛盾。在工作过程中与各层次、各专业人群保持良好的协作互助关系，充分发挥护士在健康服务体系中的人际枢纽作用，更好地为服务对象的健康服务。

第五章 人际沟通

第一节　沟通与人际沟通概述

一、沟通与人际沟通的概念

- 沟通与人际沟通的概念
  - 沟通：沟通是指信息发送者遵循一系列共同规则，凭借一定媒介将信息发送给信息接收者，并通过反馈达到理解的过程
  - 人际沟通：人际沟通是指人们运用语言或非语言符号系统进行信息交流沟通的过程。这个过程不仅是进行信息交流，分享信息、交流意见、表示态度的过程，也是传达思想、交流感情、表达愿望等思想和情感的渗透过程

二、沟通的基本要素与沟通过程

1. 沟通的基本要素

在人际沟通过程中，其基本要素有信息发送者、信息接收者、信息、渠道、反馈、干扰、信息背景等7个要素。

- 沟通的基本要素
  - 信息发送者：指在沟通过程中，发出信息的人
  - 信息接收者：指在沟通过程中，接受信息的人。在沟通的互动过程中，双方互为信息的发出者和接收者
  - 信息：就是信息发送者欲与接收者分享的思想和情感所组成的内容。所有的沟通信息都是由语言和非语言两种符号组成的

续流程

- 沟通的基本要素
  - 沟通渠道：也称媒介或传播途径。主要是通过视觉、听觉、触觉、味觉、嗅觉等感官来接收信息
  - 反馈：即信息发送者与信息接收者之间对信息接收后的相互反应。通过反馈，接收者对接收到的信息进行处理以后，再发送信息给发送者，是确保沟通效果的一个重要环节
  - 干扰：沟通过程中会受到来自于参与者自身或外在的所有妨碍信息沟通的因素影响，如沟通发生的地点、周围条件、噪声等
  - 信息背景：是沟通发生时的背景。包括环境、心理、社会、文化等背景，是影响沟通的重要因素

2. 人际沟通的过程

人际沟通是一个双向互动的过程，沟通双方互为信息的发送者和接收者，对信息进行反复的编码和解码的过程。

- 人际沟通的过程
  - 编码：信息发送者将所要表达的信息（如思想、观念），通过一定的渠道，如书面的信件、便签等；口头的交谈、演讲等；身体动作、手势、表情、姿态等一系列符号，发送给信息的接收者
  - 解码：信息接收者把接收到的信息符号译成具有特定含义的信息后，加以理解，并向发送者发出反馈信息
  - 反馈：发送者通过反馈可以了解他所传递的信息是否被对方准确地接受。反馈使沟通成为一个交互的过程。这个过程需要沟通主体和客体反复地进行信息发送和反馈，并不断调整，从而达到最佳沟通效果

三、人际沟通的特征

人际沟通的特征

- 社会性
  - 生活在社会中的人们，人与人之间交往的主要方式是信息沟通。通过交换信息、交流思想、融洽感情、增强信任、建立关系、调整行为、提高效率等达到推动社会的发展和进步
- 互动性
  - 沟通双方不断将自己接受信息的反应反馈给对方，使对方能够了解自己是否理解信息含义、接受信息内容的正确与否，以及接收信息后的心理状态等
  - 同时根据对方的信息反馈不断调整信息内容、信息发送速度和发送方式，以便达到预期的、良好的沟通效果
- 动态性
  - 为使沟通有效地互动，沟通双方始终处于不间断的编码（解码）、发送、接受、解码（编码）、反馈反应的互为因果的动态过程中
- 实用性
  - 沟通双方通过交流，使各自获得相关学习、生活、工作、锻炼、娱乐等多方面有利自身成长发展的信息，获得愉悦情感、亲密关系等互利的实用利益
- 关系性
  - 沟通不但使人们获得相关互利信息，也涉及双方情感层面和控制层面的关系，显示彼此之间的人际关系
- 习得性
  - 通过人际沟通和交流，使人们在沟通实践中学习、评判、锻炼和掌握沟通方法、技巧和能力，使人际交往、沟通能力和自身综合素质得到不断提高
- 不可逆性
  - 由于信息一经发送出去，就很难直接收回，若有不妥之意，信息就必须通过补充、解释等其他途径来弥补和矫正，易给双方造成不良、负面影响。因此，沟通中应慎重、三思而后行

四、人际沟通的层次

人际沟通的层次

一般性交谈	多为一般性社交应酬的开始语言，属于最低层次的沟通，也可为建立下一步沟通的起点。如“您好!”“今天天气不错!”“开始锻炼了?”等常涉及天气、问候等表达表面的、肤浅的、社交应酬性的日常话题
陈述事实沟通	也称事务性沟通，只简单地陈述某一实际情况，不涉及个人情感、好恶、看法、评价。是一种纯工作性质的陈述事实沟通，是相互了解与沟通的第一步
情感性沟通	也称分享情感的沟通。通常在交往时间长、信任度高的人际之间才会表达情感、分享感觉、判断观点。沟通双方相互交流、分享个人的想法与判断。这是了解某个人内心对事实看法、想法的必经步骤
分享性沟通	即分享个人的观点和判断，在双方建立一定信任的基础上，分享彼此的看法、交流意见和判断观点。双方易引起共鸣，还会出现相应的情绪感受与反应，以达到相互理解的目的
共鸣性沟通	也称沟通的高峰，是指沟通双方在信任程度及参与程度最高的基础上，达到了短暂的、高度一致的感觉；是沟通的最高层次，也是沟通交流希望达到的理想境界

第二节　人际沟通的类型

一、语言沟通与非语言沟通

语言沟通与非语言沟通根据沟通使用的信息载体分为语言沟通和非语言沟通。

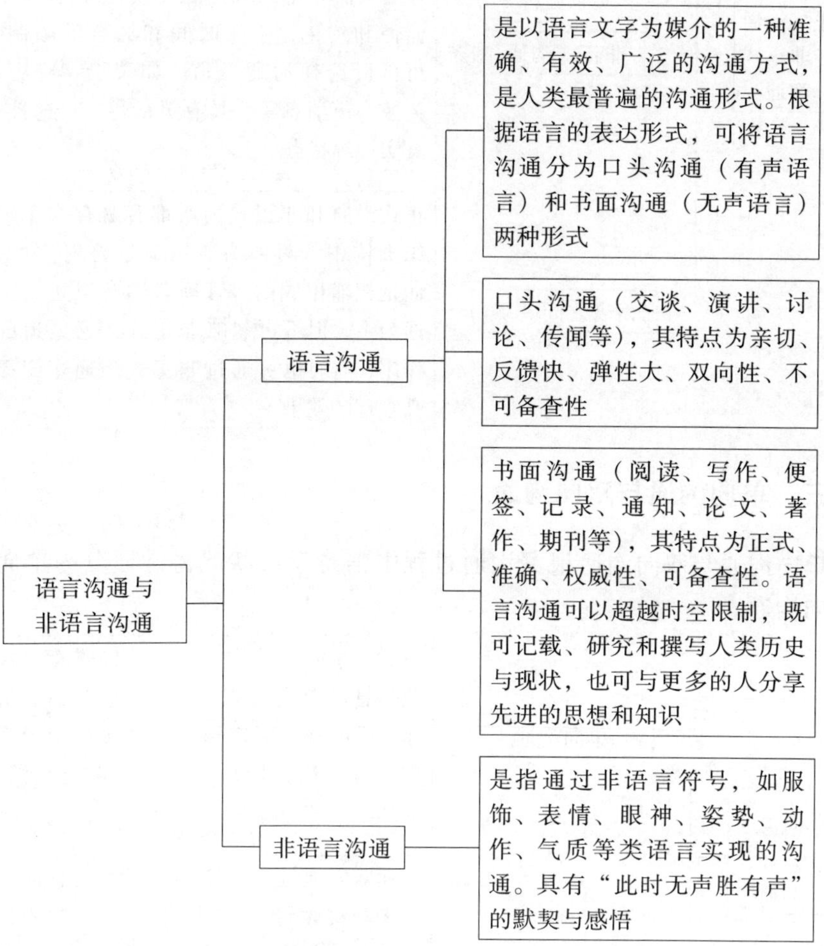

二、正式沟通与非正式沟通

正式沟通与非正式沟通按照沟通组织系统划分，将沟通分为正式沟通与非正式沟通。

- 正式沟通与非正式沟通
  - 正式沟通：是指通过正式的组织程序，按组织规定的线路和渠道进行的信息传递与交流。如请示汇报、文件传阅、参观、访问、调查、组织之间的公函往来等。具有可靠性、严肃性、约束性、保密性、权威性等特点
  - 非正式沟通：是指在正式组织系统以外进行的信息传递与交流。非正式沟通不受组织系统的监督和约束，不受时间和场合的限制，可自行选择沟通渠道。如聚会、聊天、传播小道消息等，具有灵活性、迅速性、真实性等特点
  - 两者之间关系：正式沟通和非正式沟通都客观存在于组织机构中，两种沟通渠道不是对立的，而是相辅相成的。管理者通常以正式沟通为主，但不可忽略非正式沟通渠道的作用，有时也可通过非正式沟通达到提高管理的效果

三、单向沟通与双向沟通

单向沟通与双向沟通根据沟通过程中信息反馈状况将沟通分为单向沟通和双向沟通。

- 单向沟通与双向沟通
  - 单向沟通：发送信息的人只发出信息，接收者只接收信息的单向过程。如报告、演讲、讲座、看电视、听广播等，具有接受者面广，信息传递速度快，但不易进行反馈、易产生误解等特点
  - 双向沟通：沟通双方地位不断变换，互为信息的发送者和接收者，如讨论、谈心、健康指导等。双方信息通过反馈形成一个不断循环往复的过程，具有信息内容较准确、感情色彩较强、反馈迅速、时间较短等特点

四、纵向沟通与横向沟通

纵向沟通和横向沟通按沟通组织关系划分，将沟通分为纵向沟通和横向沟通。

- 纵向沟通和横向沟通
  - 纵向沟通
    - 纵向沟通指在组织系统中上下级之间的沟通，分为下行沟通和上行沟通
    - 下行沟通又称下沟通，是指组织中按照隶属关系自上而下进行的沟通，即“上传下达”，传达政策、下达任务目标、提供组织程序和行动等，具有法定性、权威性、指令性和强迫性等特点
    - 上行沟通又称上沟通，即“下传上达”，也称反馈，具有非命令性、民主性、主动性和积极性等特点
  - 横向沟通
    - 即平行沟通或水平沟通，是组织内部横向部门各人员间进行的信息传递，或身份和地位相仿者之间的沟通。平行沟通可以协调人际关系，加强成员间的友谊，增强团体的内聚力。具有非命令性、协调性和双向性的特点

五、其他沟通类型

按照沟通的目的，沟通可分为告知型沟通、征询型沟通和说服型沟通。

- 其他沟通类型
  - 告知型沟通
    - 是以告知对方自己的意见为目标的沟通，可采取口头或书面方式进行，如做各种介绍，要求信息明了、准确
  - 征询型沟通
    - 是以获得期待的信息为目标的沟通，一般采取提问方式进行，如资料的评估及收集过程，应注意态度及礼貌
  - 说服型沟通
    - 是以改变态度为目标的沟通，主要采取说理的方式进行，如进行教育、指导、批评、规劝等，具有较大的难度

第三节　人际沟通的影响因素

一、环境因素

环境因素

- 噪声：安静的环境是保证沟通效果的重要条件之一。沟通所处环境中的各种吵闹声、笑语声、电话铃声、车辆轰鸣声和鸣笛声等噪声，不但会分散沟通者的注意力，也会干扰信息的传递，使信息传递失真、无法接收完整信息或曲解信息含义，从而影响沟通效果
- 距离：沟通距离会影响沟通者的参与程度和沟通效果。有效沟通距离有利于促成亲密、融洽、合作的交流气氛，而较远的距离则易形成防御，甚至敌对的沟通氛围，从而降低交流的有效性
- 舒适度：沟通环境的舒适程度直接影响沟通效果。如光线昏暗，既看不清对方的表情，无法完全收悉信息，也使沟通者感到环境压抑；室内温、湿度的过高过低或室内空气不新鲜、气味难闻等，均会影响沟通者的注意力、情绪和不适感，从而影响双方的有效沟通
- 隐秘性：当沟通内容涉及个人隐私时，若有其他人员在场（如同事、朋友、亲友或同室病友、患者家属等），将会影响沟通。因此，沟通时应特别注意保持环境的隐秘性。有条件时，最好选择无其他人员在场的环境；无条件时，应注意减低声音，避免让他人听到

二、个人因素

1. 生理因素

沟通者永久性生理缺陷或暂时性生理不适，可影响沟通的有效性。

- 生理因素
  - 永久性生理缺陷
    - 感官功能不健全，如听力、视力障碍或聋哑人、盲人等
    - 智力不健全，如弱智、痴呆等情况。对沟通能力有长期、持续影响的永久性生理缺陷者，需要采用特殊的沟通方式，如加大语音强度和光线，或借助于哑语、盲文等进行沟通
  - 暂时性生理不适
    - 暂时性生理不适包括疼痛、饥饿、疲劳、情绪激动等暂时性生理不适因素。这些因素将暂时影响沟通的进行和有效性，当生理不适得到控制或消失后，沟通恢复正常进行

2. 心理因素

心理因素人际沟通的效果往往受到沟通者情绪、个性、态度等心理因素的影响。

- 心理因素
  - 情绪
    - 情绪是指一种具有感染力的心理因素，可直接影响沟通的有效性。轻松、愉快的情绪可增强沟通者沟通的兴趣和能力；生气、焦虑、烦躁等负性情绪可干扰沟通的传递或接受信息的能力，易对信息理解产生“失真”
    - 如激动、愤怒情绪易对信息反应过度，甚至误解含义；悲痛、伤感时对信息易产生淡漠、迟钝反应
  - 个性
    - 个性是指个人对现实的态度和其行为方式所表现出来的心理特征，是影响沟通的重要因素之一。开朗大方、善解人意的人容易与他人沟通；而冷漠、以自我为中心的人很难与他人正常沟通
  - 态度
    - 态度是指人对其接触客观事物所持有的相对稳定的心理倾向，并以各种不同的行为方式表现出来，它对人的行为具有指导作用。真心、诚恳的态度有助于沟通的顺利进行，而缺乏实事求是的态度可导致沟通障碍，无法达到有效沟通

3. 其他因素

- 其他因素
  - 文化因素
    - 文化包括知识、信仰、习俗、价值观、个人习惯和能力等，它规定和调节着人们的行为习惯
    - 不同种族、民族、文化、职业和社会阶层人士，由于文化背景的不同，如价值观念不同，使人们对问题的判断产生差异；文化习俗差异、风俗不同、经验水平不一等导致认知水平的不同，易使沟通双方产生误解，造成沟通障碍
  - 年龄因素
    - 年龄因素也是造成沟通障碍的生理因素之一。与年龄过小的患者沟通时，要考虑其对事物的理解能力，调整表达语言的方式；老年患者由于机体生理功能退化，常出现听力下降，沟通时应加以注意，适当地提高音量
  - 语言因素
    - 语言是人际沟通过程中最常用的信息交流工具。语言的音调、语法、语义、措辞、手势及语言的表达方式都会影响沟通的效果
    - 同一种事物、同一种意思会有很多种表达方式；同一种表达方式又有很多种意义。如何把话说得明白、适当、恰到好处，这就需要努力掌握语言沟通技巧和提高自己的语言水平

第四节　人际沟通在护理工作中的作用

人际沟通在护理工作中具有至关重要的作用。无论是护患关系的建立，还是医护关系、护际关系的发展，均依赖于有效的人际沟通。人际沟通在护理工作中的主要作用包括连接作用、精神作用和调节作用。

- 人际沟通在护理工作的作用
  - 连接作用
    - 沟通是人与人之间情感连接的主要桥梁，在建立和维持人际关系中具有重要作用。在护理工作中，沟通同样是护士与医务工作者、患者之间情感连接的主要纽带
  - 精神作用
    - 沟通可以加深积极的情感体验，减弱消极的情感体验
    - 通过沟通，患者之间可以相互诉说各自的喜怒哀乐，从而增进彼此之间的情感交流，增进亲密感；通过沟通，患者可以向医护人员倾诉，以保持心理平衡，促进身心健康
  - 调节作用
    - 通过提供信息，沟通可增进人们之间的理解，调控彼此的行为。护理人员通过与服务对象的有效沟通，可帮助护理对象掌握相关的健康知识，正确对待健康问题和疾病，建立健康的生活方式和遵医行为

第六章 护理工作中的语言沟通

第一节 护理语言沟通概述

一、概念

- 概念
  - 语言：语言是以语音或字形为物质外壳、以词汇为建筑材料、以语法为结构规则而构成的体系，由语音、词汇、语法三部分组成。语言是人类在长期的社会活动中创造的，是维系人际关系的纽带，是人际交往的工具
  - 语言沟通：语言沟通是指沟通者出于某种需要、运用口头语言或书面语言传递信息、交流思想和情感的社会活动
  - 护理语言沟通：护理语言沟通是指在护理环境中护理人员与患者或其他相关人员之间以语言为中介进行沟通交流的行为，它以护理过程中护理人员的言语行为为主要研究对象。在护理环境里，透过人类最直接的、最形象性的、最活跃的思维表现形式——语言，人们能深切感受到始终贯穿于护理过程的人文关怀和医学的人文本质

二、语言沟通的分类

语言沟通是指以语词符号为载体实现的沟通。根据语言的表达形式，语言沟通主要分为口头语言沟通和书面语言沟通两种类型。

- 语言沟通的分类
  - 口头语言沟通
    - 口头语言沟通是指借助语言进行的信息传递与交流，如交谈、演讲、电话联系、讨论等
  - 书面语言沟通
    - 书面语言沟通是指借助文字进行的信息传递与交流，是对有声语言符号的标注和记录，如便签、记录、文章、书籍等

三、护理语言沟通的意义

语言是思维的工具，也是交流的工具，是人类文明成果的结晶。随着医学技术的进步、社会的发展，医学逐渐由单纯的生物医学模式转变为生物-心理-社会医学模式，护理科学也被引向新的发展方向——即护理学不能只求了解病体，同时必须了解患者并与之沟通。因而，良好、畅顺的护理语言沟通，不仅可以全面、科学地传达、解释、反馈医学信息，而且可以有效调适患者心理情绪，缓解护患矛盾，建立和谐的护患关系，取得疾病治疗的最佳效果。

四、护理语言沟通的原则

- 护理语言沟通的原则
  - 尊重性原则
    - 尊重性原则是指护理人员尊重患者的人格，用平等的态度与方式进行沟通。具体而言，尊重要求承认患者作为个体的独特性、自主性，接纳其不同于自己的价值观、人生态度、生活习惯、行为模式、宗教信仰等，尤其包括对疾病、疾病治疗和预后的恐惧、焦虑等常见的负面情绪与行为
    - 患者的负面情绪与行为表现在护患交往过程中，可能带给护理人员压力与不适应
  - 通俗性原则
    - 与患者交谈时应坚持通俗性原则，即根据患者的认知水平和接受能力，用形象生动的语言、浅显贴切的比喻，循序渐进地向患者传授健康保健知识。护理人员在与患者交谈时，忌用医学专业术语或医院内常用的省略语

续流程

- 护理语言沟通的原则
  - 科学性原则
    - 护理人员在交谈中引用的例证或资料都应有可靠的科学依据。不要把民间传闻或效果不确定的内容纳入健康指导。护理人员在交谈中不要歪曲事实，不要把治疗效果扩大化，也不要为了引起患者的高度重视而危言耸听
  - 委婉性原则
    - 委婉是指人们为了使对方更容易接受自己的意见，以婉转的方式表达语意的方式，尤其是在患者的诊断结果、治疗方案和疾病预后等问题上，更要注意谨慎、委婉。谈及患者的死亡，护理人员应尽量避免应用患者或患者家属忌讳的语言
  - 严肃性原则
    - 严肃性原则是指护理人员语言的情感表达应具有一定的严肃性，要使人感觉到端庄、大方、高雅，在温柔的语态中要带几分维护自尊的肃穆，才能体现出“工作式”的交谈。护理人员工作期间不要与患者漫无目的地长时间闲聊
  - 真诚性原则
    - 真诚性原则本来是人际交往的基本原则，但在护患交往过程中尤其重要。真诚原则的含义是开诚布公地交流，沟通时不讲假话、不演角色、不将自己隐藏在专业角色后面、不是例行公事，而是表里一致、真实可信地与患者沟通
    - 真诚性原则实际上体现在对人对己两个方面，是积极乐观地应对人类的疾病问题和接受人类在自然面前存在着能力限制的人生态度的综合体现
    - 在对待职业活动时，护理人员应明确自己在现有条件下能够走多远，同时也应清楚地认识到医学能力的极限所在。在对待患者时，及时向患者与家属说明情况，提出恰当的要求、建议，解释相关的疑惑，给予适当的心理关怀与支持
  - 幽默性原则
    - 幽默可以改善血液循环，激发免疫功能，增强机体抵抗力。护理人员根据环境气氛，患者的病情、性格适当运用幽默，可以有效地表达护理人员的意见，调动患者的愉悦情绪，取得事半功倍的效果

五、护理语言沟通的注意事项

1. 话题的选择

- 话题的选择
  - 交往中宜选的话题
    - 拟谈的话题
    - 格调高雅的话题
    - 轻松愉快的话题
    - 时尚流行的话题
    - 对方擅长的话题
  - 忌选的话题
    - 非议党和政府
    - 涉及国家秘密与行业秘密
    - 非议交往对象的内部事物
    - 背后议论领导、同事与同行
    - 格调不高的内容
    - 涉及个人隐私和忌讳的话题

2. 语言沟通“四不宜”

- 语言沟通“四不宜”
  - 不宜打断
    - 当对方说话时要等对方把话说完再接话，否则会被认为是没有教养的表现
  - 不宜补充
    - 每个人都有抒发情感说出自己意见的权力。当别人发言表达个人看法时，最好的办法就是聆听。你可以发表自己的见解，但补充对方会让人产生你比别人懂得多、喜欢出风头的误会。所以，一般情况下不补充对方
  - 不宜质疑
    - 接受对方就不能质疑对方的言语，这是谈话双方相互信任的前提
  - 不宜纠正
    - 对方有阐述自己意见的权力，你也有表达观点的权力。除非是原则问题，一般情况下不纠正对方

第二节　护理语言沟通的类型

一、口头语言沟通

1. 交谈的含义

交谈是指沟通双方以对话的方式，相互进行信息交流的过程。护理工作的整个过程中，均需与患者、患者家属、其他医务工作者进行有效的交谈，建立良性的人际关系，发展和促进良好的护患关系，及时满足患者的身心需要，使患者早日康复，确保各项工作协调一致进行。

2. 交谈的特点

- 交谈的特点
  - 互动性：交谈一方要根据另一方的反馈做出相应的反应，所以它具有“过程互动性”特质。在这样的人际互动中，人们学习并完善交际技巧、沟通方式，成功地完成向社会人转换的过程
  - 目的性：交谈是有意识的，有针对性的、特定的话题，这就是交谈的目的性。一般的谈话可以涉及各个方面，特定的交谈需要有较为明确的交谈目的，即特定的交谈对象和特定的话题
  - 口语化：口语化体现在交谈句式简短、通俗易懂、语意明确，语言毋需经过刻意修饰，注重语意的确切性
  - 程序性：正式的交谈具有程序性，分为交谈的启动、转入正题和交谈结束三个阶段

3. 护理工作交谈的类型

- 护理工作交谈的类型
  - 个别交谈：个别交谈是指在特定环境中两个人之间进行的以口头语言为载体的信息交流
  - 小组交谈：小组交谈是指三人或三人以上的交谈。为了保证效果，小组交谈最好有人组织；参与人员数量最好控制在3~7人，最多不超过20人
  - 面对面交谈：交谈双方同处一个空间，均在彼此视觉范围内，可以借助表情、手势等肢体语言帮助表达观点和意见，使双方的信息表达和接受更加准确。护患交谈多采用此种形式
  - 非面对面交谈：人们通过电话、互联网等非面对面方式进行交谈。在非面对面交谈时，交谈双方可不受空间和地域的限制，也可以避免面对面交谈时可能发生的尴尬场面，使交谈双方心情更加放松、话题更加自由
  - 一般性交谈：用于解决一些个人或家庭的问题。交谈的内容比较广泛，一般不涉及健康与疾病问题
  - 治疗性交谈：
    - 用于解决健康问题或减轻病痛、促进康复等问题。护患之间交谈多为治疗性交谈。交谈中要注意手势不要太多、动作不要过大，以免患者产生畏惧或厌烦心理。治疗性交谈因为是具有明确护理专业目的性的交谈，所以，也称专业性交谈
    - 根据交谈的目的，可将专业性交谈分为互通信息型交谈、指导性交谈和治疗性交谈
  - 正式交谈：有明确目的、详细安排的交谈，如护士对患者的入院宣教、辅助检查前注意事项的宣教等
  - 非正式交谈：较为随意的、目的性不强的交谈，如护士与患者、家属或其他医务工作者之间的日常对话

4. 护患交谈的一般方法

护患交谈话题多围绕患者疾病的诊疗和护理过程进行。它是以患者为中心，在于帮助患者提高对自身疾病的了解、认识，有助于医疗和护理工作的顺利进行，是以情感关怀、促进治疗和康复，提高患者生活质量为目的的交流。主要由交谈前准备工作、启动交谈（开场技巧）、交谈阶段、结束谈话四个步骤组成。

- 护患交谈的一般方法
  - 交谈前准备
    - 为了使交谈过程顺利进行，交谈前应针对以下几个问题做好充分准备。①选择合适的交谈时间；②明确交谈的目的和任务；③预先了解已有的患者资料；④患者是否做好身体、心理准备；⑤交谈环境安静、舒适度、隐秘性的准备；⑥护理人员自身做好身体和心理的准备
  - 启动交谈
    - 启动阶段是交谈能否顺利进行的关键时期。如何巧妙应用开场技巧，是成功谈话的良好开端。开场方式有：①问候式；②夸赞式；③天气式；④言他式。巧妙应用开场技巧可使患者感受到护理人员的关心爱护，可消除紧张戒备心理，为自然转入和过渡到交谈主题埋下伏笔
  - 交谈阶段
    - 随着交谈的成功开场，为了防止他人感到内容来得突然，可采用以下小技巧引导和转入正题，全面展开交谈，此阶段主要交谈内容为涉及疾病、健康、环境和护理等实质性医疗护理问题
    - 因势利导：可以从谈论与主题直接有关的生活小事入手，逐渐将交谈引入正题

续流程

- 护患交谈的一般方法
  - 交谈阶段
    - 适当提问：护士可根据交谈的目的，提出一些相关的问题。提问时应有足够的时间让患者考虑和回答，切忌不间断地发问。如果提问的方式患者不能接受或避免对一些问题不做出回答，应根据实际情况向患者进行说明。开放式问题是临床较为常用的方式，有利于护理人员获得较为全面、真实的信息
    - 使用谈话技巧：由于护患交谈的特殊性，护士与患者的交谈往往难以持续很长时间，当对方谈话离题太远时，应用一定的谈话技巧，使偏离主题的交谈转入正题。如用一些简短的插话、短暂的沉默或展示一下与谈话正题有关的物品等方法启发、引导他回到正题
  - 结束交谈
    - 感谢式收尾：具有较强的礼节性，这样的结束方式在日常的生活、学习、工作的交谈中都是适宜的
    - 关照式收尾：是交谈双方在交流各自的思想、意见或内心意向后，针对涉及一定范围性、对象性、保密性内容，在结束交谈时要予以特别关照的类型
    - 征询式收尾：是根据交谈目的，向对方征求意见和要求等所应用的方式。使对方产生一种受尊重，倍感亲切的感觉，有利于双方之间保持融洽的关系
    - 祝愿式收尾：这种收尾方式不仅具有较强的礼节性，还具有极大的鼓励性
    - 结束交谈的注意点：①把握时机，见好就收；②言简意赅，重复主题

5. 护理人员的口头语言修养

- 护理人员的口头语言修养
  - 语言的规范性
    - 护士在语言沟通时要注意表达意思准确、不含糊
    - 护理人员应讲普通话，要注意训练自己的语音，力求发音正确、吐字清晰
    - 护理语言是具有特色鲜明的职业性语言，规范性是区别于其他语境的一个明显特征。科学性、准确性、逻辑性、专业性的统一构成了护理语言规范的体系和模式。语言要符合语法要求，不能任意省略颠倒
    - 护理人员与患者进行交流时应尽量使用患者通俗易懂的口语化语言，避免因使用患者难以理解的医学术语或医院常用的省略语而引起误解
  - 语言的治疗性
    - 语言是神经系统的特殊刺激物，具有暗示和治疗功能，影响着人的健康。护理人员良好的语言能给患者带来温暖，帮助患者树立战胜疾病的信心，从而促进治疗。而刺激性语言则会扰乱患者的情绪，甚至引起病情恶化
  - 语言的原则性
    - 在护理实践中，护患沟通要遵循一定的原则，如以患者为中心、以目标为导向的原则；平等尊重、亲切友好的原则；因人而异、灵活应变的原则；适当保密的原则等
  - 语言的保护性
    - 从医学伦理学和法律的角度，护士对患者的病情应当实话实说，这是患者知情权的体现。通常情况下，医务人员应当实事求是地向患者说明病情，解释检查结果，这是医务人员的义务。但是有时直言相告反而会增加患者的心理负担，产生严重的负面作用

二、书面语言沟通

1. 护理书面语言沟通的含义

护理书面语言是护理人员在护理过程中所书写的文字形式，应用于护理工作的各个环节，包括病室报告、各种护理病历及护理记录等，是护理工作不可缺少的重要的沟通方式。

在护理工作中，护患之间及医护人员之间通过文字或图表等形式进行的沟通就是护理书面语沟通。护士借助书面语言的沟通手段，可以有效地收集患者的相关资料，制订护理计划，并形成医疗文件。通过书面语言沟通，还能建立良好的护患关系、医护关系、护际关系等。因此，它是护理工作应用广泛的沟通方式，已日益成为提高护理整体水平、发展护理科学的重要手段。

2. 护理书面语言沟通的意义

- 护理书面语言沟通的意义
  - 书面语言不仅能使个人获得他人的知识和经验，而且扩大人们交流范围，帮助人们更全面地了解和认识世界
  - 它被应用于护理工作的各个方面和环节，包括：病室报告、各种护理病历、护理记录等，是护理工作不可缺少的沟通方式
  - 通过写作，护士可将患者的病情和护理工作的内容详细、准确地记录下来，达成专业人员内部沟通的目的
  - 书写健康宣传资料、规章制度，起到宣传教育、说服他人的沟通作用

3. 护理书面语言沟通的原则

护理工作中的书面语言既具有一般写作的方法和规律，又具有护理学科的专业特点，因此，护士在进行书面语言沟通时应遵循一定的原则。

- 护理书面语言沟通的原则
  - 科学、及时
    - 护士在进行书面语言沟通时要坚持实事求是的工作态度，客观真实、及时准确地反映患者的病情变化、治疗效果及护理措施等。不要主观臆断和无端猜测与推理，尽量不要追记或补记；用数字或数据表示时应反复核对
    - 及时是护理书面语言的特点之一，无论是交班报告还是护理病历都应该做到及时、准确
  - 正确、规范
    - 要求护理文件的内容必须准确可靠，客观、真实地描述患者的主诉和行为，以保证信息传递的准确性
    - 语义确切：医学术语基本上是单义性的，严格的单义性是护理书面语言用词时最重要的原则。词语的单义性主要是指在某个特定的科学范畴的语词系统中，词语所代表的概念严格限定，表意专一而稳定
    - 书写规范：目前护理文件书写的基本格式趋向于标准化和简约化
  - 完整、简洁
    - 完整原则是由书面语言沟通的特点所要求的。书面沟通的最大优势就是可以有充分的时间思考问题，从而完整地表达想要表达的思想、观点，完整地陈述事实
    - 简洁原则要求书写文字要精练，文章要言简意赅、重点突出。如是书写护理记录应尽量使用医学术语和公认的缩写，将琐碎的、没有实际意义的文字删减掉。既要把握好完整的意义，又要将想要表达的思想、观点完整地表达出来

4. 护理书面语言沟通的要求

- 护理书面语言沟通的要求
  - 书写要求：按照规定的格式和内容书写，注意保持页面清洁，字体工整，表述准确，语句通顺，重点突出，涂改符合要求，无错别字，签全名
  - 内容要求：客观、真实、准确、完整；医护人员之间进行书面沟通时，应使用医学术语，体现专业特点，符合护理常规要求

5. 护理书面语言沟通的行为方式

- 护理书面语言沟通的行为方式
  - 书写：使用文字符号将需要表达的内容、意见记录下来。是根据护理工作需要而产生的具有特殊格式的书面记录，是处理日常事务、解决问题、互通信息的一种行为方式。护理记录是整个病历的一部分，是有关患者的病情和护理工作内容的记录
  - 阅读：是通过阅读文字符号，学习他人的知识经验，理解他人的情感和意见，达到沟通的目的。护理人员通过阅读病历、护理记录等可获得患者的间接资料

6. 书面语言沟通在护理工作中的作用

- 书面语言沟通在护理工作中的作用
  - 信息贮存和交流作用
    - 通过书面语言可以保证各类信息正确、完整、清晰地储存起来。同时又突破了时空条件的限制，可以在更大程度上扩大语言作为人际沟通工具的能力。如病室报告和临床护理记录等护理文书，不同班次的医护人员能不受时间限制地阅读了解病情的发展变化和治疗护理效果，从而保证医疗护理工作的连续性和完整性
    - 通过护理、医疗文书，不同班次护理人员可通过书面语言沟通，确保对患者护理的连续性和完整性。而有学术研究价值、有典型意义的护理文书，可以实现信息的多向传递，实现在更大范围内和更长时间内交流沟通的作用

续流程

- **书面语言沟通在护理工作中的应用**
  - **考核和评价作用**
    - 系统完整的护理文书，能清晰而全面地展现写作者的思维过程、工作态度、工作方法，不仅反映护士的工作质量，也体现出专业技术水平。因此，护理文书不但是个人工作业绩和水平的考核评价依据，也是医院服务质量和管理水平的考核和评价的基本资料
  - **教育和教学作用**
    - 护理文书能确切完整地反映护理活动过程，是临床教学的理想教材。鲜明生动的临床实例，能激发学生的学习兴趣，促进理论与实践相结合
    - 患者及其家属可以通过各种健康宣传资料获得疾病治疗、护理的相关知识。护理专业的教师、学生以及护士，可以通过各种护理文书或文献、著作等，了解护理学科发展的动态，学习新技术、新方法
  - **专业研究作用**
    - 护理文书真实、科学地反映疾病病情和治疗护理过程，为护理科研提供了丰富的临床资料和客观依据。各种护理论文更是护理临床实践的直接成果和总结，对推动学术交流、促进护理科学的发展有着重要作用
  - **司法凭证作用**
    - 护理文书可作为司法的证明文件，特别是出现医疗事故和纠纷时，护理记录等原始资料便是医疗事故鉴定中审查医疗行为和医疗过程的客观证据

7. 书面语言沟通在护理工作中的应用

在护理工作中，书面语可用于护患交流和医护交流。护理书面语言可为护理工作提供依据，为医生诊断疾病提供信息，为患者复诊提供参考，为医疗纠纷提供依据，为教学科研积累资料。

常用书面沟通的医疗护理文件：

常用书面沟通的医疗护理文件

- **体温单**：体温单除记录患者的体温外还记录其脉搏、呼吸及其他情况，如出入院、分娩、转科或死亡时间、大便、小便、出入量、血压、体重等。可以说它是一份反映患者主要情况的综合记录单。要求填写完整、页面整齐、记录准确、没有涂改。医生可以通过阅读体温单，判断患者病情变化情况，以便及时修改治疗方案
- **医嘱单**：是医生根据患者病情的需要，拟定治疗、检查等计划的书面嘱咐，由医护人员共同执行。它是为患者诊断、治疗方案的记录，也是处理医疗纠纷的重要凭据。因此，要求医护人员要以严肃认真的态度一丝不苟地进行填写，没有涂改并签全名
- **护理观察记录单**：凡危重、抢救、大手术后、特殊治疗和需要严密观察病情的患者，须做好书面护理记录。病情危重、大手术后需特护的患者，24 小时均有专人护理，并要求随时记录病情、治疗方案、护理措施等，这些是反映病情的原始资料，可为诊断、治疗和护理提供依据，以便及时了解和全面掌握患者情况，观察治疗或抢救后的效果
- **病室报告**：是值班护士针对值班期间病室情况及患者病情动态变化等书写的工作记录和交班的主要内容，也是向下一班护士交待的工作重点。内容主要为患者流动情况、重点观察对象的病情变化及医疗、护理措施的效果等。通过阅读病室报告，接班护士可全面了解病室全天工作动态、患者的身心状况、需继续观察的问题和实施的护理措施
- **护理病历**：在临床应用护理程序过程中，有关患者的健康资料、护理诊断、护理目标、护理措施、护理记录和效果评价、出院小结及出院指导等，均应有书面记录，这些记录就构成护理病历。总之，护理病历应反映出护理程序的每个环节，记载护士对患者实施身心整体护理的全过程

续流程

常用书面沟通的医疗护理文件		
常用书面沟通的医疗护理文件	个案护理病历与报告	个案护理病历是护理人员在护理某些疑难、典型病例时，为了学习、探索护理规律和总结护理经验所写的较为完整的病案资料。个案护理报告是临床报道的一种特殊形式，写作格式比较灵活，结构简单，主要是围绕一个病历进行写作，形式为一例一议，不拘一格。关键是善于发现和选择典型病例。一般在护理罕见或疑难病例后总结出该病例的护理特点和方法
	护理管理应用文	是护理行政和业务管理方面的应用文体，除了具有应用文共同的功能和作用外，还具有专业的特色和个性。其内容是紧紧围绕着护理专业，以传达和贯彻上级的方针政策，联系和处理各级机关、部门的行政事务，在上情下达、下情上达，以及在部门、单位之间互通情况，及时总结和交流经验教训等方面能发挥极为重要的作用
	护理论文	是以说明和议论为主要表达方式，以护理学科及相关学科的理论为指导，经过科研设计、实验、观察，取得第一手资料，再经归纳分析及必要的统计学处理，而撰写成的护理科技作品

第三节　护理语言沟通的技巧

一、开场的技巧

好的开始是成功的一半，良好的开场是沟通交流顺利进行的保证。沟通前应选择好交流内容，即话题，用真诚、关心、尊重态度，合适称呼和招呼，做好自我介绍和解释工作等方式，打开沟通场面。具体可介绍：①本次交谈所需的大约时间；②本次交谈的目的；③本次交谈为了收集资料需进行记录，以消除交谈时的紧张感；④告知患者沟通中若有任何疑问均可随时提出和解释说明。

二、提问的技巧

提问是收集信息和核对信息的重要方式，也是使沟通能够围绕主题持续进行的基本方法。护理人员恰当地提出问题，能够引导、鼓励患者提供正确、有效的信息，有助于护理人员准确收集或核对资料，科学进行护理评估，有助于护患之间和谐关系的建立。

1. 提问的形式

提问一般分为封闭式提问和开放式提问两种类型。

- 提问的形式
  - 封闭式提问
    - 封闭式提问是一种将被提问者的应答限制在特定范围内的提问方式，只要求应答者回答“是”或“不是”，“有”或“没有”等
    - 优点是患者能直接坦率地做出回答，护士因此可以在短时间内获得大量信息。缺点是患者回答问题的自由空间小，限制了对方的思路和自我表达，缺乏自主性，不利于沟通的发展和深入进行
  - 开放式提问
    - 又称敞开式提问或无方向性提问，开放式提问是一种不限制回答者应答范围的提问方式，常用“为什么”“能否”等提问词语。提问并非随意提问，所提的问题都要围绕主题展开，从多种渠道求证
    - 优点是可引导对方开阔思路，鼓励其说出自己的观点、意见和感受，有利于更多地了解患者的想法、情感与行为，谈话进一步深入。缺点是易偏离主题，耗时较长

2. 提问的技巧

- 提问的技巧
  - 善于组织提问内容
    - 应紧紧围绕主题提问，不要漫无边际地提问。提问的内容应与患者的理解水平相适应，注意少而精，并尽量将医学术语解释清楚
  - 选择提问的时机
    - 在交谈中遇到某一问题未能获得明确回答时，应耐心等待，在对方充分表达的基础上把握提问的时机，避免过早提问打断对方思路而显得没有礼貌或过晚提问产生误解
  - 注意提问的语气、语调、句式
    - 提问也可以说是询问，不应是冰冷的、突如其来的，提问时应注意语气柔和、语调适中、句式协调，否则很容易引起患者的反感，影响沟通效果
    - 如护理人员询问患者："您感觉哪里不舒服？"这样的问话会让患者感觉较温暖；"肚子痛啊？没办法，忍忍吧！"这种态度就让患者感觉不舒服
  - 避免诱导式提问
    - 诱导式提问难以收集到真实资料，因为患者在提问者的诱导下，或者为了迎合提问者的心意而说出非真实情况。要避免提问一些不愉快的问题，更不要借助提问强迫患者接受自己的观点

三、倾听的技巧

- 倾听的技巧
  - 控制干扰
    - 护士要做好充分准备，安排合适的时间、场所去倾听患者说话，尽可能地排除外界干扰
  - 慎重判断
    - 不要表现出冷淡或不耐烦，不要随意打断患者的讲话，可进行适时、适度的提问，但不要妄加评论和争论，不要急于做出判断，要耐心地将患者的讲话听完整，以全面完整地掌握情况
  - 专心倾听
    - 集中精力，不让无谓的事情打断注意力，把注意力集中于说话人的身上，要专心致志。忌"左耳进，右耳出"。专注不仅要用耳，而且要用全部身心，不仅是对声音的吸收，更是对意义的理解
  - 综合信息
    - 护士要综合患者表达的各种信息，注意患者所表达的非语言信息，善于理解其言外之意、弦外之音，知悉患者谈话的主题，了解其真实思想观念

四、反应的技巧

沟通过程中的反应是指护理人员接收到患者的信息后所表现出的态度、意见或行为。反应是护理人员表明自己关注患者讲话的一种方式，伴随着倾听过程的始终。

1．良好的反应

交谈时护理人员良好的反应让患者感到安慰、有希望，树立信心，感到护士对自己是尊重和重视的。具体应注意以下几点。

- 良好的反应
  - 保持思维同步
    - 即护士的思维和反馈速度要与患者的谈话速度保持同步，既不超前，也不落后。如果护士注意力不集中，交谈时常让患者重复谈话内容，既耽误时间，又显示对患者不尊重，伤害了患者的自尊心，最终将失去患者的信任，不利于良好护患关系的建立
  - 不要急于定论
    - 一般人很少在谈话之初就说出重点问题，通常需要时间去思考要说话的内容，以表达出令其困扰的主要问题。所以，一个优秀的交谈者应该尽可能倾听对方的全部谈话内容，在尚未明白对方思想、真正把握对方的感受之前不要急于定论，否则沟通难以成功
  - 语言具体明确
    - 患者在倾诉的过程中可能会提出一些疑问，护理人员对疑问的回答应具体明确
    - 如“根据你的情况，你要注意调节饮食，多吃点有营养、易消化的食物，晚上注意早点休息，不要熬夜。既然已经来到医院，就请安心静养。”一般这样的回答，可使患者的情绪稳定下来
  - 不做虚假保证
    - 过于肯定、热情的许诺虽然能鼓舞患者，但也容易使其产生疑虑，增加心理负担，甚至埋下护患纠纷的隐患。因此护士应注意把握谈话的分寸，不做虚假保证

2．不当的反应

在护患沟通过程中，不当的反应有如下几种。

- 不当的反应
  - 过于抽象和一般的回答：如“你说的情况我们再研究研究。”或“你放心，你的病不要紧，很快就会好的。”
  - 过于直率和不适当的坦诚：如“你的病看来很重，不一定能治好，你要有思想准备。”“你的病我们这里没有办法，你再到别处治治吧！”
  - 过于肯定而不留余地：如“你的病不出半个月就能治好！”
  - 过于超前和过分的反应：如当新入院老年患者向护士诉说其对住院治疗的担心时，护士在彼此不熟悉的情况下说：“你住进医院，我们就是一家人，您就是我的长辈，我就是您的女儿。”这种过分热情和超前的语言，对于一个刚入院的陌生患者就显得虚假，不真实

五、移情的技巧

移情是指在关注和主动倾听的基础上，尽力理解和接受对方的感受和体验，并做出恰当的言语反应。移情是从他人的角度观察世界。即设身处地站在对方的位置，从对方的角度认识问题，确切理解对方的感受。如果一个人不能很好地理解他人，体验他人的真实情感，就无法使自己的交往行为具有合理性和应对性。因此，移情是人们内心世界相互沟通的情感纽带，是建立护患关系的基础。

1. 移情在护患沟通中的作用

- 移情在护患沟通中的作用
  - 移情有助于患者自我价值的保护
    - 在医院里患者有很多心理和生理的需要，其中最强烈的社会心理需要就是被人理解和尊重。但是，医疗护理机构的非人格性质使患者的这种需要很难实现。许多客观因素（如可利用的时间、先进的技术、人员短缺、讲究效率等）妨碍了医护人员给患者以必要的关心
    - 护理人员表达移情可帮助患者满足他们的心理需求，使患者摆脱那种生病时常有的被否认、被孤立的感觉，让患者感到自己的存在价值，感到与他人和社会的联系，可增加患者的自尊感，减轻孤独的感觉

续流程

- 移情在护患沟通中的作用
  - 移情有助于提高患者的自我控制能力
    - 住院期间的患者都要面对疾病产生的痛苦，心理压力较大。尤其病情严重时，言语、行为常常过于激动。如果护理人员移情地倾听患者的诉说，有助于患者通过表达自我感受进行自我调节，减轻心理负担，减少患者对他人的依赖感，提高自我控制能力
  - 移情有助于提高护患沟通的准确性
    - 在护患沟通中，如果护士不能很好地理解患者、体验患者的真情实感，设身处地为患者着想，就很难使自己与患者的交往行为具有合理性与应对性，就不能真正体现“以患者为中心，为患者服务”的工作目标和要求
    - 护理人员只有通过移情，在体验到患者情感状态的前提下，才能准确地理解患者传递的信息。作为护理人员，如果能够很好地体会到患者患病后的心情，就不会责怪患者有时表情冷漠，顾虑重重或说话简单生硬了

2. 移情的层次

护理人员的移情包括 3 个层次：①让患者感觉到你的关注与聆听；②意识到自己该做出什么样的反应；③准确的表达这种反应。表达公式为：“因为……所以你觉得……”，如“因为治疗有进展，所以你很高兴。”

3. 移情的注意事项

护士与患者沟通中的移情应注意以下几点。

- 移情的注意事项
  - 以热情和真诚的态度关注患者
    - 护理人员可以自问：“对方想对我表达什么思想？对方的目的是什么？”利用观察、语言表达和非语言行为来了解对方的想法和感觉，理解患者的语言和非语言信息
  - 作出准确移情反应
    - 用心体验、准确表达出对方的感觉和体验，不能夸大或缩小对方的感情，让患者所言所行的细微差别和强烈程度都能够表达出来

续流程

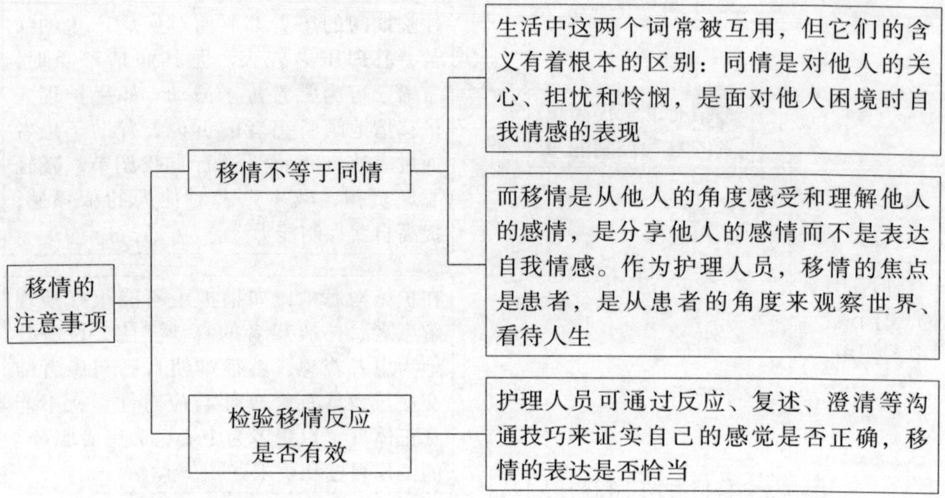

六、阐释的技巧

阐释即阐述并解释观点。患者来到医院会有很多问题或疑虑希望得到医护人员的解答，如诊断、治疗的反应，病情的严重程度，预后及各种注意事项等。这就需要护士运用阐释技巧予以解释，为患者提供新的思维方法，使其重新认识问题，从疑虑、困惑中走出来。其实，这种阐释也是一种开诚布公，更是一种直截了当的沟通过程。

1. 阐释的应用

①解答患者的各种疑问，消除不必要的顾虑和误解；②护士在进行护理操作时，向患者阐述并解释该项护理操作的目的、注意事项等；③护士以患者的陈述为依据，提出一些看法和解释，以帮助患者更好地面对或处理自己所遇到的问题；④针对患者存在的问题提出建议和指导。

阐释较多地用于治疗性沟通中。如某位冠心病患者得知诊断结果后认为冠心病不能治愈，悲观绝望，灰心焦虑，思想负担沉重，怕这怕那，尤其怕突然死亡而不敢活动。护士在了解了患者的思想后，在对患者的心情表示理解的基础上，向患者进一步阐释了冠心病的发病机制和治疗方法，指出其存在的危险性，同时指出预防危险发生的措施，休息是相对的，活动是必要的，冠心病患者仍然可以在一定范围内正常生活和工作等。并与患者一起制定康复计划，使患者重新认识了疾病，纠正了原有的错误观点，积极投入到治疗和康复活动中。

2. 阐释的技巧

阐释的技巧
- 尽可能全面地了解患者的基本情况
- 尽力理解患者发出的全部信息内容和情感
- 尽量避免用患者难以理解的医学术语。对难懂的医学术语，要深入浅出，用通俗易懂的语言阐述给患者，使患者易于理解
- 用委婉的语气向患者表明观点和态度。对护士的观点和做法，患者不一定完全赞成，患者有选择和拒绝的权利。如可用下列语言以求对方的反应："我这样说对吗?""我的看法是……不知对不对?""你这样做行吗?"等
- 整个阐述过程要使患者感受到关心、关怀、诚恳、尊重

七、沉默的技巧

沉默是指沟通时倾听者对讲话者在一定时间内不做语言回应的一种沟通技巧。表面上看沉默没有声音，但实际上是声音的延续与升华，是一种超越语言的沟通方式。人们常说"沉默是金"。

1. 沉默的意义

从表面上看沉默是声音的空白，但实际上是内容的延伸与升华。沉默既可以是无言的赞美，也可以是无声的抗议；既可以是欣然默认，也可以是保留己见；既可以是威严的震慑，也可以是心虚的流露；既可以是毫无主见，附和众意的表示，也可以是决心已定，不达目的决不罢休的标志。当然，在一定的语境中，沉默的语义是明确的。

在护患沟通过程中，护理人员适当的沉默可以表达深切的尊重和同感，也可以给护患双方创造思考和梳理、调整思绪的机会。当护士以温暖、平和的神态沉默时，对患者来讲是一种无声的安慰，会令患者感到亲切、善解人意，起到无声胜有声的作用。

2. 沉默的作用

在护患沟通过程中，选择适当时机使用沉默的技巧，常可以取得如下作用：①给患者思考时间和回顾他所需要的信息或资料；②给护士一定的时间去组织进一步的提问及记录资料；③使患者感到护士是在真正用心倾听；④有助于患者宣泄自己的情感，使患者感到你能理解他的情感，他的愿望得到尊重。

当患者因情绪遭受打击而哭泣时，护士保持沉默是很重要的，让患者将

不愉快情绪尽情宣泄。如果护士过早打破沉默，可能会影响患者内心强烈情绪的表达，使得他们可能压抑自己的情感，而以不健康的方式将其宣泄出来。

许多护士在患者面前沉默时可能感到不自在，但作为帮助者的护士，又必须学会使用沉默的技巧，能适应沉默的气氛。不要认为在沟通的所有时间里都必须说话。此外，护士也要尊重患者保持沉默的权利，护士可以对患者说："您不想说话，您可以不说。您如果不介意，我愿意在这里陪您待一会。"

3. 沉默的注意事项

- 沉默的注意事项
  - 鉴别沉默的性质
    - 不要担心沟通过程中出现的沉默，当患者沉默时，要学会鉴别患者是思考性的沉默还是对抗性的沉默，以便采取不同的应对策略
  - 掌握沉默的时机
    - 尤其是患者在情绪激动时的言语，护士恰当地运用沉默，会让患者感觉到护士是在认真地倾听，在体会和理解他的心情，与其"心有戚戚"
  - 配合非语言沟通
    - 沉默的同时可以用眼神、点头等动作鼓励患者整理思绪，选择措辞，继续倾诉
  - 把握沉默的时间
    - 过长的沉默会产生凝重的"沉闷"，令人尴尬、茫然不知所措，患者可能会有一种不被尊重的屈辱感，会严重破坏护患关系；过短的沉默则可能打乱患者的思考，阻碍有效沟通
    - 护理人员要善于把握沉默的时间，在适当的时候打破沉默。让患者感觉到你在认真体会他的心情而不是走神想其他的事情
    - 打破沉默可用如下方法："您是不是还有话想说？（稍作停顿）如果没有，我想和您再讨论一下手术后的其他问题。""您怎么不说话了？您能告诉我，您现在正在想什么吗？"当患者在话说到一半突然停下来时，护士可以说："后来呢？""还有呢？"或重复其在前面所说的最后一句话来引导患者继续说下去

八、鼓励的技巧

在护患沟通中仅仅是积极地倾听是不够的，还要鼓励患者表达或进一步说下去。正确地启发和恰当地鼓励更能达到目的。护患沟通中适时的鼓励对患者来说是一种心理支持，对调动患者的积极性、增强抗争疾病的信心非常重要。护理人员可以根据不同情况鼓励患者对疾病的预后充满信心，激发起战胜疾病的坚强意志。

如对新入院的患者说："您要有信心，我们这里经常治这种病，老李的病比您重得多现在都好转了，只要您配合治疗，您的病情也非常有希望好转！"对病程中期的患者则说："治病总得有个过程，贵在坚持！"对即将出院的患者可以说："出院后要稍加休息，您肯定还能做好原来的工作"。

第四节　成功沟通的过程与要求

一、成功沟通的过程

1. 准备阶段

护患沟通是一种有目的的专业性沟通。为了达到护理目的，使交谈获得成功，护理人员在沟通前应作充分的准备。

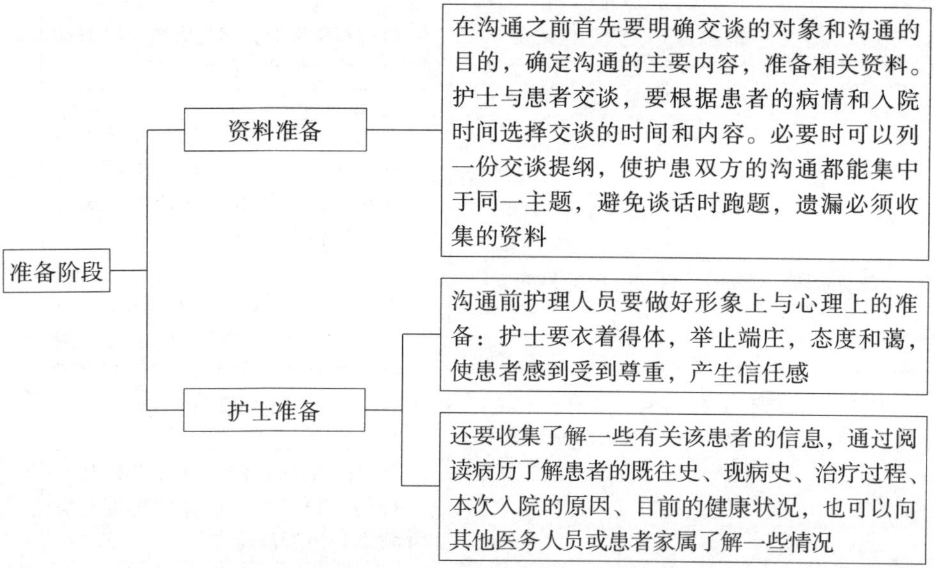

续流程

- 准备阶段
  - 患者准备
    - 要从患者的身体状况考虑沟通的时间，尽量排除由于患者身体带来的一些不利影响因素。沟通前帮助患者解决口渴、排便、休息等问题
  - 环境准备
    - 在进行有目的的信息性沟通、指导性沟通与治疗性沟通时，要尽量优化环境，增进沟通效果。首先要准备安静、舒适的环境，以免分散患者的注意力，收音机、电视机等音响要关掉，手机设置静音
    - 其次要注意保护患者的隐私，关好门窗，遮挡好屏风。沟通时要避开治疗与护理的时间。沟通期间护士要谢绝会客

2. 启动阶段

启动阶段是沟通双方形成“第一印象”的关键时期，故应以礼貌、热情的态度开始，可以使用一些问候、寒暄或是一些一般社交应酬的话把沟通启动起来。如“您好!”“谢谢!”“我是本科护士张小凤，请您多关照。”“身体舒服些了吗?”“请问您哪儿不舒服，需要我帮助吗?”这类话大家都很熟悉，毋需多考虑，也不会因此而引起误会，是一种比较安全、轻松的“启动”方式。

- 启动阶段
  - 启动阶段的目的
    - 通过初步沟通，给患者留下良好印象，建立彼此之间的了解与信任
    - 通过一些轻松的话题，缓解患者的紧张与焦虑，调动起患者说话的热情，以便双方交谈得以展开并顺利转入主题
    - 通过初步沟通，了解患者的一些基本情况，以便在今后的交流中不触及患者的忌讳或隐私，从而避免尴尬，使谈话更加顺利和愉快
    - 确立一个谈话的基调，即以什么样的身份、用什么样的态度和方式来与患者沟通

续流程

- 启动阶段
  - 启动阶段的注意事项
    - 问候语要符合情境习惯：问候要适度，不能随心所欲、漫无边际。一般有关婚姻、感情、收入、个人信仰的问题尽量不问，否则有窥探别人隐私的嫌疑，易引起患者反感。如果因护理工作确实需要患者提供某项敏感信息，应讲明原因
    - 态度要自然温和：自然、温和、亲切的态度，容易取得患者的亲近和信任，从而建立融洽的关系，这是成功沟通的良好开端
    - 要礼貌称呼：根据患者的年龄、性别、职务等有礼貌的称呼，可给人以尊重感和亲切感，缩短彼此的心理距离
    - 要适可而止：启动的语言只是寒暄，是为了使谈话顺利导入主题，但不宜过多，不能无休止地“启动”下去，否则会耽误时间，影响主题的展开，达不到沟通的目的
    - 调整好关系：护患双方应以一种平等的关系沟通交流信息，如果护理人员摆出一副高人一等、盛气凌人的架势，则会引起患者的逆反心理，影响有效的沟通

3. 展开阶段

护理人员运用各种方法启动沟通后，就要考虑如何切入主题将沟通全面展开了，此时的护患沟通更多的是涉及疾病、健康、护理、环境等实质性问题。

- 展开阶段
  - 灵活运用各种沟通策略
    - 随着沟通的进行和深入，护理人员应根据实际情况灵活运用各种沟通策略和技巧
    - 患者诉说时要全神贯注地倾听；对不清楚的地方可以采取恰当的方式提问；还要给予适时的反应；要不断站在患者的角度移情地理解患者的感受
    - 在给患者进行治疗性操作或护理时，要耐心地对原理、目的、注意事项等进行阐释；经常性地鼓励患者与病魔做斗争，增强患者战胜疾病的信心；在患者悲伤或情绪不佳时可以采取适当的沉默使其安静下来
  - 围绕主题达到沟通目的
    - 在沟通过程中护理人员要设法营造和维持融洽、和谐的沟通气氛，按照护理目标引导交谈围绕主题进行，让患者毫无顾忌地将自己的真实想法、感受全部倾诉出来
    - 护士在沟通过程中可能会发现患者的某些新问题，这时应及时对谈话内容作适当调整，或改变原来的主题，了解一些新发生的问题，以便及时解决
    - 沟通是一个随时变化、比较复杂的过程，所以要求护士应具有丰富的经验和良好的应变能力，及时巧妙地转换话题，同时护士还要具备高尚的职业道德修养，才能顺利达到沟通目的，获得所需的信息和资料

4. 结束阶段

在语言交流中，如何开始交谈和怎样结束交谈都是一种艺术。实践表明，

在沟通过程中一个巧妙适宜的结束给人留下的将是留恋和美好的回忆，而一个不恰当的结尾给人留下的往往是失望和不快。

- 结束阶段
  - 把握时机，见好就收
    - 护士与患者的每次沟通，都有一个很自然的终止点，即双方都感到话题说尽、目的达成之时，通常表现为一段时间的沉默。此时，护理人员要善于把握时机，见好就收，恰到好处地结束谈话，这是沟通中不可忽视的
  - 言简意赅，重复要点
    - 有时为了强调谈话内容的要点，使双方就谈话的主题达成明确一致的共识，在沟通结束时要言简意赅、突出重点地确认交谈的要点内容，顺利结束沟通，但切记不要太啰嗦
  - 勿忘询问，客气结束
    - 在谈话结束时，不要忘记询问对方还有没有其他想法和打算，该说的话是否说完。如问：“还有没有其他事情？”这样既可显示亲切、友好和对对方的关心，又可防止谈话内容遗漏
    - 完成谈话目标后，为获得一个美好的沟通结局，护士要说必要的客气话，诚恳地道别，以建立友谊，为继续沟通打基础。最忌不辞而别，扭头就走
  - 正式交谈，做好笔记
    - 正式的护理专业性沟通，如询问病史、护理评估、护理诊断和治疗性沟通等，在结束后应补做笔记。如果需要在沟通中边谈边记，则应向患者做出必要的解释，以免患者不理解引起不必要的紧张

二、成功沟通的要求

1. 沟通的个人影响因素

- 沟通的个人影响因素
  - 生理因素：沟通者的生理因素会影响沟通的效果。年龄差距、性别差异，任何一方处于疲劳或疼痛状态，存在聋哑、失语等语言障碍时，对沟通者的心理、情绪、思维产生影响，从而不能开展有效沟通
  - 情绪因素：任何一方在沟通时情绪处于焦虑、兴奋、压力过大、发怒、忧郁、激动等不稳定状态，都有可能出现逻辑混乱、词不达意、反馈不及时、非语言行为过多，对沟通效果产生不利影响
  - 知识和经验因素：在信息沟通中如果双方生活阅历、经验多寡和知识水平差距较大，会造成沟通障碍，使用的语言不同以及对事物的理解不同也会对沟通造成影响。在现实生活中，信息沟通的双方往往依据过去的经验理解和处理信息，常使彼此的差距拉大，形成沟通障碍
  - 社会因素：不同民族、种族、文化、信仰、职业和社会阶层的人，由于世界观、人生观、价值观、生活习俗习惯的不同，处理问题的方式方法差别较大，对沟通的有效性将产生影响

2. 沟通的环境影响因素

- 沟通的环境影响因素
  - 噪声：邻街的车辆声、电话声、门窗撞击声以及与沟通无关的谈笑声等嘈杂的环境会影响沟通的有效进行
  - 隐秘性：在护患沟通中，可能会涉及患者的隐私，患者不希望他人知晓，护士应考虑到环境的隐秘性是否良好
  - 交谈距离：在社会交往中，人们根据关系的远近有意识或无意识地保持一定距离，当个人的空间与领地受到限制或威胁时，人们会产生防御性反应，从而降低交流的有效性
  - 氛围：在医院肃穆的环境中进行护患沟通，患者身处冷色调的病室，面对身着白色工作服的护士，会产生受压抑的心理，从而限制和影响护患间的沟通

3. 沟通的策略

- 沟通的策略
  - 充分了解患者
    - 护士应在以下 3 方面充分了解患者，做到心中有数：患者所从事的职业和文化水平；患者的性格特点；患者的处境、心境或思想动向
  - 提供适宜的环境
    - 护士应尽力给患者提供适宜的环境，使患者在身体上及社会心理上感到舒适。如适宜的温度和湿度、适度的病室采光、安静无噪声的病区、营养合理且又能引起食欲的饮食、有效而放松的睡眠等
  - 把握恰当的沟通时机
    - 护士应细心观察，选择在患者精神状态良好、安全并产生沟通愿望的时候进行沟通；结束沟通时更要把握时机，在达成沟通目的后适时结束
  - 真诚坦率的态度
    - 护士应以真诚、坦率的态度对待患者，如实向患者介绍病情，诚恳地解答患者的疑虑和困惑。在护患关系中，真诚并不意味着不加考虑地向患者或同事倾诉所有的情感和想法，而是自信而巧妙地向他人真诚地表达真实情感
  - 尊重和理解
    - 护理人员在与患者沟通时，不论患者的社会地位高低、年龄大小、病情轻重、容貌美丑、关系亲疏、经济贫富等，都要一视同仁，平等待人
    - 护士可以利用观察、语言表达和非语言行为等来了解患者的经验和感觉，然后利用反应、复述、澄清等有效的沟通技巧来证实自己的感觉是否正确。如果患者感受到尊重和理解，沟通的愿望会提高
  - 积极地倾听、敏锐地询问
    - 护士认真而积极的倾听是鼓励患者交谈的动力。关注患者，敏锐地询问患者的行动、声音或姿态所代表的意义是很重要的，护士借此可以更清楚地了解患者的状态
  - 适当的保密
    - 不可以将有关患者的重要的或隐私性的事情传播给与治疗和护理无关的人员。护理人员必须恪守对患者的承诺，对患者的隐私保密等
  - 非语言信息的运用
    - 护士的姿态、表情、语调能够传达出对患者的关心程度和对谈话的关注程度。患者的表情、目光、动作也透露出更真实的信息

第七章 护理工作中的非语言沟通

第一节 非语言沟通概述

一、非语言沟通的概念

非语言沟通是指通过某些非语言符号进行的信息交流。人的仪表、服饰、动作、语气、语调、表情、触摸、空间、时间等非语言符号都能承载一定的信息而成为人际沟通的载体。如一个人开怀大笑、手舞足蹈，表示兴奋与快乐；痛哭流涕、捶胸顿足，则表示悲伤难过；宴席上主人频频举杯敬酒，是对客人的尊敬与欢迎；久别的朋友相见时紧紧拥抱，表示两人之间深厚的情谊。

非语言沟通在人际交往中有十分重要的作用。当你与他人面对面沟通时，也许你并没有说什么，但你的面部表情、行为举止、仪表风度、人际距离等，无不向他人传递着各种信息。

在护理工作中，非语言沟通显得更为重要。护士要善于观察和理解患者的非语言行为，从患者的面部表情、身体姿势等洞察他们的内心感受，从而获得真实的信息。在某些特殊情况下，非语言沟通是护患交流信息的唯一办法。如使用呼吸机的患者不能用语言向医护人员表达感受，只能通过目光、表情、姿势等来传递自己的想法；对于不会说话的婴儿，有经验的护士常常可以从婴儿哭声的大小、啼哭声调的高低、节奏的快慢来判断患儿是否出现某些生理需要或病情变化。

二、非语言沟通的特点

非语言沟通特点 — 广泛性 — 非语言沟通的运用是极为广泛的，即使是在语言差异很大的情境中，人们也可以通过非语言信息了解对方的感觉和想法，实现有效的沟通。无论哪一个国家、哪一个民族，无论男女老少，都可以用同样的非语言符号来表达同一种情感

续流程

- 非语言沟通特点
  - 差异性
    - 非语言沟通的运用，在很大程度上受种族、地域、历史、文化、风俗习惯等影响，形成了很大差异。如一些国家亲吻、拥抱是常用的问候形式，而在我国这种行为很少使用或不被接受
  - 持续性
    - 日常交往中，语言的沟通常会出现间断，而非语言的沟通则是一个持续的、无间断的过程。只要人们彼此在对方的感觉范围内，从沟通开始，双方的仪表、举止、表情、距离等非语言载体在自觉或不自觉地传递着信息，整个过程无法切割
  - 真实性
    - 非语言行为比语言行为能更真实地传达信息的含义。一个人的非语言行为更多的是一种对外界刺激的直接反应，极难压抑和掩盖，往往是无意识的，不像语言信息受理性意识的控制，容易作假
    - 因而人们常说不光要“听其言”，还要“观其行”，才能辨析其语言的真伪。研究表明：当语言信息和非语言信息传递出不同的，甚至矛盾的信息时，通常非语言信息更能准确地表达说话者的真实感情，人们更相信非语言信息所传达的意义
  - 情境性
    - 非语言沟通展开于特定的情境中，情境左右着非语言符号的含义。在不同的情境中，相同的非语言符号会有不同的意义。同样是流眼泪，可以表达悲痛与委屈、生气与仇恨，也可以表达高兴与满足、幸福与感激
    - 同样是拍桌子，可能是“拍案而起”，表示怒不可遏，也可能是“拍案叫绝”，表示赞赏至极。因此，在实际运用中，只有联系具体的沟通情境，才能了解非语言符号确切的含义，使其运用得准确、恰当
  - 整体性
    - 在非语言沟通过程中，人们可以使用多种非语言表达方式，通过多种渠道、共同作用传递信息，具有整体性的特征
    - 人们可以在沟通过程中综合运用表情、姿势、空间距离等非语言沟通形式。如一个人在疼痛难忍时，通常会有咬牙、皱眉、握紧拳头、蜷缩身体、呻吟甚至哭泣等非语言符号

三、非语言沟通在护理工作中的作用

在临床护理工作中，护理人员在与患者进行有效语言沟通的同时若辅以亲切的表情、端庄的仪表、恰当的举止等非语言沟通形式，可有效提高护士在患者心目中的地位，改善护患关系，提高护理工作质量。

护理人员的表情体态、行为举止、服务态度、娴熟的技能等比有声语言对患者更具影响力。因此，护理人员要重视自己的非语言行为对患者的影响。同样，护理人员在观察患者时，也要注意其语言和非语言信号所表达的信息是否一致，以掌握患者真实的心理。如果患者说自我感觉很好，但其动作表情却表现出焦虑和烦躁不安，医护人员应特别注意仔细观察，以免发生意外。

- 非语言沟通在护理工作中的作用
  - 表达情感
    - 非语言沟通的首要功能是情感和情绪的表现。在护理实践中，由于疾病的影响或限于某种特定的环境，护患之间不能使用语言沟通时，往往一个眼神、一个动作就能表达他们的内心状况
    - 如护理人员看到患者剧烈地咳嗽，马上为患者轻叩背部，表达了对患者的关切；在产房里护理人员紧握分娩产妇的手，是一种强有力的精神支持。可见，非语言沟通是患者吐露情感意愿的渠道，也是护理人员观察患者情感意愿的窗口
  - 显示关系
    - 柔和的语调和微笑的表情传递的是亲近、友好的关系，而生硬的语调和生气的面孔传递的则是冷漠、疏远的关系。在护理实践中，护士靠近患者坐着，显示了双方平等的关系；护士站着与躺着的患者说话，则显示了护士的主导地位
    - 护理人员开会时，坐在会议桌前排周围的往往是年资高的、职称高的护士，年轻护士和实习护生通常坐在后排，会议桌顶头面向门的位置一般是留给会议主持人的，这种身份地位的关系显示，依靠的就是非语言信号

续流程

- 非语言沟通在护理工作中的作用
  - 调节互动
    - 在护患沟通互动中存在着大量的非语言信息，如点头、摇头、注视、斜视、皱眉、声调变化、体位改变等，都传递着某些不必开口或不便明说的信息，从不同侧面动态地调控着双方的互动行为
    - 如护士在倾听患者诉说病史病情时，若点头微笑，表示鼓励患者继续说下去；若护士频繁地向别处张望或看表，则表示有其他急事要办，在暗示患者该停止谈话了
  - 验证信息
    - 部分患者及其亲属常对医院陌生的环境和特殊的医疗设施产生不安和恐惧感，为减轻这种不安，他们会特别留心周围的信息，对医护人员的非语言行为特别敏感
    - 尤其是当患者理解不了医护人员复杂的医学术语，或者他们认为医护人员掩盖真实病情，或者由于医护人员太忙而没有时间交谈时，他们往往把注意力集中在医护人员的非语言行为上
  - 补充替代
    - 在语言沟通中人们经常会出现词不达意或难尽其意的状况，因此需要同时使用非语言行为来辅助或弥补语言表达的不足，使自己的思想感情得以更充分、更形象、更完善的表达
    - 如护士在与发热患者沟通时轻轻触摸其额头，既可以传递护士对患者的关心，又可以更准确地了解病情。许多难以用语言形容的情感、情绪及感觉可以通过非语言形式来表达

第二节　非语言沟通在护理工作中的表现形式

一、肢体语言

肢体语言即体态语言，又称身势语，是以身体动作来表达意义的沟通形式。恰当的肢体语言可以支持、修饰、强化言语，表达口头语言难以表达的思想情感。可以表达肯定、默许、赞扬、鼓励、否定、批评等意图，促进护患之间良好的沟通。如人们见面时相互点头或握手，就是用肢体语言向对方致意、欢迎、问候。人们在倾听对方谈话时若身体略向前倾，不时地点头，神情随着谈话内容的转变而变化，这些体态特征均表示出对说话者的尊敬和礼貌。如果倾听者身体随意摇晃，腿不住地抖动，眼睛左顾右盼，那一定会使说话者感到不悦。护理人员要善于运用各种肢体语言。

1．手势语

手势是指人的双手及手臂所做的动作。其中双手的动作是其核心所在，它既可以是静态的也可以是动态的。俗话说：“心有所思，手有所指。”人的感情信息有相当一部分是凭借手势语来传递的。

（1）手势语的类型

手势语的类型	情意手势	情意手势用以表达感情，使抽象的感情具体化、形象化，如拍手表欢迎，挥拳表义愤，推掌表拒绝，搓手表紧张等
	指示手势	指示手势用以指明人或事物及其所在位置，从而增强其真实感和亲切感。比如遇到有人问路时，我们常常在说的同时用手指示方向
	象形手势	象形手势用以模拟人或物的形状、体积、高度等，给人以具体明确的印象，比如形容某人很胖时，可鼓起两腮或用双手臂比划腰部的宽度。这种手势常略带夸张，但生动形象
	象征手势	象征手势用以表现某些抽象概念，以生动具体的手势和有声语言构成一种易于理解的意境，如 OK 手势、V 形手势。在演讲、讲故事、辩论时使用手势加强语言的效果等

（2）手势语的应用

手势语在护患沟通中使用频率最高，形式变化最多，因而其感染力和作用力也最强，是肢体语言中最具表现力的非语言手段，具有很强的象征性。在语言不通或特定的情况下，手势几乎成了最主要的人际沟通方式。运用手势语的注意事项如下。

- 手势语的应用
  - 自然适度
    - 在护患沟通中，护士手势的运用应该与沟通的内容情感及护士的身份协调一致，力求得体自然、简练适度，力忌琐碎生硬、粗俗别扭
    - 在护患交流中，要切忌“指手画脚”和“手舞足蹈”，一般手势不宜过多，动作幅度不宜过大。应当禁止双手乱动、乱摸、乱放、咬指尖、折衣角、抬胳膊、抱大腿等手势
  - 清晰明了
    - 手势要具体明确，思维表达清晰简明。似是而非的手势不利于表达思想，会让对方产生歧义
  - 手势语禁忌
    - 不雅观的手势，在他人面前挠头皮、掏耳朵、抠鼻孔、剔牙齿、擦眼屎、抓痒痒、摸脚丫等，都不雅观和不卫生，给人缺乏修养的感觉
    - 不礼貌的手势，掌心向下挥动手臂，勾动示指或拇指外的其他 4 指招呼别人；用手指指点他人，都是失敬于人的手势

2. 首语

首语是指运用头部动作、姿态来传情达意的体态语，是人们经常使用的一个动作姿势。首语往往能简洁、明快地表达人们的意图和反应，对他人的行动起到强化或削弱的作用。同时首语所表示的含义也十分细腻，需要根据头部动作的程度，结合具体的条件进行判断。

在护理实践中，当某些患者不能用语言表达自己的意愿和要求时，护理

人员也可通过患者点头或摇头去判断和理解其真正的意愿和需要，从而提供合适的护理。如咽喉部手术的患者以头部的动作示意其需求。

- 首语
  - 点头：点头可以表示赞成、肯定、理解、承认等多种含义。在路上行走与熟人相遇或在病区走廊上与患者相遇，不需驻足交谈时便可以点头致意。点头致意的正确做法是：面向对方，面部表情自然大方，头部向下微微一动即可
  - 摇头：摇头一般表示拒绝、否定的意思。在一些特定的背景、条件下轻微地摇头还有沉思的含义和不可以、不行的暗示
  - 仰头：仰头可表示思考、犹豫和不服气的意思。如果你就一件事征求患者的意见时没有马上得到回答，而见对方仰头，无疑在暗示你“等等，让我再考虑一下”
  - 低头：低头则有两种含义：一是陷入沉思时会低头，表示精心考虑问题；一是受到批评、指责或训斥时，自己理屈词穷会低头表示认错、羞愧。压抑、抑郁或缺乏自信时也常常是低着头的
  - 晃头：常在情绪激动、无法一时表达出心理之言时表示
  - 扭头：往往表示不予理睬

3. 触摸

触摸是指人与人之间的一种皮肤接触。是非语言沟通的一种积极有效的方式，可表达关怀、支持、爱意等，包括抚摸、握手、搀扶、依偎、拥抱等。它所传递的信息是其他沟通形式所不能替代的。

（1）触摸的种类

- 触摸的种类
  - 礼节性触摸：此种触摸是表示友好的交流方式，如见面的握手、拥抱、亲吻等，受社会文化背景的约束
  - 职业性触摸：这种触摸是源于职业工作的需要，如护士对患者进行数脉搏、触诊、叩诊、静脉输液等医疗护理操作中的身体触摸
  - 友爱性触摸：此种触摸通常用于朋友、伙伴、同事之间，也适用于护士对患者的关爱。如对行动不便的人的搀扶，重逢的友人间拥抱等

（2）触摸的作用

在护理工作中，护士可以采用触摸方式对患者的健康状况进行评估，为临床治疗提供资料；可以用来表达关心、体贴、鼓励、理解等情感，给予患者无声的安慰和心理支持；也可以将抚触疗法作为辅助治疗的手段，起到一定的保健和治疗的作用。

但是，由于受社会文化背景等因素的影响，人们对触摸的理解、适应和反应程度是有差异的。因此，在采用触摸方式时，应考虑文化背景、沟通场景、双方关系以及被触摸对象的年龄、性别、被触摸部位等诸多因素。护理人员在运用触摸方式时，应保持谨慎和敏感的态度，注意观察对方的反应并及时进行调整。

- 触摸的作用
  - 有利于传递各种信息：触摸有助于传递各种信息，加强语言表达的信息，也可以表达语言不能表达的信息。在重症监护室，触摸可使没有家属陪伴的重症患者感到医护人员的关心照料；患者或家属悲伤痛苦时，握住他们的手或轻拍肩部，表达关心和支持
  - 有利于改善人际关系：科学家通过严格的实验研究发现，个体不仅对舒适的触摸感到愉快，而且对触摸的对象产生情感依恋。在人际沟通中，沟通双方的触摸程度反映双方在情感上的接纳水平，必要的触摸有助于改善人际关系
  - 有利于儿童的生长发育：儿童被触摸会获得心理上的满足，感到安全、舒适、喜悦和温馨，更可感受父母及长辈的疼爱和关怀。适当地给予儿童温柔的触摸可以提高儿童的睡眠质量，促进其胃肠蠕动，增强免疫力，稳定儿童情绪，加深亲子间的浓厚感情

二、表情语言

表情是指表现在人们面部的感情，是人类情绪、情感的生理性表露，主要由目光、笑容、面容等组成。人的表情是一种无声的“体态语言”，人的喜、怒、忧、思、悲、恐、惊七情，都可以通过表情表现出来。在人际交往中，表情真实可信地反映出人们的思想、情感、感受等各种复杂的心理活动与变化。表情不仅能给人以直观印象，而且能感染人，是人际沟通的有效途径。健康的表情留给人们的印象是深刻的，它是优雅风度的重要组成部分。因此护士应以职业道德情感为基础，在工作中恰当使用自己的表情，向服务对象呈现出和蔼可亲、乐观向上、自然、真诚的情感。

1. 目光

(1) 目光的表达形式、作用及注意点

- 目光的表达形式、作用及注意点
  - 表达情感
    - 准确真实的表达人们内心的微妙和细致的情感
    - 双方深切注视的目光：崇敬之情
怒目圆睁的目光：仇恨之心
回避躲闪的目光：恐惧
  - 调控互动
    - 根据对方目光调整谈话的主题及内容，判断对方的情绪
    - 护患沟通中，如发现患者目光游离不定，应及时调整话题内容及沟通方式
  - 显示关系
    - 显示亲密度及人际关系间的支配与被支配的地位
    - 陌生人目光接触时间相对短暂
地位高者注视地位低者的时间相对长
地位低者注视地位高者时间较短

(2) 目光交流技巧及类型

- 目光交流技巧及类型
  - 公务注视
    - 对方额角与双眼之间形成三角区，表示严肃认真，常用于术前与患者的谈话、公务洽谈等
  - 社交注视
    - 对方双眼为上线，唇心为下顶角之间所形成的倒三角区，表示亲切温和，多用于社交场合

续流程

- 目光交流技巧及类型
  - 密切注视
    - 近亲密者为对方双眼至胸部的区域，表示炽热的感情，用于亲密异性之间
    - 远亲密者为对方双眼至腿部的区域，表示亲人、恋人、爱人的亲近友善，用于距离较远的熟人，不适用普通异性关系
  - 随意注视
    - 随意瞥对方的任意部位，表示注意或敌意，多用于公众场合注视陌生人

（3）目光的投射方式

- 目光的投射方式
  - 直视：直接注视交往对象，表示重视或尊重，适用于各种场合
  - 凝视：全神贯注的注视，表示专注、恭敬
  - 环视：有节奏的注视不同的人或物，表示重视、认真等，适用于同时和多人打交道
  - 扫视：目光不停移动，上下反复打量，表示好奇、吃惊。对异性慎用
  - 虚视：眼神不集中，表示失意、胆怯等

（4）目光的应用及注意事项

- 目光的应用及注意事项
  - 仰视：需抬头、抬颌或仰脸，表示崇敬、期待，适用于与尊者、年长者沟通
  - 俯视：抬颌下视，表示自傲；低头下视表示自卑
  - 斜视：双眼活动偏向一侧，失礼的表现
  - 眯视：眯着眼睛注视，表示鄙视、轻蔑、愤怒，也可表示轻佻、勾引

(5) 护士目光的交流技巧及注意事项

- 护士目光的交流技巧及注意事项
  - 注视角度
    - 最好是平视，显示护士对患者的尊重和平等关系，表示护理人员对患者的尊重
    - 根据患者所处的位置，调整自己的目光，尽量与患者保持平行
    - 与患儿交谈时，护士可采取坐位、蹲式或半蹲式
    - 与卧床患者交谈时，可采取坐位或身体尽量前倾，以降低身高，避免向下看患者，给患者带来压力
  - 注视部位
    - 宜采用社交注视区域，如果注视范围过小或紧盯患者的眼睛会使患者产生紧张、不自在的感觉
    - 如果注视范围过大，或不睁眼注视对方的眼睛，会让患者产生不被重视的感觉
  - 注视时间
    - 双方目光接触的时间应不少于谈话时间的 30%，不超过 60%；如果是异性时间不能超过 10 秒
    - 长时间目不转睛注视对方是一种失礼的表现

2. 微笑

微笑是一种最常用、最自然、最容易为对方接受的面部表情，是内心世界的反映，是礼貌的象征。护士的微笑，应是发自内心的，真诚而自然的。为患者展现的是真诚、亲切、关心、同情、理解，使患者获得好感和信任，缩短护患之间的心理距离，缓解患者的紧张感，消除误会、疑虑和不安；产生愉悦的、安全的、可信赖的感觉。

(1) 微笑在护理工作中的作用

- 微笑在护理工作中的作用
  - 传情达意
    - 能使患者心情舒畅，感受来自护士的关心，帮助患者树立信心
  - 改善关系
    - 护士的微笑能化解矛盾，改善护患关系
  - 优化形象
    - 微笑是心理健康、精神愉快的标志，微笑可以美化护士形象
  - 促进沟通
    - 微笑可以缩短护患之间的距离，缓解患者的紧张，让患者感到安心，并获得患者的信任与支持

（2）护士微笑艺术及注意点

- 护士微笑艺术及注意点
  - 自然：发自内心的微笑应该和语言、神情和谐统一的，自然的微笑能给患者送去希望
  - 真诚：发自内心的微笑，能使护患沟通在轻松的氛围中展开，能够真正地感动患者
  - 适度：微笑应适度，笑得过分有讥讽之意；笑得过短有虚假之意
  - 适宜：护士的微笑要与工作场合、环境、患者的心情相适宜

三、环境语言

1. 人际空间

生物学专家研究，每个生命都如同一个独立王国——有自己的领土领空，即“生物安全圈”。一旦“生物安全圈”被侵犯或被突破时，就会感到厌烦、不安，甚至恼怒。因为人们的心理内环境稳定状态受到破坏，这种个人需要的空间氛围也称为“个人空间。”

- 人际空间
  - 空间范围
    - 每个人的空间范围大小不一，主要取决于不同的民族、文化传统及不同的场合
    - 个人空间需求：心理学研究表明，个人对空间需求的欲望是有限的，当空间大于个人所需要的范围时，会感到凄凉、孤独和寂寞；当空间小于个人所需的范围或受侵犯时，会感到焦虑，并有失控感
    - 国界之别：东方人喜欢交流、群居，人际交往相对较近；西方人个人隐私感较强，好独居，人际交往相对较远
    - 性别之别：男性的“安全圈”范围大些，特别是同性之间更是如此；女性的“戒心”似乎小些，更喜欢在大街上拉手搭肩

续流程

- 人际空间
  - 空间意义
    - 反映了彼此关系的疏密程度：空间距离的接近与情感的接纳水平成正比，情感接纳水平越高，与他人分享的自我空间也越大，对空间距离接近的容忍性也越高
    - 理解人际空间，有助于人际交往：人际沟通时应互相理解对方的人际空间需要，尊重别人合理的空间范围，避免对他人空间范围的侵犯
    - 人际空间在护理工作中的作用：当患者产生焦虑、不安，对医院生活感到厌倦，护士应尊重患者，对医疗诊断、治疗、护理操作给予必要的说明和解释；尽量保护患者的隐私

2. 人际距离

人际距离是指人与人之间交往的空间距离。它不仅是人际关系密切程度的一个标志，也是人际沟通中传递信息的载体。在人际交往中，人际距离的远近体现出双方关系的亲疏，会使人有不同的感觉，从而产生不同的反应。尊重人们对空间距离的要求，有利于缓解心理压力，提高沟通的舒适感与有效性。

- 人际距离
  - 亲密距离
    - 交流双方距离小于0.5米，一般只有感情非常亲密的双方才会允许彼此进入这个距离。在此距离谈话是低声的，话题往往是私密性的，有时还有身体接触
    - 因此这是一种知心密友、父母与子女之间或夫妻、情人之间关系的距离。如果不具备这种关系的人无缘无故进入亲密距离，会使对方感到不悦
    - 有时在特殊环境下，不得不进入这一距离，如在拥挤的车厢或电梯内，常常被迫与陌生的人靠得很近，甚至紧贴着
    - 此时应采取“无视”的态度，遵守某些不成文的原则：不说话；不与他人目光接触；脸上无表情；避免不必要的身体动作。否则会被认为是有失礼貌甚至是非礼行为

- 人际距离
  - 亲密距离
    - 在医疗护理工作中，某些护理操作必须进入亲密距离方能进行，如护理查体、口腔护理、皮肤护理等。有时应向患者解释或说明，使患者有所准备并配合，避免患者产生紧张不安或不适感
  - 个人距离
    - 交流双方距离在 0.5~1.2 米。这也是比较亲近的交谈距离，一般适用于亲朋好友之间的交谈。护士了解病情或向患者解释某项操作时常采用这个距离，以表示关切、爱护，也便于患者能听得更清楚
    - 这种距离使护患双方都感到自然舒适，又不至于产生某种程度的亲密感，所以个人距离是护患交流的理想距离
    - 对一些艾滋病、肝炎等传染病患者，由于患者对自己的病情不了解，心理上感到压抑，护理人员与他们交谈时，不要把距离拉得太远，以免加重他们的心理负担
  - 社交距离
    - 交流双方距离在 1.3~4 米。这是正式社交或公务活动中常用的距离，进入这一距离区域的人彼此不是太熟
    - 在医疗护理工作中，医护人员在查房中站着与患者交谈或在病房里向患者交代事项时，常用此距离。医护人员之间开展病案讨论、交接班等工作时，也常用此距离
  - 公众距离
    - 交流双方距离在 4 米以外。这是人们在较大的公共场合如做报告、演讲、表演、讲课等场合交流时常保持的距离
    - 护理人员要有意识地调节和控制与患者之间的距离，根据患者的病情、种族、年龄、性别、人格特质、文化修养和工作需要以及与患者的沟通层次，建立和调节适宜的人际距离
    - 在医院环境设计中，也应考虑到患者的空间需要，否则患者在原本陌生的环境中不能建立或保护自己的个人空间，心理压力会增大。合理的做法应该是尽可能利用病房的空间，增加病床间的距离

3. 界域语言

界域语言是指通过当事人座位的方位体现双方关系的一种体态语。人际空间不仅有远近距离之分，还有位置方位高低之分。人们对位置的选择与彼此间关系及沟通的目的有关。

- 界域语言
  - 重要位置和注意中心：领导者、长辈、重要人物，是被安排在社交情景的重要位置；这个位置自然成为人们目光和关注的特定情景中心
  - 正式社交场合：社交场合越正式，人们的空间位置也就越严格。中国传统习俗的“虚席以待”，就是表示对一个人的恭敬和尊重，即使这个人没有到，别人也不能去坐，常空下那个位置。充分显示了身份、地位与空间位置的关系
  - 会议场合：领导者都有自己的特定位置，且不被其他人所侵犯
  - 宴会或集会：总是把上级与下级、主位与客位分得很清楚，再大的宴会，人们也很容易从宴席的空间位置确认主要、重要人物

四、体态语言

- 体态语言
  - 习惯性动作：伴随说话或者做事出现的一些习惯动作，情绪紧张时会增多。具有个人风格，也会分散别人的注意力，影响别人的看法
  - 模仿性动作：有意无意地模仿他人的某些动作，需结合自己的特点，不要适得其反
  - 强迫性动作：不自主的、非意志控制的动作，与个人性格有关
  - 刻板性动作：机械地重复一些单调的工作，与个性或情绪有关
  - 矛盾性动作：在矛盾意志影响下出现的模棱两可的动作

五、副语言

副语言是指人体发声器官发出的，类似语言的非语言符号。它含有类语言和辅助语言，部分副语言是伴随语言而发生的，对语言有一定影响，也有一定的暗示作用。患者的副语言可以传递病情变化信息，为医护人员进行正确的医疗和护理提供一些依据。

- 副语言
  - 类语言：是指无固定语义的发声，虽不是语言，但有时却胜似语言，如哭声、笑声、叹息声、呻吟等各种叫声
  - 辅助语言：是指言语的非词语方面，是言语的一部分，但却不是言语的词语本身，即声音的音质、音量、声调、语速、节奏等

副语言可以影响信息的含义。同样一句话，如果说话者采用不同的副语言，表达的含义不同。如用平稳、轻缓的语调说：“谢谢你帮助我做好这项工作！”表达了对对方的称赞和敬意；如果语速较快，声调尖刻地说：“你真厉害！”那无疑是在讥讽对方。又如轻声细语“该吃药了。”与高声说“该吃药了！”效果截然不同。由此可见，即使是简单问题的陈述，凭借副语言也可以表达出热情、关心、愤怒、不满等复杂的情感。

第三节　非语言沟通的应用技巧

非语言沟通在人际沟通中的重要性和特殊性是不言而喻的。良好的非语言沟通可以美化人的形象，产生有声语言所不能达到的效果。同时，非语言沟通只能通过人的视觉和感觉来体会沟通的内涵，所以势必会受到沟通对象、环境、文化、民族等多方面因素的影响和限制。如果运用不好，不但收不到预想的效果，反而会弄巧成拙。因此，以什么样的态度、技巧去运用非语言沟通，是在人际沟通中需要注意的。应用非语言沟通时需掌握某些策略。

一、接待门诊、急诊患者时的非语言沟通技巧

- 接待门诊、急诊患者时的非语言沟通技巧
  - 衣着仪表规范：门诊是医院的窗口，接诊护士的外在形象直接影响到患者对医院的最初判断。良好的仪表给患者以信任感、安全感，同时有被尊敬的感受。护士在上班前，应整理好自己的衣着仪表，重视面部修饰、肢体修饰、发部修饰，着装要整洁、庄重、大方、合体

续流程

- 接待门诊、急诊患者时的非语言沟通技巧
  - 面部表情温和
    - 人的面部表情可表达喜、怒、哀、乐、恶、惧等基本情感。门诊就诊的患者病情不同，表情也各不相同
    - 护士要细致观察患者的面部表情，为诊疗疾病提供依据，同时也要善于应用面部表情，增加护患之间的亲近感。一般情况下常用微笑，患者会感觉到友善、轻松和信任感，能有效地缩短双方的距离
  - 目光热情亲切
    - 护士要合理使用目光语，给患者正向的鼓励与支持。禁忌使用斜视、俯视、虚视、眼皮低垂，或只管自己干活，不看患者。作为护士，无论患者如何，热情亲切的目光，都能使患者产生一种友善的感觉与亲切的印象，从而唤起患者战胜疾病的乐观情绪，使患者主动自觉地配合治疗和护理
  - 站姿稳重优美
    - 门诊预检分诊、导医的护士常采用站姿迎接患者。护士在站立时力求端庄稳重、自然得体、优美大方。歪头斜肩、双腿叉开、手脚随意乱动、倚墙或靠墙等会给人无精打采、自由散漫的感觉
  - 指示手势明确清晰
    - 门诊患者多是初次就诊，对医院的布局不清楚，护士应根据个体情况，使用语言和规范的指示手势，为患者指明就诊路线，危重患者应陪同检查，以防发生意外。指引路线时，应注意掌心向上，手指并拢，同时面带微笑，目光注视患者
  - 处理急诊患者沉着冷静
    - 急诊患者病情紧急、危重，患者和家属都会出现焦虑、恐惧的情绪，护士应该给予恰当的解释，同时配合医生进行抢救
    - 接待危重患者或使用轮椅平车的患者，护士应立即上前热情迎接、果断地采取措施；接待意识不清的患者，应迅速镇静地将患者推入抢救室，尽快向家属了解病情
    - 接待外伤、骨折的患者，应协助医生为患者止血或固定伤肢。在抢救危重患者时，动作要轻、快、稳，以求尽快减轻患者的痛苦；面部表情要专注，不应微笑，患者痛苦时可皱皱眉头，以示同情，给患者心理安慰

二、接住院患者、送出院患者时的非语言沟通技巧

- 接住院患者、送出院患者时的非语言沟通技巧
  - 根据患者不同情况，选择合适的迎送方式
    - 患者新入院或出院，护士要根据具体情况，选择合适的运送工具。对于病情较轻、行动自如的患者，鼓励患者步行入院或出院；对于病情较重、不能步行的患者，可以选择轮椅或者平车运送
    - 在使用轮椅、平车前，要先检查性能，保证患者安全，运送途中注意观察病情，如出现意外，要及时处理
  - 对新入院的患者，要热情接待
    - 患者入院时，护士要起立面向患者，微笑相迎，如有其他护士在场，也应暂时停下手中的工作，抬起头来，点头以示欢迎
    - 带患者到安排好的病房，向患者介绍室友、主管医生、责任护士、住院环境、医院的规章制度，消除患者对周围人、事、物的陌生感，尽快适应患者角色
  - 对出院的患者，应真诚地祝贺
    - 患者出院可以采用握手礼表示祝贺。患者离开时，应送上一段距离，一般可送至病区门口等患者走出视线；或送至电梯口待电梯门关闭后离开；有条件的医院可使用本院的专用车护送患者出院，或者征求患者意见后为患者喊出租车
    - 使用汽车护送患者时，要将患者送至车上，待马达发动时方可转身离开

三、与住院患者的非语言沟通技巧

1. 创造温馨安全的医疗环境

医院的物理环境是影响患者生理与心理舒适的重要因素。要求温馨安静、整洁舒适、适时通风、采光良好。

- 创造温馨安全的医疗环境
  - 温馨安静：病房墙壁大多采用白色，给人清洁、庄重的感觉；也可根据科室类别，选择绿色或浅蓝色，给人宁静舒适的感觉。墙壁或廊柱上应设立导医牌和温馨提示语。病区内应避免噪声，工作人员在执行各项操作时要做到“四轻”，即说话轻、走路轻、操作轻、关门轻
  - 整洁舒适：及时更换污染的被褥和患者衣裤，整理病床单元，保持病室内整洁。适宜的温度、湿度有利于患者休养及治疗，一般病室冬季的温度以18～22℃为宜，婴儿室、产房、手术室以22～24℃为宜。病室相对湿度在50%～60%
  - 适时通风：病室应定时开窗通风换气，每次通风30分钟左右。冬天通风时要注意保暖，避免冷风直吹患者

2. 采集患者信息，做健康宣教

- 采集患者信息，做健康宣教
  - 认真倾听，及时记录
    - 护士在采集病史时要关注对方的每一个看法、每一句话，可选择坐位或站位，选择坐位时应该端坐，身体略微前倾，站立时全身要稳
    - 倾听过程中，偶尔向对方点头表示你的赞同，也说明你认真听了对方的谈话。将患者的信息客观地记录在病历上，但要注意，不能只顾低头记录而忽视与患者的目光交流

续流程

- 采集患者信息，做健康宣教
  - 逻辑清晰，音量适中
    - 在与患者沟通时，表达的逻辑思路很重要，应该把握住表达的主线，传递时声音的大小、音调的高低、重音的把握都要加以控制，要使你的每一句话都很清晰、连贯，使对方容易理解接受
  - 合理安排时间，正确使用空间效应
    - 采集患者病情信息和进行健康教育，都需要一定的时间保证，护士应在充分了解病情后做合理安排。采集信息一般安排在患者入院当天，患者进入病房休息片刻安静下来后进行
    - 根据患者病情，可选择个人距离，采取站立或坐位；为病区患者进行健康宣教，涉及的人数较多，应选择下午或晚上，患者治疗结束之后，选择社交距离或公众距离，用患者可以理解接受的语言和非语言进行宣教
    - 注意考虑患者病情，把握好总体时间，不能过长，以免超过患者身体承受能力；也不能太短，达不到教育目的。对孤独自怜及异性患者，护士要有意识地控制和患者的距离，以防引起误会

3. 为患者进行治疗护理

- 为患者进行治疗护理
  - 做好三查七对
    - 护士在为患者治疗前，应先做好三查七对工作。在患者床前，采取规范站立，上身略前倾的姿势，面带微笑，询问患者的姓名；轻轻掀开被子，查看腕带；至床尾，下蹲后核对床尾卡。核对无误后向患者解释操作的目的及配合要点

续流程

- 为患者进行治疗护理
  - 动作轻稳，保护安全、隐私，注意保暖
    - 很多操作要使用金属仪器，在操作时，要严格遵守操作规程，防止操作带给患者伤害
    - 如注射前，认真检查针头的锋利程度，防止带钩、弯曲；仪器直接接触患者皮肤时，应先揉搓温暖后再使用；如需暴露患者皮肤或隐私部位，应事先疏散病室内异性或使用床帘遮挡
    - 需要搬动患者身体、肢体时，应合理应用节力原理，轻稳地抬起、翻动，防止用力过猛损伤患者；遇到昏迷、躁动不安、自伤倾向的患者，应使用床档或约束带加以约束，防止坠床；天气寒冷，要注意加盖毛毯或棉被，防止受凉
  - 正确使用触摸
    - 护士在为患者做治疗时，触摸是不可避免的，如为患者测量血压、观察脉搏、进行肌内注射、皮肤按摩、观察皮肤弹性和冷暖、帮助患者翻身、叩背等，此时护士必须进入患者的亲密距离，应向患者做出解释和说明，使患者有所准备并给予配合

4. 参加护理交接班、护理查房

- 参加护理交接班、护理查房
  - 晨会交接班
    - 晨会交接班由护士长主持，所有人员都要准时参加。交班的护士要做好个人清洁卫生、着装整洁，向大家介绍值班情况时要吐字清晰、重点突出、全面概括，时间不能太长
    - 接班的护士要求衣帽整洁、仪表端庄、精神饱满，不允许边穿衣服边参加晨会，听取接班内容时，应规范站立，面向交班者，双目平视、全神贯注，不允许东张西望、交头接耳

续流程

- 参加护理交接班、护理查房
  - 病床边交接班
    - 床边交接班的对象主要包括新入院患者、危重患者、术后患者、病情有特殊变化的患者、需要做特殊检查的患者
    - 护士在交班时，应考虑患者的具体情况，语言表达精炼简洁、避开患者隐私与需要保密的部分内容，表示出对患者的尊重；接班者检查患者时动作要轻柔、细致、严肃、认真，注意保护隐私与保暖
  - 护理查房
    - 走进病房，应环视病房内所有患者，和他们打招呼、问候，不盯着特殊体貌的患者，不瞪视不讲卫生的患者，不特殊对待某个患者，目光应亲切、柔和，给人以平等友善的感觉

四、与特殊患者的非语言沟通技巧

1. 孕产妇

孕产妇是一类特殊的群体，因为怀孕、分娩、哺乳，她们的生理、心理体验有别于其他女性。在进行孕检、产前检查、待产时，医院的特定环境会使她们产生陌生感和恐惧感；分娩阵痛或剖宫产术后的疼痛让她们的心理更加脆弱，容易出现抑郁症；母乳喂养的知识缺乏，使她们无所适从，这期间非常需要护士和家人的关怀和安慰。

- 孕产妇
  - 做孕检、产前检查时
    - 妇女孕期要做多次检查，每次都会暴露腹部，产前检查要暴露会阴部。门诊护士、助产护士要充分考虑到孕妇的自尊，关好门窗、拉上窗帘，或在检查床边拉起围帘予以遮挡
    - 检查室应该光线明亮，便于观察；检查时动作轻柔，避免仪器伤害孕妇；天气寒冷应注意保暖；上下检查床应提供帮助，防止磕碰和摔伤；耐心解答孕妇的疑问，及时予以孕期健康指导
  - 待产时
    - 待产孕妇阵痛比较明显。发生阵痛时，可握住产妇的手，抚摸腹部，为其擦干汗水；在阵痛间歇，嘱咐产妇闭上眼睛休息，教她做深呼吸；播放舒缓的轻音乐，在轻松愉快的环境中养精蓄锐
  - 产后
    - 及时告诉产妇分娩结束，将清洗干净的新生儿抱到产妇身旁，及早进行吸吮，促进亲情建立

2. 老人

由于老年人的感觉、知觉、记忆力、思维能力、智力等方面都发生了变化，心理状态也发生了改变。护理人员与老年人的沟通应把重点放在非语言沟通上，这将使沟通更具表现力和亲和力。

- 老年人
  - 充分了解患者信息
    - 护士可从患者的着装、修饰了解其职业、健康状况、文化层次等信息，根据患者具体情况，选择适宜的非语言沟通方式
  - 病房环境温馨安全
    - 尽量把病房布置得具有家庭氛围，病床高度以老年人坐下来双腿水平为宜；墙壁边装有扶手，便于老年人行走；地板要防滑；卫生间设置坐便器、呼叫器；有条件的医院为老年人配备老花镜；病房内放置老年人感兴趣的书报，便于老年人阅读
  - 正确使用辅助语言
    - 与老年人交流时，尽量选择坐位（或蹲位），投以关注的目光、微笑的表情，以示对老年人的尊重。护士可握住老人的手，耐心倾听对方诉说，不时点头表示你在认真听，适当地给老人整理被子、梳梳头发、递下水杯、扶正老花镜
    - 与老年人讲话时，速度要慢，声音要大，一句话只表达一个意思，如果老人没有理解要多重复。对于思维混乱的老年人，不要与之产生争执，应表示更多的关怀和接纳

3. 儿童

儿童年龄较小，对医疗知识缺乏，甚至不会用语言表达，但他们对外界

充满好奇、求知欲强、接受能力强、模仿能力强。儿科护士应针对儿童的生理和心理特性，灵活使用非语言沟通技巧。

- 儿童
  - 环境布置：儿科诊室和儿科病房布置有别于其他科室，应尽可能摆放一些儿童喜欢的装饰物和图片、贴画玩具、儿童读物等，墙壁颜色以蓝色或浅绿色为主，尽量避免白色，以减少给儿童带来的恐惧。设立儿童活动室，让病情许可的孩子在活动室做游戏
  - 护士着装：儿科护士着装要活泼、美观、合体、清洁，避免单一色彩和款式，尽量迎合儿童心理。目前有医院给护士定制两件套儿童装式护士服，里面是白色的长袖或短袖工作服，外面加红色外套或背带裙，看起来活泼大方，深受孩子们的喜爱
  - 多使用手势语：在与儿童交往时，可考虑多使用手势语，加以强调、肯定、示范。如教儿童使用床头铃，可先给他示范怎么操作，并让他自己尝试操作；对于配合较好的孩子要及时鼓励，伸出大拇指告诉他，他很棒；对孩子比较害怕的检查或操作，可以用通俗易懂的话语讲解，并配合手势指示，让孩子事先有个大致的了解

4. 手术患者

手术患者往往有对手术的恐惧和对术后功能恢复的忧虑，护士要做好术前、术中、术后的护理工作。

- 手术患者
  - 手术前
    - 用通俗易懂的语言阐明手术的重要性、必要性。主动向患者说明术中可能出现的一些生理和心理上的感受及手术中需要配合的注意事项。这样可以减少患者的忧虑，增强治疗疾病的信心
  - 手术中
    - 向患者介绍手术室的环境、手术医生和护士的姓名，巡回护士要主动与患者沟通，协助患者上手术床、盖好盖被
    - 要提前做好准备工作，避免让患者一个人躺在床上等待，这样会加重其恐惧心理，严重者会影响手术的顺利进行
    - 巡回护士多使用抚触，如用手轻抚患者的额头、握住患者的手、轻轻按摩受压肢体等，使患者得到心理安慰
    - 提醒患者及时把不适告诉医护人员，如恶心、胃肠不适、伤口疼痛、肢体酸胀等，以便采取必要措施
  - 手术后
    - 护士护送患者到病房，在搬运患者时要轻抬轻放，防止拖拉；要特别注意保护患者的隐私，注意保暖；安置好各种管道；对于麻醉未清醒患者，要特别观察患者的面部表情和肢体动作，从而了解病情；保持环境安静舒适

5. 失语患者

在临床护理工作中，常会遇到由于各种原因导致失语的患者，如喉癌根治术后、脑外伤、脑卒中、气管插管、口腔疾病等致失语，与这些患者交流，非语言沟通成了唯一的方式。除了正确使用首语、目光语、微笑、触摸、空间效应外，护士可以根据患者情况与患者规定一些标志性非语言动作，来达到双方的顺利沟通。

- 失语患者
  - 使用标志性语言
    - 如对丁神志清楚、听力止常的患者，可以用语言为其讲解病情，患者可以采用非语言行为来表达自己的感受和需要，如用手指指向某个部位握紧拳头表示该处疼痛、竖起大拇指表示满意舒适、用手拍打臀部表示大小便、翻转手掌表示需要翻身等
    - 这些手势语可根据患者情况与患者一起制订，护士反复强调，直到患者记住并能灵活应用
  - 使用提示卡片
    - 使用小卡片写上词语，如“喝水”“睡觉”“吃饭”等，患者可以使用卡片表达自己的需求
  - 使用文字表达需要
    - 为患者准备写字板、笔，让患者随时写下自己的需要。护理失语患者，护士要安排更多的时间，在床边细心观察患者病情，了解患者非语言及标志性语言的含义，提供更多的情感支持，解决患者的实际问题

6. 传染病患者

传染科的患者因疾病具有传染性，常常受到社会的歧视，往往承受着很大的心理压力。而护士在治疗和护理时又总是采取佩戴口罩、帽子和穿着隔离衣等防护措施，这无形中又增加了患者的思想负担。护士要善于使用非语言沟通技巧，如在采集病史时，患者往往隐瞒病情，护士应讲解真实病历的重要性，以支持、放松的目光和微笑鼓励患者讲述实际病情；如患者出现烦躁不安、大发雷霆或拒绝治疗及护理时，护士最好采取适时沉默与耐心倾听相结合的方式，使患者的压抑情绪得到释放；在与患者进行交流沟通时要注意保持优美的体态，手势的运用要大方、得体；在适当的范围内对患者实施触摸行为，如握手、拍肩，这对于具有传染性、饱受歧视的传染病患者来说是非常重要的；要善于使用热情、亲切的目光语，给患者以鼓励和爱护。

7. 临终患者

临终患者的病情复杂多变，需要医护人员随时抢救护理；患者对疾病的预后往往出现比较复杂的心理变化，这要求护理人员密切观察患者的体态姿

势、神态、面部表情、眼神等，从他们的各种非语言行为中探求其心理状态，给予相应的护理。

- 临终患者
  - 疾病告知时
    - 世界卫生组织提出一个比较合理的告知患者病情的方法：分阶段分次告知患者病情，既要留有余地又要给患者希望
    - 观察患者获知病情后的表现，认真耐心倾听患者述说，给予适当的引导；鼓励患者发泄，对患者粗暴的言辞和行为，给予充分的理解和宽容
    - 患者有接受倾向时，多给予鼓励；了解患者信仰，提示患者安排后事；根据患者体力情况，与患者沟通时间尽量简短，控制在10~15分钟；多给家属提供陪伴机会，使患者感受到亲情
  - 抢救治疗阶段
    - 护士走路要轻盈、稳重；抢救时切忌慌乱，要有条不紊；将患者安置在舒适卧位，保持床单清洁、无异味；可以握住患者的手或抚触前额，以减少恐惧，增加安全感；使用呼吸机、吸痰、胸外心脏按压等抢救治疗措施时，要遵循操作程序，动作轻柔规范，避免给患者造成伤害

第八章
护理工作中的沟通礼仪

第一节　护理工作中的聆听与说服礼仪

一、护理工作中的聆听

聆听是一种重要的沟通方式，可以帮助护士获取信息，还可以安抚患者情绪。面对患者对治疗、检查、护理等的不理解、不配合时，常需要护士耐心地解释和说服。在实际护理工作中，护士要学会有效地聆听与说服，不仅可以赢得患者的信任和合作，还可以增强其自信心。

1. 聆听的原则

- 聆听的原则
  - 专注
    - 与患者交谈时，应集中精力、专心致志，使对方感受到聆听者的重视。在聆听的过程中，聆听者应尽量采取放松、舒适的姿势，表情亲切自然，与患者保持适当的距离，并用目光适时与患者交流
    - 切忌东张西望、不停看表、随意摆弄饰物或不断变换姿势等，这些表情或动作，都会显示出聆听者的心不在焉、不以为然或急躁、不耐烦心理，影响谈话者的兴趣和信心
  - 及时反馈
    - 聆听时应适时应答，积极反应。只有这样，才可表明你正在认真聆听对方的讲话并竭力去理解，帮助对方更清晰地表达自己的感受。同时，也表明你对患者的关注
    - 如患者述说患病经过时，护士可适时提问："您吃了哪些药？效果怎样……"，使患者觉得你在认真聆听他的介绍，对他所讲的内容很感兴趣，他会提供更多有价值的信息给你，从而有利于做出护理决策

续流程

- 聆听的原则
  - 注重礼节
    - 不随意打断对方的讲话，这样会中断对方的思路。确实需要打断对方讲话时，应先向对方表达歉意，并说明这样做的理由
    - 不急于判断或评价患者阐述的内容，如："就是你不按时服药，所以病情加重了"或"谁叫你不听医生的话"等，这样会使患者失去继续讲下去的欲望，不愿继续述说
  - 注意观察
    - 聆听时，应注意观察对方的非语言行为，如声调、措辞、语音、语速、面部表情、身体姿势等，再结合语言的字面含义，准确理解对方的主要意思和真实内容

2. 影响聆听的因素

- 影响聆听的因素
  - 兴趣因素
    - 很多谈话内容，患者认为很有必要，而护士却不以为然，认识上的差异，常使护士被动聆听，参与不够，反馈不及时，影响患者的谈话兴趣。因此，护士与患者沟通时，即使患者所讲的内容枯燥乏味，但为了获取有价值的信息，也必须提起兴趣，认真聆听
  - 心理因素
    - 护士由于精神紧张、焦虑、恐惧、疲乏或有心事，不能全身心地投入到与患者的交谈中，对患者传达的信息关注不够，也影响沟通效果
  - 性格因素
    - 有的人习惯先说或不停地说，而很少能静下心听别人说，这是一种很不好的习惯，要改掉它；有的人心理防御过重，担心听到坏消息，所以选择不听；还有的人由于缺乏自信，交谈时始终处于紧张、惶恐之中，影响聆听的效果
  - 其他因素
    - 由于听觉、语言习惯等方面的不同，也会影响聆听的效果。如说话声音太小，表达含混不清或交谈中方言、土话使用过多等

3. 有效的聆听

为了准确收集患者信息，提高聆听效果，护士应注意营造良好的沟通氛围。

- 有效的聆听
  - 端正态度：聆听是护士良好素质的具体体现。护士通过聆听，收集有价值的信息，为护理患者提供依据。因此，护士与患者交谈时，要端正态度做好充分的时间准备，集中注意力，全身心地投入到与患者的交谈中，力图了解患者所要传达的全部信息
  - 排除干扰：在沟通时，护士应尽可能排除干扰因素，集中精力注意聆听，如排除手机、电话、琐事的干扰等
  - 及时鼓励：及时、恰当的鼓励可以促进谈话者的兴趣。因此，护士聆听患者讲话时，应随时与患者保持目光接触，始终以关切友好的表情告诉患者："就这样，你讲得很好，请继续"，以鼓励患者继续述说
  - 情感反应：情感反应指的是护士对患者的情绪、情感进行综合整理后，反馈给患者的信息，如："你对此感到很伤心""这件事让你很难受"或"你很高兴"等，来表达你对患者的深切理解，从而产生共鸣，使护患关系向更深的境界发展

二、护理工作中的说服

说服是护理工作的重要组成部分。由于大部分患者缺乏疾病知识，不了解药物性能，担心预后等，会出现紧张、焦虑、不配合治疗等问题，想要解决这些问题，就需要通过说服工作去完成。

护士在护理工作中，经常会遇到一些患者不遵守医院的规章制度，不服从治疗与护理，不愿与医务人员配合等情况。由于患者的不理解、不合作，

常常导致治疗与护理不能顺利进行，也容易产生矛盾，影响护患关系。此种情况，就要求护士掌握一些说服的方法和技巧，改变患者的认知、观念、行为习惯等，以达到增进患者健康，促进护患关系和谐发展的目的。

说服患者时，应先了解患者的意见和要求，找出不合作的原因，然后才能“对症下药”。而且始终尊重患者，平等待之并处处维护其尊严。常用的方法主要有以下几种。

护理工作中的说服

直言点拨法	有时可以直言点拨，但要注意分寸。这种方式效率高，节奏快，稍加点拨，对方就能心领神会。例如封建社会有不少直臣，以其忠直的谏言劝阻了君王的独裁行为。但这种方法，一般只适用于亲密的人之间或对方很信赖你时
以理服人法	这种方法就是摆事实，讲道理。在说服患者之前，先要明确改变对方的观点、态度，然后找出与这种观点、态度相违背而对方又不得不承认的事实来发问。最后，被说服者发现自己处于一种两难中，就只能改变自己原来的观点
循序渐进法	首先说服患者接受一个较小的要求，实现后再提出大的要求，这种方法容易被患者接受，效果往往不错
迂回诱导法	如果遇到固执己见的患者，开门见山的劝说，往往会碰钉子。这时，就可以应用迂回诱导法，先将对方的注意力从敏感的话题上引开，这样可以避免陷入僵局，使对方不产生抵触
以退为进法	说服，并不意味着完全否认对方，适当的退让和肯定对方的观点，对方会觉得你通情达理，也就愿意接受你的观点，达到说服的目的

第二节　护理工作中的赞美与批评礼仪

一、护理工作中的赞美

1．赞美的作用

赞美的作用

- 激励作用：恰当的赞美能激发人的上进心、荣誉感，增强人的自信心与成就感；它是促使人向上的催化剂，也是挖掘人内在潜力的最佳良方
- 协调作用：赞美可以缩短人际间的距离，使彼此之间更加亲近。如，你对护士长说："我最佩服您遇事冷静、处事果断的工作作风了，要是我能像您就好了。"这句话饱含着你对护士长的认同、欣赏和尊重，从而大大缩短你与护士长之间的人际距离。同时，巧妙地应用赞美，也可以消除人与人之间的隔阂与摩擦
- 自信作用：赞美他人要善于发现别人的优点，发现人世间一切美好的东西，并以乐观、欣赏的态度面对人生，对生活充满信心。一个经常赞美他人的人，一定是一个尊重他人、胸襟开阔、快乐自信之人。

2．赞美的方法

赞美的方法

- 直接赞美法
  - 是指以明确、具体的语言，直截了当地赞美对方的行为、能力、外表等。这种方法简单明了，易于理解和传达，效果往往不错
  - 在护理工作中，护士要通过细心的观察，发现患者的优点并及时给予赞美，这样不仅可以鼓励患者，还可以促进护患关系的融洽

续流程

- 赞美的方法
  - 直接赞美法
    - 直接赞美时应注意，首先要赞对方可赞之处，这样的赞美才真实，才会被患者接受，也才会加深护患之间的友情
    - 其次，赞美要深入。护理人员要善于发现和挖掘患者不明显的优点
  - 间接赞美法
    - 是指运用语言或眼神、表情、姿势等非语言行为，向对方暗示自己对他的赞赏与尊重。运用语言方面：可以使用比较法，把赞美对象和其他对象做比较，以突出其优点
    - 运用非语言方面：如特地向某人请教，就暗示对方我们很重视、欣赏他的能力；聚精会神地听对方讲话，就暗示对方他讲得很好，你很赞同他的观点；背后赞美别人如果是发自内心的，对方听到后会更高兴，更受鼓舞

3. 赞美的禁忌

- 赞美的禁忌
  - 阿谀奉承
    - 赞美应实事求是，有理有据，切忌编造事实，牵强附会，或张冠李戴，刻意吹捧，给人以缺乏真诚、阿谀奉承之嫌。护士赞美患者时，应以事实为基础，认真观察，真心实意地发掘患者病情的每一点变化，并及时给予赞美和肯定，以激发患者战胜疾病的信心和勇气
  - 虚情假意
    - 每个人都渴望被赏识和认可。但是，没有人会喜欢缺乏诚意、随意敷衍的赞美。只有发自内心的、真诚质朴的赞美才会引起患者的共鸣，达到预期的效果。任何言不由衷、矫揉造作、虚情假意的赞美不仅不能产生效果，反而影响患者对护士的信任
  - 方式不当
    - 赞美是一种艺术，成功的赞美过程是一种智力、魅力、活力、感召力和亲和力的综合展示过程，而不是空洞的说教
    - 因此，赞美患者时，应善于抓住机会，找准切入点，因时、因地、因人、因事而选择恰当的赞美方式，真正将赞美的功效发挥到极致。如一个人春风得意时，你可以赞美他的能力；屡遭挫折时，则要赞美他的毅力
  - 过多过滥
    - 护理工作中，提倡多赞美，少批评，但赞美要适度。过多的赞美会让患者产生厌烦情绪；如果夸大其词，又容易让患者沾沾自喜，忽视自己的病情，不注意休息，最终导致病情加重

二、护理工作中的批评

批评是一种艺术。合理的批评，有助于激发患者的荣誉感和羞耻心，使他们明确努力的方向，更好地配合治疗与护理。如果批评运用不当，特别是过多的批评，将会伤害患者的自尊心，打击其自信心理，从而丧失对疾病康复的信心，护患之间也容易出现隔阂。因此，在护理工作中，护士要合理应用批评，既要让对方心服口服，又不会遭到对方怨恨。

1. 批评的方法

- 批评的方法
  - 情理交融法
    - 动之以情，晓之以理，措辞委婉，谆谆告诫，让患者明确事情的严重性与危害性，从而增强改正错误的信心与决心
    - 进行严肃批评时必须把握好分寸，既要本着爱护、不伤害对方的原则，又要考虑措辞得当，不超出对方的心理承受能力。切忌冷嘲热讽和尖酸刻薄
  - 委婉批评法
    - 对待他人的缺点和错误，可谓仁者见仁，智者见智。水平低下者是大发雷霆后的厌弃，能力平庸者是苦口婆心劝说后的叹息，而高明者则是悠然之后的快慰
    - 而高明者之所以高明，就在于他对别人的错误和缺点进行了准确地分析研究，然后对症下药
  - 善后沟通法
    - 批评后要选择恰当的时机与被批评者沟通，询问批评是否符合事实，并分析产生这些错误或缺点的原因、危害性及其改正和克服的方法
    - 批评后的谈话恰似锦上添花，可使双方的关系变得更加和谐融洽，也能使对方从被批评后的不良心态中迅速调整过来
  - 欲进先退法
    - 被批评者情绪激动时，往往对立情绪十分强烈，此时如果去批评教育他，无疑是火上浇油，双方很容易发生矛盾和冲突，不利于问题的解决
    - 所以，护士在密切关注事态发展的同时，先将事情缓一缓，给患者充分的时间自我反省，自我剖析，调整情绪，待时机成熟，再对患者动之以情，晓之以理，效果会更加显著

2. 批评的礼仪

批评双方各代表着正确与错误，是相互对立、相互矛盾的双方。作为处

于主动一方的批评者，应最大限度地消除这种对立和矛盾。

- 批评的礼仪
  - 真诚友善
    - 大多数人，对于别人的批评和劝告，往往由于自尊心的缘故难以接受。如果批评者再带有个人偏见或从感情出发，运用挖苦、质问、指责等话语，就会伤害对方，激起对方的反感，甚至促使对方固执己见或对立反抗
    - 批评时一定要真诚地为对方着想，让对方确信：你是真正为他好，是在帮助他，而不是故意刁难和挑剔
  - 把握分寸
    - 批评者应根据不同的对象、时间、地点和场合，采取灵活的批评方式和批评方法
    - 如对于自尊心强、踏实认真的人，批评时应点到为止或间接提醒，就可以使对方认识错误，改正错误；对于平日吊儿郎当、不拘小节的人，批评时应严肃认真，直截了当地指出所犯错误的严重性和危害性，这样才能使其正视缺点
    - 批评时还应就事论事，不要无限扩展；多用启发性语言，少用评判口气；不说过头话，讲究语言艺术；可以在小范围内批评的，就绝不能在大范围内批评
  - 客观公正
    - 批评者应以事实为基础，弄清真相，分清责任，实事求是。不能捕风捉影，道听途说或以偏概全，盲目地进行批评和教育，否则会遭到被批评者的怨恨

第三节　护理工作中的拒绝与表达

一、护理工作中的拒绝

拒绝就是不接受，包括不接受对方的观点、要求、礼物等。在护理工作

中，护士经常会遇到这样的事：别人向你提出一些要求，希望你能满足，然而面对明显违反医院规章制度或损害医院及自己利益的要求你又必须拒绝。妥善拒绝对方，清楚明了地阐释自己的观点，是现代护士必备的一项职业能力，对人际关系的建立和维护非常有益。

拒绝是一门学问，要用巧妙而委婉的方式，想方设法把由于拒绝而产生的失望与不快降低到最小，使自己从无法答应的困境中解脱出来，让对方愉快地接受拒绝。

1. 难以拒绝的原因

拒绝他人的要求往往让自己感到为难。拒绝，怕伤害别人，遭到对方怨恨；不拒绝，又会影响自己今后的工作和生活。当一个人明确表示拒绝的时候，他的整个身心会处于一种十分紧张的收缩状态，而被拒绝的一方，更会因此而产生紧张和不愉快的情绪。由此可以看出，拒绝对双方都有影响，确实让人左右为难。经常“说不”，也会让人觉得你不近人情，影响今后的人际交往。

2. 拒绝的方法

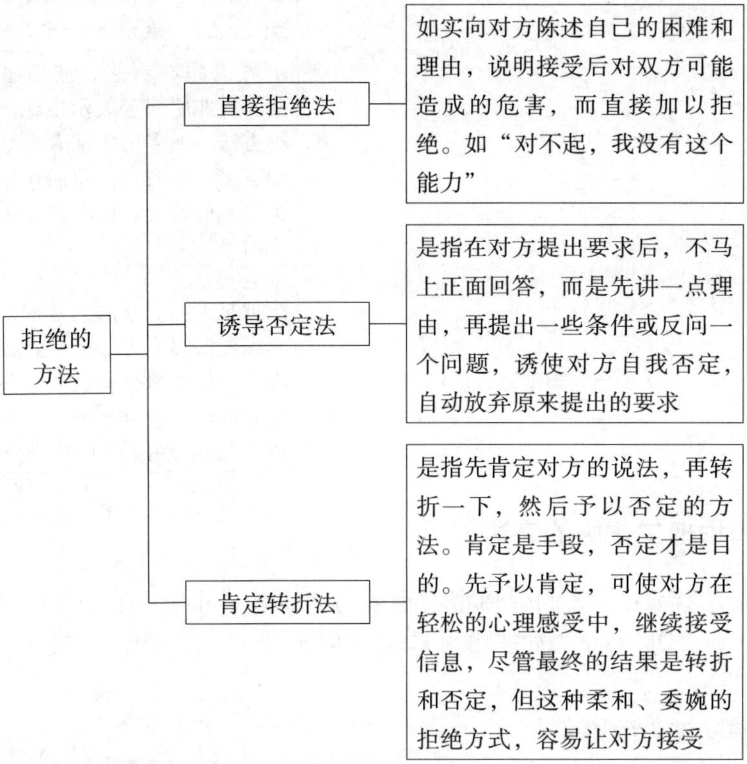

3. 拒绝的语言应用

- 拒绝的语言应用
  - 直接语言的应用
    - 必须直截了当拒绝时，就应坚决拒绝，不留余地，绝不能拖泥带水，给对方留下幻想或死缠烂打的机会，如“对不起，不是我不愿意，而是我做不到”
    - 或用肯定转折法，先认可对方要求的合理性，再强调拒绝的理由。如“你的心情我很理解，但是，这样做是违反原则的，请原谅我不能这样做。”
  - 暗示语言的应用
    - 不是直接拒绝，而是采用暗示的方法，间接、委婉的加以拒绝。可以用语言暗示，如告诉对方：“找我有事吗？我马上要开会了”等
    - 也可以频频看表，或拖延时间，答非所问等表示拒绝。这种方法一般多用于某人为某事而有求于我们，而我们在原则上又不能答应，也不想伤害对方时
  - 幽默语言的应用
    - 幽默是人际关系的润滑剂，具有强烈的感染力和凝聚力，代表着某种思想感情的默契和认同。应用一些幽默的语言，可以使对方心情愉快的接受拒绝

二、护理工作中的表达

表达需要能力，人们习惯把这种能力叫口才，也就是说话的水平。表达能力不是天生具有的，而是通过后天不断地学习和实践，才得到提高和发展的。

1. 表达能力的培养

护理工作中，护士良好的表达能力，对正确处理人际关系，顺利完成治

疗和护理计划是非常有益的。要想提高表达能力，就必须多读书，多与人交流。

- 表达能力的培养
  - 提高语言修养
    - 护士的语言修养体现出护士的文化素养和精神风貌，是护士综合素质的外在表现。护士良好的语言修养，是与其文化知识水平、思想道德修养、思维理解及其驾驭语言文字的能力密不可分的
    - 需要平时多读、多看、多积累各方面的语言资料，让自己在阅读中不知不觉提高驾驭语言文字的能力
  - 注重表达技巧
    - 护士表达的对象主要是患者，为了让患者准确理解护理人员的意图，不致产生误解和曲解，应从语音、语意、语法三方面加以提高
    - 语音方面，应把普通话作为主要的交流工具，减少和排除交流中的语言障碍；发音清晰准确，语气舒缓亲切
    - 语意方面，尽量使用通俗易懂、礼貌得体的语言
    - 语法方面，要符合逻辑要求，如向患者交代问题时，应把时间、地点、过程、变化、结果等阐述清楚，并且层次分明，避免使用容易混淆、产生歧义的词语
  - 加强实践练习
    - 日常与人交流时，护士要利用每一次表达的机会，迅速理清思路，使用准确、规范的语言，清晰明了地阐述自己的观点和看法，使听众轻松、准确地理解其意图。也可通过阅读、朗读、背诵或演讲等方式提高自己的表达能力

2. 注重表达效果

交流中，护士要不断地核实表达效果，以掌握对方对信息的理解程度，从而不断调整表达方式和表达技巧，力图使对方听清楚，听明白，不会发生误解、曲解或不能理解等情况。

- 注重表达效果
  - 重复
    - 重复是指让患者将护士说话的要点重新说一遍，以帮助护士检查患者是否理解及理解是否准确
    - 重复可以使用原话，也可以将原话用不同的语言表达出来，但意思要相同。如“请你复述一下”等。在患者说不下去时，可适当提醒，以缓解患者的情绪
  - 澄清
    - 澄清是指护士将对方话语中不明确、不完整或模棱两可的陈述弄清楚，加以纠正、补充，使其获得更完整、更具体的信息。如“我没听清楚，请你再说清楚一点”
  - 归纳总结
    - 用简单、概括的方式将表达的内容重述一遍，以核实内容，可将话题聚焦在关键的问题上，以增加信息的准确性
    - 如护士给一位出院患者做完出院指导后，总结道：“刚才我已经对您夫人回家之后应注意的问题和照顾她的方法进行了介绍，我感觉到您已经听懂了，一定要记住并按要求做，现在请您简单地把刚才讲的复述一下，看看有无遗漏。”

第九章 护理工作中的人际沟通

第一节　护患关系沟通

一、护患关系沟通概述

1. 护患关系的定义

护患关系是在特定条件下，通过医疗、护理等活动与患者建立起来的一种特殊的人际关系。这种关系的实质是帮助与被帮助的关系，即护士与患者通过特定的护理服务与接受护理服务而形成的专业性的人际关系，是医疗服务领域里的一项重要的人际关系。

护患关系包括技术性关系和非技术性关系两个方面。技术性关系是指护患双方在进行一系列护理技术活动中所建立起来的行为关系。非技术性关系是指护患双方由于社会、心理、教育、经济等多种因素的影响，在实施护理技术过程中所形成的道德、利益、法律、价值等多种内容的关系。

2. 患者的角色特征

当一个人患病时，不管是否从医生那里得到证实，其原有的社会角色便部分或全部被患者角色所取代。患者角色有如下特征。

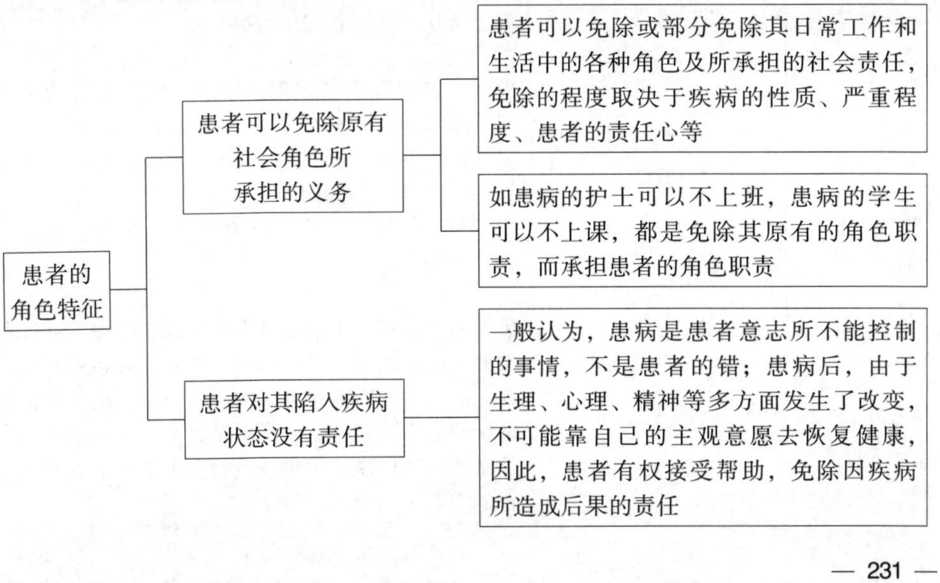

续流程

- 患者的角色特征
  - 患者有恢复健康的义务
    - 社会要求每一个患者都要为恢复自身健康而承担相应的责任。大多数患者都期望早日恢复健康，早日回归社会，并为恢复健康做各种努力，如积极配合治疗、坚持功能锻炼等
    - 但是，由于患病可以免除一定的社会职责，享有一定的特权，导致某些患者安于患者角色，甚至出现角色依赖等
  - 患者有配合医疗和护理的义务
    - 在治疗疾病的过程中，患者不能凭自己的主观意愿行事，必须配合相关的医务人员，积极地接受治疗和护理。如患者有义务按照医务人员的要求按时服药、接受检查、配合治疗等

3. 护患关系的性质特点

护患关系不是简单的私人关系，有其内在的规定性与特殊性，易受各种因素的影响，容易失衡与错位。因此，明确认识护患关系的性质特征，深入理解其内涵，有助于护患关系的建立与发展，减少护患纠纷。

- 护患关系的性质特点
  - 专业性
    - 护士利用自己的专业知识、专业技能，为患者提供专业性的帮助，与医生的治疗密切配合，使护理工作达到预期目标，如为患者输液、注射、止血、包扎、舒缓心理压力等
  - 互动性
    - 护士与患者由于在知识、情感、阅历等方面不同，对健康与疾病的看法存在差异，从而直接影响护患双方对彼此的感觉和期望，阻碍护患关系的发展。但随着双方的相互接触、相互影响和相互作用，护患之间会出现一定程度的改变和发展
  - 满足性
    - 患者的需要和护士满足其需要构成了护患之间关系的基础，离开了这一基础，双方的关系就不复存在了。尽管有的患者出院后，与护士继续保持密切的关系，但这已不是护患关系而变成另外的关系了。所以说，护患关系的实质是护士满足患者的需要

续流程

- 护患关系的性质特点
  - 不对等性
    - 护患关系是一种互动的人际关系，双方在接触的过程中相互影响、相互作用，但这种影响是不对等的，主要表现为护士影响患者，患者被动接受影响。当然，这种影响必须以患者的健康为前提，超出了这一前提，就是一种不健康的护患关系
  - 责任性
    - 护患关系中，护士是帮助者，患者是被帮助者，作为帮助者的护士常常处于主导地位，其行为在很大程度上决定了护患关系的后果
    - 这种后果主要有两种：一种是积极的，双方关系健康发展，患者战胜疾病，恢复健康；另一种是消极的，护患关系紧张，给患者带来压力，导致患者病情恶化。所以，护士要尽力争取积极的后果，避免消极后果的出现，如果护患关系出现扭曲，护士应承担主要责任

4. 现代护患关系的特点

- 现代护患关系的特点
  - 护患关系的民主化
    - 传统的护患关系是护理人员凭借掌握护理技术而具有权威性，而患者只能绝对服从。但是现代社会维护患者权利意识的不断增强，在医疗护理活动中，护患关系已演变为医患、护患共同参与医疗护理抉择的情形
    - 护患双方地位越来越平等，患者不再是被动地接受体，而是在知情同意的前提下，主动参与治疗护理。护患关系变得越来越民主化
  - 护患关系的多元化
    - 随着社会的发展，人们多元文化生活方式和生活质量的不断提高，对医疗护理服务也提出了多元化的服务需求
    - 人们对护理的需求不再只局限在单一的临床治疗护理，而更多地需要心理护理、健康教育、健康咨询、家庭护理、社区护理、康复护理等，为服务对象提高生活质量、生存质量需要提供全面、系统和综合的多元化的优质的护理需求

续流程

- 现代护患关系的特点
  - 护患关系的人文化
    - 随着医学模式的转变和护理学科的发展，护理服务理念从单纯的疾病护理转向“以人为本”的整体护理模式
    - 这就需要在护理工作中，要求护士不但注重与疾病相关的技术性关系，更要重视非技术性关系的影响，注重人文、心理、社会因素，了解和尊重患者的传统文化，遵循文化安全性原则，减少对患者造成的痛苦和伤害，促进护患关系的人文化
  - 护患关系的法制化
    - 在传统的护患关系中，护患双方的权利义务是约定俗成的，在很大程度上依赖于双方的道德自律
    - 在此基础上，人们期待通过道德自律来实现医患、护患双方的权利和义务，护患之间形成了以“负责—信任”为纽带的人际关系。随着社会法制化的健全和发展，重视和维护护患双方的权利和义务，是护患关系法制化演化的必然趋势
  - 护患关系的技术化
    - 随着医学学科的不断发展，越来越多的先进仪器设备应用到了护理工作中，使得护患交往中人的因素减少了，物的因素增加了。护患关系由“人（护士）-人（患者）”模式向“人（护士）-机器-人（患者）”模式转变。护士与患者之间的直接交流被逐渐淡化，人际关系被人机关系所阻隔和替代

5. 护患关系的类型

- 护患关系的类型
  - 主动被动型
    - 这种类型是护士在护患关系中占主导地位，患者处于被动地位，其典型特征是“护士为患者做什么”
    - 主动被动型主要适用于部分或完全丧失正常思维能力的患者，即无法表达愿望、无能力配合，需要医务人员全面提供护理服务的患者，如婴幼儿、昏迷、休克、全身麻醉、严重智力障碍的患者
    - 在所有的护理活动中，只要护士认为有必要，不需经患者同意就可以实施，因此，患者的主观能动性完全调动不出来，而处于一种被动接受的从属地位。目前不提倡这种类型
  - 指导合作型
    - 这是一种护士指导患者，患者进行合作的护患关系类型，患者具有一定的主动性，但比较微弱，主要是以执行护士的意志、被动配合护士的工作为主
    - 指导合作型的特征是“护士教会患者做什么”，如入院指导、出院指导、常规指导等，主要适用于病情较重、较急，但神志清楚的患者。目前倡导发展这种关系类型
  - 共同参与型
    - 这种类型的护患关系是建立在平等合作的基础上，双方具有大致同等的权利，共同参与护理措施的决策和实施。这种类型比前两种更符合现代医学模式的要求，其典型特征是“护士和患者商量做什么”
    - 主要适用于慢性病患者和受过良好教育的患者，患者对自身的健康状况比较了解，把自己看作战胜疾病的主体，积极主动地参与到的治疗和护理讨论中，向护士提供自己对治疗与护理的体验，探讨护理措施的取舍，在身体允许的情况下，自己独立完成一些护理活动。护士偏重于从科学理论上对患者加以指导
    - 为了更好地促进现代医学模式的转变，充分调动患者的积极性，对于有能力参与护理活动的患者，护患双方应尽量追求“共同参与型”

6. 护患关系的发展过程

护患关系是一种特殊的人际关系，其建立与发展既遵循一般的规律，又有其特殊性。一般把护患关系的发展过程分为以下三个时期。

- 护患关系的发展过程
  - 观察熟悉期
    - 观察熟悉期是指护士与患者从第一次见面，由素不相识到相互了解、相互熟悉的时期。这一时期的主要任务是建立信任关系并确认患者的需要。这时的患者，特别注意自己的言行，并对护士进行细心观察，以决定以后在多大程度上信赖这位护士
    - 护士在此阶段主要是向患者介绍环境，了解患者情况，收集健康资料，确定护理问题等。在这一时期，护士良好的仪表、言行、态度，会给患者留下美好的第一印象，从而有利于护患间信任关系的建立
  - 合作信任期
    - 护士与患者在信任的基础上开始了护患间的合作。这一时期的主要任务是护士用具体的行动为患者解决各种身心问题，满足患者的需要。护士扎实的理论知识、娴熟的操作技术、认真负责的态度是保证良好护患关系的基础
  - 评价终止期
    - 通过治疗与护理，患者即将康复出院，护患关系也随之进入结束阶段。这一时期的主要任务是全面评价护理工作，总结经验教训，做好出院指导并愉快的结束护患关系

7. 护患关系的影响因素

建立良好的护患关系是护理工作的重要组成部分，但护患关系错综复杂，会出现影响护患关系的各种因素，护士应认真加以分析，妥善解决。

- 护患关系的影响因素
  - 角色模糊
    - 角色模糊指的是个体对于自己充当的角色不明确或缺乏真正的理解所出现的状态。这是影响护患关系的首要因素。在护患关系的建立和发展过程中，如果双方对各自或相互的角色功能特征理解不一致，期望值不同，就会感觉到对方的言行不符合自己的期望，产生不满，影响双方关系的发展
    - 在现代护理模式下，护士是一个多元化的角色，承担着多种角色功能。护士不能固守着传统的护理观，认为护士只需要完成医嘱和治疗，不需要了解患者的身心和社会需要，甚至对患者的合理要求视而不见，更不会主动关心患者，为患者提供帮助，那么护士的行为表现就不符合现代护士的角色特征

续流程

- 护患关系的影响因素
  - 角色模糊
    - 患者如果不了解自己的权利和义务，不知道自己该做什么，不该做什么，该说什么，不该说什么，以至于该问的没问，该说的没说，该配合的没配合，导致患者的行为表现与患者的角色特征不符，从而使护患双方由于对角色的期望不一致而发生矛盾，影响护患关系
  - 责任冲突
    - 由于护患双方对自己的角色功能认识不清，不了解自己所担当的角色应尽的责任和义务，结果导致护患双方的责任冲突。这是影响护患关系的第二大因素
    - 护患之间的责任冲突主要表现在两个方面：一是对于患者的健康问题该由谁承担责任，双方意见不一致；二是对于改变患者的健康状况该由谁负责，双方存在分歧
  - 权益差异
    - 患者有权寻求医护帮助，并且有权获得安全、优质的健康服务。但是，由于大多数患者缺乏医学专业知识，而且受疾病的折磨，失去或部分失去自我控制和自理能力
    - 在大多数情况下，患者不能维护自己的权力和利益，只能靠医务人员来维护，这就使患者在护患关系中处于被动依赖的地位，而护士则处于主动的权威地位，这就助长了护士的优越感和支配感，在护患双方出现利益相争时，会自觉或不自觉的偏向自身，而忽视患者的权益
    - 在护患交往中，护士态度冷淡、生硬，甚至用护理服务的优劣来“奖励”或“惩罚”患者，使患者敢怒不敢言，加重其心理负担，影响康复
  - 理解分歧
    - 由于患者的年龄、职业、生活环境及社会文化背景不同，对信息的理解往往存在差异，而这种差异，最终会对护患关系造成损害
    - 医护人员之间习惯于用专业术语进行沟通，但患者对这些专业术语是陌生的，很容易造成误解。有时候，由于护理人员语言过于简单或表述不清，使用方言土语等，也容易出现理解分歧

8. 建立良好护患关系中的要求

在护患关系的建立和发展过程中，护士处于主导地位，对护患关系的转归起着决定性的作用。因此，为了促进护患关系的和谐发展，护士必须对自己提出更高的要求。

建立良好护患关系的要求

- 具有扎实技能：护士必须具有扎实的专业理论知识、丰富的人文社会科学知识和熟练的护理操作技能，并能在护理实践中不断吸取新知识、新技能，以保持对护理专业的兴趣和良好的执业能力。因为这是赢得患者信任、建立良好护患关系的实力保证
- 保持健康心理：护士健康的生活方式、健康的体魄和健康的心理状态会对患者产生积极的影响，并对患者起到榜样示范作用。在护理工作中，护士要善于控制和调节自己的情绪，避免不良情绪对患者的刺激
- 尊重理解患者：护士应尊重患者的权利和人格，对所有患者一视同仁，并设身处地为患者着想，真诚关爱和理解患者，让患者感到温暖和得到情感支持，从而更加信任护士，愿意接受护士的帮助
- 掌握沟通技巧：良好的沟通技巧是建立和发展护患关系的基础。护士运用语言沟通技巧和非语言沟通技巧，与患者进行有效的沟通，满足患者生理、心理、社会等多方面的健康需求，促进护患关系的和谐发展

9. 护士在建立良好护患关系中的作用

- 护士在建立良好护患关系中的作用
  - 认识护士的多角色功能，消除角色模糊的影响
    - 在整体护理中，护士的角色是多方面的：是提供护理的帮助者、照顾者、安慰者；在对健康问题进行诊断处理时，是计划者、决策者；在实施护理干预时，是健康的促进者；在病区或一定范围内，是管理者、协调者，是患者权益的代言人和维护者；在进行健康教育和健康咨询时，是教育者和咨询者等
    - 在护患关系的建立和发展过程中，护士对自己的角色功能有全面而充分的认识，很好地承担自己的角色责任，履行自己的职责，才能使自己的言行符合患者的角色期待，才能避免许多护患冲突的发生
  - 指导患者角色转换，减轻或消除责任冲突的影响
    - 患者多因健康问题无法自己解决时，才向医护人员寻求专业帮助，因此“被帮助者”是患者的最主要角色特征。在医院和病房这个新环境，患者原有的社会常态角色，如父亲、母亲、丈夫、妻子、儿女、院长、职员等，必然要被“患者”这一新的角色所代替
    - 大多数患者不知该怎么做、如何参与和配合，需要护士随时给予指导。对患者的不当行为，护士要耐心地解释，阐明其对健康的影响，并提出改变这些行为的指导意见，使患者清楚意识到不良行为对健康造成的危害，减轻或消除护患之间的责任冲突，使患者尽快适应角色

续流程

- 护士在建立良好护患关系中的作用
  - 主动维护患者的合法权益，减轻或消除权益差异的影响
    - 获得安全而优质的医疗护理服务，是患者的基本权益。但患者缺乏医学专业知识，往往不具备维护自身权益的知识和能力，因此多数情况下，患者的权益只能依靠医护人员来维护
    - 例如患者希望随时了解自己的病情、医疗护理方案及预后，如果护士忽视了患者的权益，不能及时向患者传递信息，或拒绝回答患者的提问，患者的知情权就得不到保障。因此，护士在处理护患权益差异的矛盾冲突中应充分发挥积极的主导作用，使护患关系保持良性发展
  - 准确传递信息，加强沟通，减轻或消除理解差异的影响
    - 当护患双方对于信息的理解不一致时，易造成理解上的分歧，最终将对护患关系造成损害。要创造一种平等交流的气氛，鼓励患者在不理解时随时发问，保证双方对信息理解的一致
    - 护士在与患者进行沟通时，要注意语言的针对性、准确性和通俗性，根据患者的社会、文化及知识背景不同的语言，正确选择词汇，直截了当地表述，以准确传递信息；使用易为患者理解的语言，尽量避免使用专业术语，必要时要反复释义，以免引起误解

二、护士与不同诊治过程的患者沟通

1. 候诊时患者的角色特征与沟通

- 候诊时患者的角色特征
  - 焦虑：陌生的就医环境会使患者产生焦虑心理，特别是初诊患者、重症患者、外地患者、社会阅历匮乏者尤为明显，另外繁琐的就医程序与患者求医、求治心切，想立即得到一位好医生的诊治的心情相矛盾，这时患者往往表现心情急躁、焦虑不安
  - 紧张：有的患者首次来医院就诊，对医院的环境和医务人员不熟悉、对就诊程序不了解，易产生“怕”的心理反应，担心被他人插队，使自己被拖延诊疗，从而延误病情；加上对自己的疾病能否治好的担心，会产生惧怕、担心等紧张情绪
  - 急躁：门诊患者一般都希望能尽快办理就诊手续，缩短候诊时间，如遇人多排队，就会产生急躁心理；“快”的特征是希望候诊就诊时间越短越好，尽快轮到就诊、尽快离开医院。另外，由于患者希望医护人员能尽快明确诊断，或者害怕病情加重，往往对疾病的诊断和治疗表现出急躁情绪，这些都极易引起医患关系紧张，诱发医疗纠纷

与候诊患者的沟通方面，一是倡导导医礼仪服务；二是高度注重第一印象；三是重视语言沟通技巧；四是善用门诊接待平台。针对患者的病情及候诊时的特征，护士应主动向患者及亲属介绍专科医生的技术和特点，让患者自主选择自己满意的、放心的医生或向患者推荐相关的专科医生；向患者及亲属解释按号顺序就诊，不用担心被插队。若遇到紧急病症、年老、体弱和病情危重需提前就诊的其他患者，应向患者及亲属说明情况，取得理解和合作；劝导患者及亲属不要围观医生为其他患者诊治，提高就诊速度，才能尽

快轮到就诊。

2. 就诊时患者的角色特征与沟通

患者经过咨询、挂号、候诊终于可以接受诊治了，此时了解患者的角色特征和心理需要，对护患关系的良好发展非常有意义。

就诊时患者的角色心理特征表现为紧张、顾虑和期待，当护士按候诊顺序安排患者到医生面前看病时，此时患者的心情较紧张，一是担心自己对病情的描述不清楚；二是某些涉及隐私问题，患者难以启齿、不敢如实讲明，在思想上存在一定的顾虑等，均会影响医生的诊断及治疗；三是希望护士安排经验丰富、年资高的医生为其接诊，女性患者往往希望被女性医生接诊；四是希望就诊后能有一个明确的诊断结论。

热情接待患者，就诊程序有条不紊，为患者提供个性化沟通；在沟通过程中加强自我保护观念，增强防范意识，谨慎出语，三思而言，做到谨言慎行。

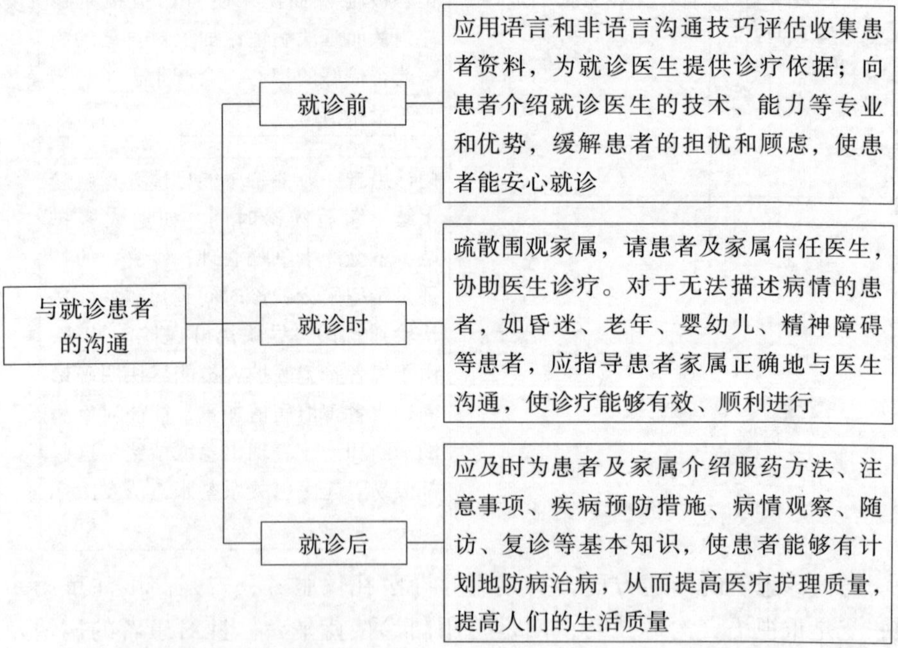

3. 住院时患者的角色特征与沟通

由于住院，一个人由正常的健康状态向患者角色转变，医院的环境及生活规律将打乱患者原有的生理、心理平衡和稳定，从而产生各种生理心理反应。护士应随时了解住院患者的角色特征，并通过有效的沟通为之实施系统的整体护理。

（1）入院时患者的角色特征

- 入院时患者的角色特征
  - 角色转换与替代
    - 由于患病，患者拥有患者的权利，可以获得免除部分原有社会责任的权利。此时，患者角色占据了主导优势，原有的社会角色转化，为患者角色所替代
  - 角色孤立与依赖
    - 尽管在医院有医生、护士的诊疗、护理、关心和爱护，但患者总会因为与家人分割在不同的生活环境中而显得孤单。如儿童患者缺少了父母的疼爱和呵护，老年患者缺少妻儿子女的关心体贴等，均显得在医院很孤立，依赖医护人员和家属照顾的情绪会增强
  - 角色不适应与适应
    - 由于医院的特殊环境和疾病的限制使患者会产生各种不适应。如医院里特有的药水味、血腥味、室内混杂气味等，使患者难以适应；疾病限制和生活习惯造成饮食不适应；陌生环境、人员流动性大、作息时间改变等引起睡眠不适应。因此，住院患者要通过一段时间的调适才能适应患者角色

（2）与入院时患者的沟通

- 与入院时患者的沟通
  - 入院介绍
    - 热情接待患者，做好入院介绍，介绍医院和科室的情况，使患者能够尽快了解病室环境、工作人员、规章制度、探视时间、作息制度、卫生安全要求及注意事项等。使患者尽快熟悉环境、消除陌生、融入医院这个环境，有利于角色的转化和适应
  - 解释引导
    - 住院患者由于缺乏医学知识，担忧病情加重或患不治之症，或对一些医学检查是否会对人体造成伤害、致痛等不了解，会产生恐惧、害怕等心理
    - 因此，需要对治疗、检查、护理的情况有一定的了解，护士应针对患者关心的问题进行沟通，在交谈的过程中避免应用医学术语，用通俗易懂的语言与患者交谈，给予解释、引导、安慰和帮助，使患者感受到关爱和温暖，尽早消除孤立感

(3) 住院患者的角色特征

- 住院患者的角色特征
  - 患者角色模糊
    - 指个体对角色期望不明确，不知道承担这个角色应该如何行动而造成的不适应反应。导致角色模糊的原因包括角色期望太复杂、角色改变的速度太快、主角色与互补角色间沟通不良等
    - 如一位新患者住院后，若护士未能及时与其进行有效沟通，使患者对住院期间自己的角色不明确，不知道医院作息时间以及自己应该如何配合治疗，就会因对患者角色认识不清而产生焦虑
  - 患者角色冲突
    - 角色期望与角色表现之间差距太大，或突然离开所熟悉的角色来到一个要求不同的新环境，使个体难以适应而发生的心理冲突与行为矛盾
    - 例如一个健康人上班途中突然遇到交通事故而受伤住院，刹那间变成患者并要履行患者角色的义务，就可感到难以适应，产生角色冲突
  - 患者角色消退
    - 进入角色的患者由于其他更强烈的情感需求，不顾疾病未痊愈，过早地从患者角色转入常态角色。如某高血压老年患者，得知患肿瘤的老伴想吃青萝卜，偷偷出院跑菜场，因而血压升高。这是“丈夫”角色冲击患者角色，出现患者角色消退。这种情形多发生在疾病的中期

续流程

- 住院患者的角色特征
  - 患者角色强化
    - 常出现在病程后期，在长期的治疗过程中，患者已经习惯了患者的行为模式，不愿意从患者行为模式中解脱
    - 主要表现为对自己所患疾病过度关心，过于紧张，处处小心翼翼；过度依赖亲友，过度依赖医疗环境，不愿出院，不愿从患者角色转为常态角色。不良后果是个体基本丧失了与自身疾病抗衡的主观能动性，还可能对医护救治的正常秩序造成干扰
  - 患者角色牵强
    - 有些患者出于某种目的而利用患者角色的行为特征。常指某些人为了逃避其社会角色责任和义务，或是为了获得某些切身利益而采取的一种称病模式
    - 如有的人为了博得亲友的关爱和照料，稍有不适就称病就医；有的人被他人撞后并无大碍，却也一定要以治伤为由向对方索取经济赔偿；有的人甚至为了摆脱某种困境而无故百般纠缠医生开诊断证明等。这种人虽是少数，但却给医疗诊治工作造成很大干扰

（4）与住院患者的沟通

- 与住院患者的沟通
  - 评估患者的沟通能力
    - 了解患者的沟通能力，根据患者的情况采用各种沟通的方法。患者沟通能力评估主要从视力、听力、语言表达能力和理解能力、病情等几个方面进行。护理人员可通过观察患者的体态语及身体评估来获取信息

续流程

- 与住院患者的沟通
  - 展现护士自身素质
    - 自信就是相信自己有能力帮助患者解决问题。自信来源一是自己的专业能力和专业水平；二是对患者身心、社会情况等方面的充分了解和全面评估；三是对本次交谈的充分准备
    - 一个自信的护理人员可以使患者获得安全感，使交谈顺利展开。如果交谈中流露紧张不安、表情不自然、衣冠不整、语言含糊不清、眼睛不敢正视对方等缺乏自信的表现，会给患者产生不安全感，从而不愿将自己的真实想法告知护理人员
  - 及时沟通
    - 根据患者病情、生理、心理需求随时、及时与患者沟通。与患者沟通前，应对患者目前的病情、制订的治疗方案、使用药物的作用及不良反应等有充分的了解和准备，才能在护理前对患者做好评估、解释和说明
    - 在护理操作中随着操作过程的不同环节随时引导患者如何配合操作，如“请您张开口……”“请您深呼吸……”“请您吞咽……”等；对患者出现的不适及时安慰和调整，如“是不是还难受？我先暂停一会，等您好些我们再进行”
    - 护理后及时询问患者感受，交代注意事项等，如“您现在感觉怎么样？有没有不舒服？”“若有什么不舒服请及时告诉我，我也会随时来看望您的！”等。如果病情影响沟通的正常进行，可根据患者的病情另行约定时间交流

三、护士与不同疾病的患者沟通

1. 与一般疾病患者的沟通

一般人们在感冒、发热等一些轻微不适后，都会有一个通过治疗、休息很快就好的比较清晰的认识，这类患者通过给予对症安慰、指导安全用药、关心休息等很快就恢复健康。但有些患者虽只患一般性疾病，心理上却对自己疾病认知有误，认为可能很严重、无可救药、是不治之症等，从而产生行为上的异常，这类患者应注意对他耐心解释、应用心理学知识分析、帮助患者找出问题症结，以防患者发生意外。

2. 与慢性病患者的沟通

- 与慢性病患者的沟通
  - 慢性病患者的心理特征
    - 慢性病的主要特点是病程长、迁延不愈、反复发作、缺乏特效疗法、治疗费用昂贵等，因而对患者的心理影响较大，心理问题也表现得较为突出，往往悲观沮丧、忧虑猜疑、情绪不稳定
    - 当患者经历了长期的疾病折磨，且多方求医疗效不佳；或丧失了工作、生活能力，在经济、事业、生活等方面有一定的困难；或是得不到家庭、单位的接纳，会产生灰心、失望、忧愁、担心、多虑的情绪反应
    - 不少患者常翻阅关于自己所患疾病知识的书籍，对疾病的发生、发展和预后有所了解，稍有新发症状就猜疑担心、焦虑不安、食欲缺乏，失眠多梦，联系到另一种疾病，对健康的恢复产生不利的影响
    - 有的患者还表现为怨天尤人、好唠叨，爱生气，甚至哭泣等。有的患者不愿脱离患者角色，产生角色强化
  - 沟通策略
    - 针对患者的不同心理特点加以分析引导

续流程

- 与慢性病患者的沟通
  - 沟通策略
    - 对悲观、抑郁、沮丧的患者，多用正面激励的言语，让患者认识到掌握疾病的规律，平时加以注意，是可以恢复和维持一定健康水平的，并且还是能够参加力所能及的工作的，增强其与疾病做斗争的信心
    - 对情绪不稳定、易激动的患者，应采用“冷处理”的方法，充分理解患者心情，多些宽容和抚慰，从而获得患者的信任和理解，积极配合治疗
    - 对猜疑的患者，应强调疾病演变过程的复杂性，及时将治疗好转的信息反馈给患者，应用积极的暗示性语言，避免不良刺激
    - 提高患者心理调节能力，可以因人而异、采取灵活多样的方法与慢性病患者沟通，如举例法、求同存异法、暗示法、广告法等
    - 尽量使患者消除依赖心理，要向患者如实说明病情、医生的分析、可能的预后，告知患者在许多疑难杂症面前，医学不是万能的，这是客观事实
    - 对某些特殊患者（如慢性疑难病患者）可建立长期的沟通和联系，以便复诊或随访时进行对照，并及时调整治疗方案，必要时可打电话询问，了解病情、加深感情、增加信任，使患者更好地配合治疗

3. 与急性病患者的沟通

- 与急性病患者的沟通
  - 急诊患者心理特征
    - 由于病情紧急，医护人员迅速投入紧急诊治和抢救工作，所以护患之间交流时间较少，因病情紧急，患者及家属多焦虑、惊慌、易怒、质疑或发泄。因此，为了促进护患关系的建立，急诊时护士不单纯履行抢救使命，还要重视加强护患沟通，减少护患纠纷的发生
  - 沟通策略
    - 以高度的同情心、耐心让患者感觉到护理人员的温暖、热情、关心、技术和抢救能力。尽最快时间了解目前存在的问题，专心听取患者的主诉，不任意打断，以免漏掉有价值的客观资料
    - 进行护理治疗解释、说明、指导时，语言应简洁、明了、果断，充分显示治疗护理紧急、迅速和快节奏的特性，给予患者信任和安全感
    - 使用安慰性语言，如“您已到医院，请不要紧张，我们会很快为你诊治的。”等进行安慰。与家属沟通时要做好解释安慰工作，如“您别着急，我们会尽力抢救患者，请您耐心地等候”

4. 与传染病患者的沟通

- 与传染病患者的沟通
  - 传染病患者心理特征
    - 传染病与其他疾病最大的区别是其具有传染性。患者心理压力比较大，病情不能迅速好转，被隔离后会有自卑、被限制、被压抑、厌倦、抑郁、焦虑等心理反应
    - 个别患者住院期间因担心再被传染其他疾病而表现出过分的谨慎、小心、多疑、不敢行动，如不敢开病房门、不敢碰病房东西等。因此在护理过程中做好与传染病患者的沟通，对其治疗和康复具有重要意义
  - 沟通交流的注意事项
    - 一不能有任何嫌弃传染病患者的表示；二主动宣教传染病有关预防、治疗的知识；三是重视传染病患者亲属沟通，指导患者亲属与传染病患者如何保持亲情接触，拓宽传染病患者的社会交际空间，树立患者的自尊和自信
  - 沟通策略
    - 对于传染病患者：应做好卫生宣教，使其了解自身疾病特点。正面解释：对需要隔离的患者，应向患者及家属说明隔离的原因，为避免患者出现孤独感，护士可依据隔离种类决定是否允许家属探望
    - 尊重与鼓励：与患者交谈时使用恰当的称呼，给予精神安慰和鼓励，使患者感到亲切，消除孤独、自卑感。病情允许者，鼓励患者进行锻炼，尽力参加力所能及的活动
    - 缩短沟通距离：护士在护理过程中，在做好保护措施如戴口罩、手套等情况下，可以选用亲密距离交流（50cm），既可以自我保护又不至于引起患者的质疑与陌生
    - 增加信息量：一是因传染性疾病具有病程长、根治难的特点，患者格外关注自己的病情变化，十分重视各项检查结果；二是严格的隔离制度使患者沟通渠道大大受限，渴求外界信息的心情也十分迫切
    - 根据患者的这些心理活动特点，医护人员可以适当增加相关信息的交流以满足其心理需求

5. 与重症患者的沟通

- 与重症患者的沟通
  - 重病患者心理特征
    - 病情重、情况危急的患者一般心理处于高度应激状态，这是在其求生本能的影响下，心理产生的紧迫感和危机感所致
    - 如冠心病患者，由于心绞痛或心肌梗死本身造成患者心理焦虑，加上疼痛而出现濒死般的恐惧，导致患者自我意识障碍，而过度的紧张和恐惧又会进一步加速疾病恶化，甚至最终造成死亡
  - 沟通策略
    - 严密观察患者的病情，如果发生病情变化或患者因体力不支拒绝交谈时，应立即停止交谈
    - 一般情况下，与重症患者交谈的时间不宜太长，以5~10分钟为宜，交谈中应尽量使用言简意赅的语言。对意识障碍的患者，可以通过非语言沟通方式进行沟通，不要轻易放弃与意识障碍患者的沟通

6. 与手术患者的沟通

- 与手术患者的沟通
  - 手术患者心理特征
    - 手术是一种有创伤性的治疗方法，会给患者带来强烈的心理刺激和引起不良的生理及心理反应。不同的病情、职业、年龄、文化水平等，对于手术的恐惧、焦虑大多是相同的，这种负面情绪贯穿于围术期的始终，特别是术前患者表现尤为明显
    - 主要原因：①对未知的害怕，对自身疾病缺乏认识，担心术中发现恶性肿瘤或担心手术效果；②对手术的必要性认识不足；③害怕麻醉、手术意外及死亡的危险；④害怕丧失器官或造成功能障碍；⑤过多考虑家庭、子女、配偶及经济问题；⑥对医务人员不了解或不信任
    - 进入手术室后，特殊的环境可能会进一步加剧患者的恐惧、紧张和焦虑，如因各种原因导致的活动受限、体位不适、各种噪声甚至医护人员谈话及走路的声音，都会使患者感官接受单一刺激，带来不良反应

续流程

- 与手术患者的沟通
  - 沟通策略
    - 树立“以人为本”的沟通理念，对术前、术中和术后患者采取不同的沟通方式
    - 术前谈话和访视：有助于患者对手术有较客观的认知及了解，有助于患者获得安全感，从而减少或消除对手术的紧张、恐惧、焦虑心理，使身心处于接受手术治疗的最佳心态，有利于手术的顺利进行
    - 访视前医护人员详阅病史，掌握主要病情。访视时注意服装整齐，仪表端庄，举止庄重，热情主动地向患者介绍，说明访视的目的，取得患者的信任和合作后，以适当的方式简要向患者介绍有关的情况
    - 患者进入手术间后：医务人员应热情友善问好，消除患者因陌生环境而产生的紧张、恐惧情绪。可与患者进行简单的语言交流，了解患者当前的心理顾虑，给予耐心的解释和帮助。在麻醉前后，无论执行什么操作，只要患者是清醒的，都应先做好解释说明工作，以取得患者的理解和配合
    - 术后随访：有助于我们客观评估手术中的沟通效果，了解患者手术后的心理状况，以利于更好地沟通。随访时可以亲切询问患者切口恢复情况，有无相关的手术并发症；告诉其手术进行得很顺利，现在已经安全地度过了手术关，要安心养病，争取早日康复；诚恳地征求患者对手术工作的评价及建议

7. 与临终患者的沟通

- 与临终患者的沟通
  - 临终心理特征
    - 一个身患绝症的人从获知病情到临终的心理反应分为五个阶段
    - 否认期：患者认为可能是医生搞错了诊断，整日心神不安，他们怀着侥幸的心理四处求医，希望是误诊，企图逃避现实
    - 愤怒期：患者气愤、怨天尤人，不能理解。怨恨、无助和痛苦交织在一起，常迁怒于家属和医护人员，发泄内心的不满、苦闷和无奈，责怪上天的不公平
    - 协议期：患者接受事实，不再怨天尤人，期待医护人员妙手回春，表现时而安静时而烦恼，能努力配合治疗
    - 忧郁期：患者意识到死亡就要来临，表现为悲观、生活萎靡、情绪极度消沉、压抑
    - 接受期：对死亡不再恐惧和悲伤，而有一种认命感，表现为平静、安详、少言，并要求陪伴者和探视者保持安静
  - 沟通策略
    - 否认期：根据患者的承受能力和心理准备情况，用慢慢渗透的方法告诉患者病情真相
    - 愤怒期：提供时间和空间让患者发泄，不责怪、不制止，注意倾听并给以较多的时间陪伴、关心和疏导
    - 协议期：护士应主动关心患者，尽可能满足患者的乞求心理，不让患者感到绝望
    - 忧郁期：多加安慰和鼓励，增强其生活的勇气，并设法转移患者的注意力，应让其适度地发泄自己的哀伤情绪
    - 接受期：尊重患者，不要强迫与其交谈，给予临终患者一个安静、明亮、单独的环境，减少外界干扰
    - 帮助患者减轻恐惧和痛苦。护士及时找出患者恐惧及痛苦的原因，再针对原因，用适当的方法进一步减轻患者的恐惧和痛苦
    - 尊重患者的权利。在法律允许的情况下尊重患者对死亡时间、死亡地点和死亡方式的选择，最大限度地满足临终患者的心理需求

四、护患冲突与处理

护理工作中最重要的人际关系就是护患关系。在医疗护理活动中，护患双方若处于心理应激的状态下，会使护患之间的交往发生障碍，从而产生冲突，即护患冲突。护患冲突是护患交往过程中经常会碰到的问题，也是影响护患关系健康发展的一种客观状态。只有分析造成护患冲突的主要症结，才能有的放矢地调整护患关系。

1. 护患冲突的原因

- 护患冲突的原因
  - 期望与现实的冲突：许多患者对护士职业素质产生较高的期望值。当护士的职业行为与患者的高期望存在较大差距时，患者就会产生不满、抱怨等，有的表现为冷漠，有的表现为不合作，有的还可能表现为冲动甚至过激的言行。护士如若不能准确了解患者的过高期望并给予恰当的引导，或者完全不从自身查找原因，甚至现出一种完全对立的态度，则有可能导致更严重的护患冲突
  - 需求与满足的冲突：许多急症、重病、老年患者住院后，由于部分或完全丧失自理能力，渴望护士的帮助和精心护理，护士应该尽力满足患者的合理要求。但若因人员不足，工作又十分繁忙，一时难以满足患者的要求时，护理人员不能埋怨患者挑剔、啰嗦，不能与之争吵，而应站在患者的角度理解他，耐心解释，取得谅解，妥善地解决这些冲突
  - 外行与内行的冲突：患者出于对自身疾病的过分关注、强烈的康复愿望驱使他们对与疾病相关的治疗、护理方案都要亲自过问。护理人员常年在医院工作，对于患者提出的问题已经习以为常，有时不能设身处地体谅患者的心情，表现为简单敷衍，从而引起护患关系紧张

续流程

护患冲突的原因	伤残与健康的冲突	部分患者失去健康产生自卑、沮丧和对他人健康的羡慕、嫉妒，引起内心的激烈冲突。特别是那些躯体严重伤残和毁容的患者，自感自惭形秽，个别患者甚至难以自控地把伤残的恼怒迁移到与他们交往最为频繁的护理人员身上。若护理人员不能体谅患者则可能出现各持己见、互不相让的护患冲突
	质量与疗效的冲突	一般情况下，医疗护理质量好，实际疗效就高。但因客观条件限制，如患者病情严重，护理人员的精心护理不一定带来理想的效果，因而产生了护理质量与实际疗效的矛盾。有些患者会错怪护理人员，护理人员感到委屈而发生护患冲突
	依赖与独立的冲突	疾病恢复期常引起依赖与独立冲突的发生。一方面是患者经过较长的病程，角色强化，在心理上对医护人员依赖性增强，有的患者甚至出现了不愿回归社会角色的心理障碍。另一方面，护理人员却要帮助患者重建自信、增强独立意识、提高社会适应性。如果护患之间缺乏沟通，易引起患者的误解，导致护患冲突
	偏见与价值的冲突	各个社会层次的患者，对护理人员的职业价值看法不同。尽管护理职业的社会职能和地位已发生了深刻的变化，但传统习俗根深蒂固的影响仍然难以改变现有人们对护理职业的偏见。部分护理人员，对他人消极的职业评价特别敏感，因而以冷漠的态度对待患者，这样极易造成护患冲突的产生

2. 护患冲突的分类

护患冲突的分类	
责任性冲突	是指护理人员工作态度消极，责任心不强，或违反操作原则，造成患者非正常死亡、功能障碍、病情加重等不良后果，并对此后果承担主要责任的冲突
技术性冲突	主要是指由于护理人员专业功底不扎实，技术不熟练，造成患者非正常死亡、功能受损等不良后果而引起的冲突。这类冲突的责任常由医院方面承担
恶意性冲突	是指个别护理人员利用护士职业特权故意伤害患者，使患者身心受到不利影响以达到报复患者的目的。表现为不及时给患者治疗、不及时更换床单等用品、故意不按操作规程操作。虽然此类冲突多为个别现象，但性质恶劣，对护理人员的形象影响很大
道德性冲突	主要是由于护理人员的职业道德出现问题引起的。其表现是服务态度恶劣、语言生硬、不够耐心体贴、对患者的合理要求不闻不问等
经济性冲突	在市场经济环境中，患者的消费意识和维权意识日益增长，经济冲突的案例也日渐增多。表现在对医院的收费机制产生置疑，不按时缴费；少数患者有意拖欠；患者以索赔为目的，有意寻找理由制造事端冲突；意外的医疗事故需要医院赔偿损失，双方对补偿金额产生分歧
认知性冲突	护患双方由于对护理专业知识了解的深度不同，对疾病的治疗、护理的过程出现的问题存在不同的认识，从而引起冲突

3. 一般护患冲突的处理

- 一般护患冲突的处理
  - 提高护士职业素养
    - 护士端庄的仪表，饱满的精神面貌，良好的行为举止，文明优雅的谈吐，熟练的操作技能给患者留下良好的第一印象，为取得患者的信赖和建立良好的护患关系奠定基础
    - 在护患之间产生争执，甚至发生护患纠纷时，应保持冷静的头脑，切勿冲动、感情用事，防止因情绪激动说出伤害患者感情的语言。通过倾听，了解患者的真实想法，对患者不理解的地方予以耐心解释
  - 加强护士业务素质
    - 改善护患关系的核心问题就是提高护理质量。患者最关心的问题是在短时间内能够治愈疾病，能遇到负责的医护人员，有丰富的知识和精湛的技术。因此，护理人员要不断学习，钻研业务，不断提高知识水平和操作技术，有效地避免和减少护患冲突
  - 树立护士法律观念
    - 随着人们法律意识的日益增强，医护人员要认真维护患者的权益，如“参与权”“知情权”，使患者对于自己的治疗、护理方案和医疗费用做到心中有数。使医务人员在医患、护患权益差异的矛盾中发挥积极的主导作用
  - 强化护士服务意识
    - 一位患者这样说：“我不求护士能一针见血，但求护士的一丝笑容。”可见，友善的态度、温馨的笑脸、温和的举止、亲切的话语会调动患者积极乐观的情绪、减轻患者的心理负担。因此，要强化服务意识，赢得患者对医务工作者的信任和尊敬

4. 特殊护患冲突的处理

- 特殊护患冲突的处理
  - 与愤怒患者的沟通
    - 当患者发怒并指责护士时，护理人员首先应冷静，保持沉默，倾听患者的感受。视患者的愤怒为一种健康的心理反应，使其充分表达及发泄自己的焦虑及其他情绪
    - 待其情绪稳定后，帮助患者分析原因，认真对待患者的意见和要求，正确引导患者，满足他们的正当需要
  - 与抱怨患者的沟通
    - 这类患者对别人的要求高，对周围的一切都抱怨。多因患者认为患病后没有得到重视和同情，从而以苛求的方法来唤起别人的重视，特别是长期住院的患者更是如此
    - 护理人员应理解患者的行为，多与患者沟通，满足患者的合理要求，必要时在对患者表示热情和理解的同时，对其要求做出一些限制
  - 与悲哀患者的沟通
    - 患者在悲哀时应允许其充分表达自己的情感，在患者愿意独处的情况下，可以为其提供一个安静的空间，让其尽情发泄内心的不畅
    - 护理人员应用鼓励发泄、倾听、移情、沉默、触摸等技巧对患者表示理解、关心和支持，尽可能理解患者、帮助患者，使其恢复平静
  - 与抑郁患者的沟通
    - 抑郁患者一般表现为反应迟钝、说话语速慢、注意力难以集中。护理人员对患者的反应更多一点关注，交谈时态度亲切、和谐，提出的问题要简单，使患者感受到关怀及重视

续流程

- 特殊护患冲突的处理
  - 与病情危重患者的沟通
    - 病情危重的患者，身体处于极度虚弱状态，应尽量少交谈，多用非语言行为传递信息。如果患者有交谈愿望时，语言应尽量精简，时间宜短
    - 对无意识的患者，可持续用同样的轻声细语或触摸的交流方式，以刺激、唤醒或满足患者的交流需要
  - 与有感觉缺陷患者的沟通
    - 患者感知觉异常或丧失会影响交流沟通。如对听力有障碍的患者，说话时应尽量让患者看到自己的脸和口，用手势和表情来加强交流效果，或用书面语言、视觉直观（图、实物）等与患者沟通，交谈中可以略提高声音
    - 对视力不佳者，在走近或离开患者时，都要告诉患者，及时对患者所听到的声音做出解释。可以用触摸的方式，让患者感受到护士的关心
    - 对有语言障碍的患者，因对方无法表达而应尽量使用一些简短的句子，可以用“是”或“不是”，也可以用非语言来回答，给对方充分的时间，态度要缓和，不可过急，也可以用文字交流

第二节　护理工作中与患者家属的沟通

一、护士与患者家属的关系

1. 患者家属的角色特征

一个家庭中若有成员突发疾病，必然会给这个家庭的其他成员造成负面影响，尤其是家庭主要成员病倒后，影响则更大。为了照顾和支持患者，家

庭成员原来所承担的角色功能不得不重新调整，以适应家庭的突发变故。作为患者亲属，其角色特征主要是以下几点。

- 患者家属的角色特征
  - 患者原有家庭角色功能的替代者
    - 生病前每个患者在家庭中均承担一定的角色和责任，一旦病倒，其角色功能必须由其他家庭成员替代或分担，否则，患者无心养病，家庭生活节奏和规律必将无法正常运转
    - 因此，家庭成员角色功能的迅速调整，亲属妥善分担患者原有角色功能，对于消除患者的心理压力，使其安心治病是十分重要的
  - 患者病痛的共同承担者
    - 疾病不仅给患者带来痛苦，同时也会引起患者亲属一连串痛苦的心理反应，尤其是危重症患者和恶性肿瘤患者的亲属。对于心理承受能力较差的恶性肿瘤患者，出于保护性医疗策略的需要，医护人员常采取“越过式沟通”方式，将患者的病情和预后告诉患者亲属而不直接告诉患者
    - 因此患者亲属往往最先承受着精神上的打击，但这种极其痛苦的心情，在患者面前又不能表露出来，只能压抑着心中的痛苦而强装笑容
  - 患者的心理支持者
    - 生病后，患者容易出现焦虑、恐惧等心理问题，需要有人排解和安慰，患者亲属是担当这一角色最合适的人选
    - 亲属的关爱，对患者是一种极大的安慰。许多患者的心理症结，只有亲属才能解开，护士和其他人员是无法替代的。因此，亲属是患者病情稳定的重要因素，是患者心理的主要支持者

续流程

- 患者家属的角色特征
  - 患者生活的照顾者
    - 患者由于受疾病的折磨，生活自理能力会受到不同程度的影响，住院期间和出院后一段时间，生活上都需要有人照顾，一般情况下，患者亲属会义不容辞地承担起照顾的责任
    - 亲属比其他照顾者如保姆或护工更了解患者的生活习惯，能够为其他照顾者提供指导，使患者得到更为周到的照顾。而且，患者与亲属之间的亲情关系使患者从心理上更易于接受亲属提供的生活照顾，能避免因受其他人员照顾而产生的不安或内疚感
  - 患者护理计划制订与实施的参与者
    - 整体护理需要患者的积极配合与参与，但如果患者病情严重，或是婴幼儿、精神疾病患者，患者的参与能力受限时，就需要患者亲属的积极参与
    - 亲属是患者病情的知情者，特别是缺乏自我表达能力的患者，没有患者亲属提供病情资料，护士很难做出正确的护理诊断。患者护理计划的制订、护理措施的落实都需要亲属的帮助，特别是生活护理方面

2. 护士在与患者家属沟通中的作用

护士在与患者家属交往的过程中，应充分理解患者家属面临的困难，利用自己所学的专业知识和专业技能，尽可能提供帮助。

- 护士在与患者家属沟通中的作用
  - 接待作用
    - 患者家属到医院探视患者时，护士应给予热情接待，因为陌生的环境同样会给患者家属带来心理压力。护士应主动向其介绍医院环境、相关规章制度，交代探视时间及其注意事项等，以取得患者家属的理解和合作

续流程

- 护士在与患者家属沟通中的作用
  - 咨询作用
    - 患者家属到医院探视患者的主要目的是看望患者，稳定患者情绪，同时了解其治疗和护理情况。护士应主动向患者家属介绍患者的病情变化、情绪状态、主要的诊疗护理措施等，以使家属放心，并耐心解答患者家属的提问，以缓解其紧张焦虑心理
  - 协调作用
    - 患者患病住院后，其正常的家庭生活秩序被完全打乱，患者家属面临许多新的实际困难，如担忧患者、担心预后、经济紧张、无暇照顾患者等，这些都给他们带来了很大的心理压力，从而渴望得到护士的理解和帮助
    - 只要不违反医院的规章制度，只要自己力所能及，护士都应主动帮助患者家属，尽快适应目前的生活，共同承担起照顾患者的责任
    - 对患者漠不关心的家属，护士还应主动与其取得联系，耐心细致地做好思想工作，让他们正确对待疾病，正确对待患者，协同护士稳定患者的情绪，使其安心接受治疗与护理
  - 指导作用
    - 一般来说，患者患病后，其家属往往感觉自己束手无策、孤独无援，不知如何照顾患者。这就要求护士运用自己的专业知识、专业技能，正确指导家属学会照顾患者，如指导家属照顾患者的休息、饮食、锻炼、服药等

3. 影响护士与患者家属关系的因素

在为患者提供护理服务的过程中，护士与患者亲属的接触较为频繁。在

频繁的交往中，难免可能产生矛盾冲突从而影响双方之间的关系。影响护士与患者亲属的因素主要有以下几个方面。

- 影响护士与患者家属关系的因素
  - 角色期望冲突
    - 患者亲属往往因为亲人的病情而承受不同程度的心理压力，并产生紧张、焦虑、烦恼、恐惧等一系列心理反应，因而对医护人员期望值过高。希望医护人员能为患者解决一切问题、操作无懈可击等
    - 护士应该充分理解患者亲属的心情，尽可能为患者提供优质的护理服务，减轻亲属的心理压力
    - 但个别职业素养较低者，不仅不善于移情，甚至对患者或亲属流露出厌烦的情绪
    - 另一方面，由于我国护理队伍人力资源缺乏，患者人数众多，护理工作的繁重，医护专业的不同，护士不可能为患者解决所有健康问题，因此难以满足患者亲属的需要，从而导致护士与患者亲属的矛盾冲突
  - 角色责任模糊
    - 在护理患者的过程中，亲属和护士应密切配合，共同为患者提供心理支持，生活照顾
    - 然而部分患者亲属对自己的角色特征认识不清，或不愿意承担对患者的护理、照顾责任，认为患者住院，缴纳了住院费用，医院就应为患者承担全部责任，包括治疗、护理和一切生活照顾，自己只扮演旁观者和监督者的角色。当某些护理措施需要亲属配合或协助时，便产生不满情绪
    - 但有个别护士将本应自己完成的工作交给患者亲属去做，由于患者亲属大多不是专业人员，缺乏护理专业知识，往往难以保证护理质量，甚至出现护理差错、事故

续流程

- 影响护士与患者家属关系的因素
  - 角色责任模糊
    - 护士在为患者提供护理服务的同时，也应该充分理解患者亲属，为他们提供帮助和指导：如介绍病情、指导他们照顾好患者等。但有少数护士把回答患者亲属的问题看做额外负担，采取冷漠的态度，给人冷若冰霜的感觉。这也会引起护士与患者亲属之间的矛盾
  - 经济压力过重
    - 随着高端诊疗技术、新药的不断开发和应用，医疗费用也不断升高，患者亲属的经济压力逐步加大，医疗费用成了患者和亲属甚为敏感的问题
    - 尤其是当某些患者花费了高额的医疗费用，而治疗效果不明显，甚至病情恶化时，患者亲属往往难以接受而产生不满情绪，这种不满情绪常会因为护理工作的微小不足而引爆出来，从而引发护士与患者亲属间的冲突

二、护士与不同患者家属的沟通

1. 门急诊患者家属的角色特征

- 门急诊患者家属的角色特征
  - 患者的协助者和代理者
    - 当人处于疾病状态时也就处于一种不适状态，渴望得到别人的帮助。无论是普通的体格检查、一般的感冒、突发的急症，还是慢性病，患者多数情况下是在亲属的陪同下去就医
    - 对于因病丧失意识、不能独立行动者，往往更是由其亲属送到医疗机构进行治疗。患者在疾病的折磨下会产生情绪上的波动以及思维上的障碍，或是对某些与疾病有关的隐私有意回避等，不能完整表达自己的各种症候
    - 由于门急诊的时限性和病情的紧急性，医护人员不可能有更多的时间等待患者主诉，与患者一起生活的亲属能够帮助护士掌握大量有益的信息，从而成为患者与护士之间必要的交流媒介，为治疗和护理提供很大的帮助
  - 患者医疗后果的承担者
    - 患者承受着巨大的疾病折磨，其亲属也承受着难以解脱的精神压力。如急诊患者病情危重，随时可能有生命危险，故患者亲属存在着不同程度的心理问题，如烦躁不安和孤独无助，他们很需要他人的帮助和支持

2. 与门诊患者家属的沟通

- 与门急诊患者家属的沟通
  - 热情接待
    - 大多数患者亲属是首次陪同患者到医院就诊，对就诊的流程往往不了解，诊疗、检查的地点不清楚。门急诊护士应热情接待，详细告知有关事宜。在患者及亲属候诊时，耐心解答他们提出的问题，就所患疾病介绍一些预防保健知识，选择合适的方式进行健康教育
  - 同情尊重患者亲属
    - 对患者亲属的焦虑不安，对治疗护理工作的不理解，护士都要做好热情周到、耐心细致的解释
    - 对患者亲属提出的要求，凡是合理的、能够做到的，应尽量予以满足；要求合理但限于条件限制难以做到的，应向亲属做好解释，以求得到他们的谅解；对于亲属提出不合理的要求也要耐心说服，不能置之不理，应以平等的态度与之交换意见
    - 患者受疾病的折磨，亲属心情往往比较烦躁、苦闷，迫切需要护士提供全面准确的医疗护理信息。而护士由于工作紧张、繁忙等原因缺乏同患者亲属交流的时间和精力，导致患者亲属对护士不满
    - 护士只有在临床工作中不断地完善自我，巩固专业基础知识，学习心理学、预防和保健等方面的知识；用共情的方法去理解、解决患者的生理、心理问题，以满足患者亲属的需要

续流程

- 与门急诊患者家属的沟通
  - 注重沟通效果
    - 患者亲属在和护士沟通交流中，有时会认为患者的某些情况是护士理所当然了解的，或是曾经对其他医护人员谈过，因而省略了对这些信息的说明，但对于不明此信息的护士来说，则会感到莫名其妙
    - 此时应将事情的来龙去脉询问清楚，让患者亲属把省略的信息表达出来，沟通就能顺畅进行
    - 当患者亲属往往就某一问题反复询问，多数是由于他们的知情需求增加与其医学知识、认知能力之间的矛盾造成的，还有部分是由于护士的解释说明不到位，或护士与患者亲属沟通时不重视对方的想法和反应，以及对内容的理解程度不够而没有达到沟通的效果
    - 患者受疾病的折磨，亲属心情往往比较烦躁、苦闷，迫切需要护士提供全面准确的医疗护理信息。而护士由于工作紧张、繁忙等原因缺乏同患者亲属交流的时间和精力，导致患者亲属对护士不满
    - 护士只有在临床工作中不断地完善自我，巩固专业基础知识，学习心理学、预防和保健等方面的知识；用共情的方法去理解、解决患者的生理、心理问题，以满足患者亲属的需要

3. 住院患者家属的角色特征

住院期间，患者亲属是患者最重要的看护者和社会支持者，患者亲属的长期照顾，承受着巨大的心理、情感及社会压力，从而产生心理健康问题，也导致其出现躯体疾病，使之生活质量下降。同时亲属的心理健康又会对患者的康复和预后产生重大影响。护士应及时与患者亲属沟通，进行针对性的健康教育，使患者亲属获得有关疾病知识和信息，提高其应对危机的能力，使患者亲属尽快适应角色转变，从而提高其照料水平，能够积极、乐观、正确地面对患者的病情，并能运用所学知识和技能照顾患者，稳定患者情绪，从而能保证医疗护理的顺利进行。

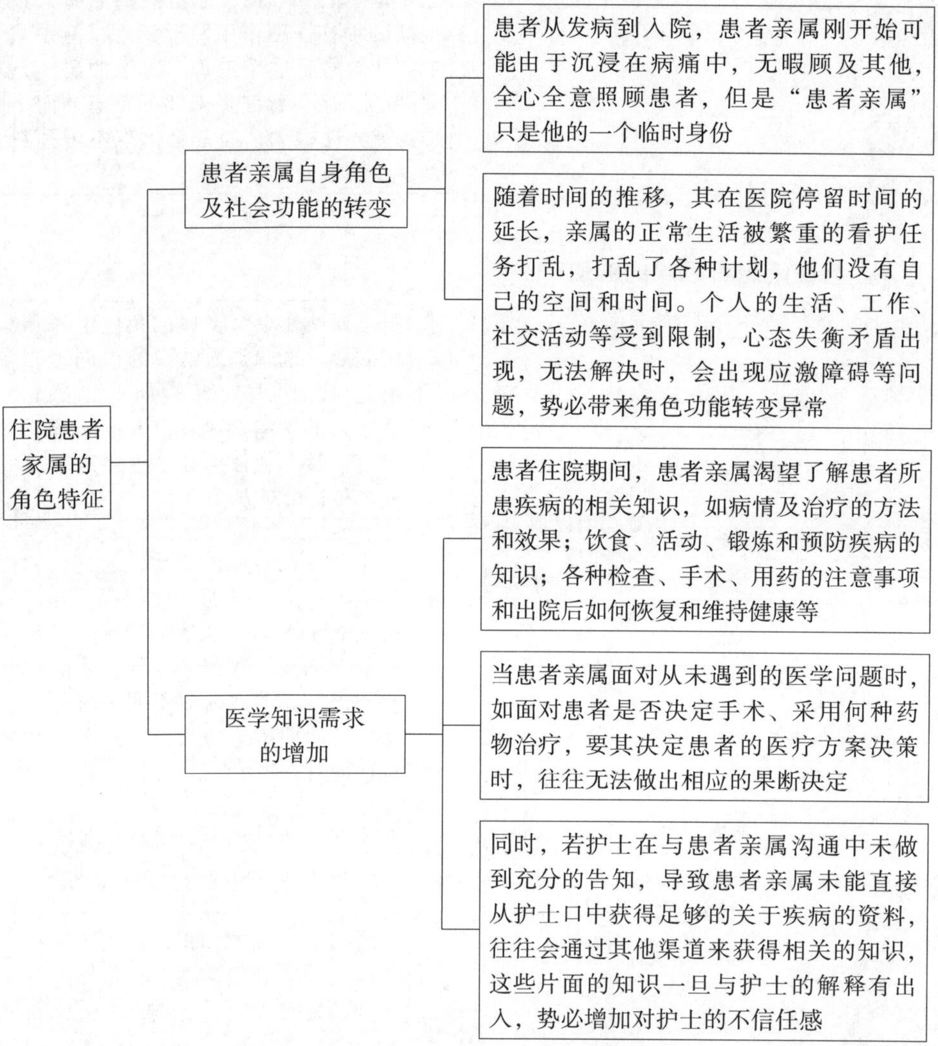

续流程

- 住院患者家属的角色特征
  - 消费的医学心理
    - 很多人把看病就医认为是一种商品消费，认为诊疗和购物一样，花了钱，就应当得到最好的物质（医疗结果）。实际上，看病就医与商品消费是完全不同的，医疗护理学科的知识和技术发展，总是滞后于临床疾病的发生和变化，这一特性注定了医疗护理技术的局限与由之而来的风险
    - 医学是一把双刃剑，在治病的同时又造成新的损伤、副作用乃至死亡，但是人们往往忽略了这个道理。医学的研究是复杂的、存在着许多未知的信息，而个体的差异性很大，经常会出现不可预料的一些结果

4. 与住院患者家属的沟通

- 与住院患者家属的沟通
  - 站在患者亲属的角度
    - 护士要站在患者亲属的角度上考虑问题，也就是通常说的“同理心”。要能设身处地、将心比心感受他人的情绪和处境，并能正确理解以及不加任何评论地将这种了解传达给对方
    - 护士要提高自身的素质，加强沟通能力，快速识别各种状况，充分调查了解患者亲属的情况，只有较全面地了解患者亲属，才能在与之沟通时，针对不同理解能力、不同期望值的人群，做出不同的应对方法
  - 充分告知患者亲属相关情况
    - 护士在沟通过程中需要将患者的相关情况充分地向患者亲属说明，绝大部分患者亲属没有医学知识或者只有片面的知识，如用医学术语与患者亲属沟通，必将导致沟通的失败

续流程

- 与住院患者家属的沟通
  - 让患者亲属充分了解和理解医务人员
    - 应让患者亲属了解和理解医学的局限性、诊疗技术的风险性、疗效的不可预测性；充分了解医务人员公平、公正、一视同仁的职业道德感；让其明白医患双方同在一条战线，目的都是为了患者，医患双方是合作的。让患者亲属也产生同理心，理解医务人员，理解疾病，理解医学
  - 提高患者亲属应对能力
    - 患者亲属对疾病的诊断和治疗了解得越多，产生的心理压力越少，并且还能更好地利用医疗系统资源来应对疾病
    - 护理人员应将各种护理信息及时传达给亲属，对亲属同步进行针对性的健康教育，使患者亲属及时获得有关疾病知识和信息，提高其应对危机的能力，使患者亲属尽快适应角色转变，从而提高其照料水平，能够积极、乐观、正确地面对患者的病情，并能运用所学知识和技能照顾患者，促进患者康复
  - 尊重患者亲属的陪伴和探视
    - 疾病的折磨让患者失去信心，亲情在此刻变得更加珍贵与难得。护理人员可以有计划地安排来访者的探视，怕失去家庭和朋友的患者可以得到劝慰，并适当增加亲朋好友的陪伴。通过精心护理和对患者的高度尊重，可使自我控制能力弱化的情况得到最大限度的补偿
    - 临床上，在对危重患者抢救过程中，应该尊重患者和亲属最后告别的权力，让亲属陪伴。如有的患者来不及等到亲属到来就离开人世，应由护士代替亲人接受并保存遗物，让患者亲属感受到医护人员的关怀

第三节　护理人员与其他医护人员的沟通

一、医护关系沟通

1. 医护关系定义

医护关系是指医生和护士群体之间在医疗护理活动过程中形成的相互关系，是护理人际关系中的一个重要组成部分。建立良好的医护关系是顺利完成医疗护理活动的重要保证。随着医学模式的转变，医护关系由传统的“主导-从属型”模式向“并列-互补型”模式转变，成为紧密联系又相对独立、共同协作、相互依存、互为补充的并列合作关系。

2. 医护关系影响因素

- 医护关系影响因素
  - 角色心理差位
    - 心理等位关系是指人际交往过程中，交往双方在心理上处于同等位置，彼此没有主从、上下之分。新的医护关系模式“并列-互补型”体现在进行医疗活动过程中，医生和护士只有分工不同，没有高低贵贱之分，医护双方是一种平等合作的伙伴关系，即心理等位关系
    - 心理差位是指人际交往过程中，交往双方在心理上处于不平等的上、下位关系。“主导—从属型”医护关系模式受传统的重医轻护思想影响，人们通常认为“医生的嘴、护士的腿”，护士习惯于服从医生，习惯于机械地执行医嘱，认为自己比医生的地位低，形成了医生地位高、护士地位低的角色差位
    - 一些高年资、临床经验丰富的护士，观察病情、抢救治疗等业务能力比一些年轻的医生强，以及个别护士过分强调护理专业的独立性和自主性，因此不尊重、不配合，甚至挑剔指责医生，形成了护士地位高、医生地位低的角色差位

续流程

- 医护关系影响因素
  - 角色压力过重
    - 许多医院在人员配备、岗位设置、奖金分配等方面存在不平衡，导致护士角色压力过重，发生负性情绪，影响医护关系的和谐、健康发展
    - 由于人们的法律意识和自我保护意识的不断提高，对于医疗护理质量的要求越来越高。医患关系紧张、艰巨的护理工作、患者的不理解、医生的不认可等均使护士角色压力进一步加重。疲惫不堪、负性情绪、紧张、易怒，而工作的繁忙又使得与医生交流沟通减少，这些都不利于医护关系的健康发展
  - 角色理解欠缺
    - 由于医护不同的专业特性，在日常工作中常因医护专业的不理解而相互埋怨或指责，如护士埋怨医生开医嘱速度太慢、无计划、无菌观念不强等；而医生则埋怨护士不善于观察病情、不能按时为患者完成治疗或为患者的解释不到位等；医护之间缺乏对双方专业性质的理解与沟通是影响医护之间关系的重要因素
  - 角色权利争议
    - 医护双方的服务对象、服务目的是一致的和相同的，都在各自的职责范围内行使权力，承担责任。但有些情况下，医护之间会因工作职责和权利义务的争议出现矛盾冲突。如发现医嘱不妥当提出意见是护士的职责，但往往医生会认为下医嘱是医生自己的事，护士只管执行医嘱，不需要干预，便可能产生角色权利争议

3. 建立良好医护关系中的原则

- 建立良好医护关系中的原则
  - 患者第一原则
    - 建立良好的医护关系首先应遵循患者第一的原则，即把患者的生命、健康和利益放在首位
    - 当医护之间因为角色权利发生争议时，应在“患者第一”的原则下进行沟通，任何医疗护理行为都应将患者的生命、健康放在首位，注意维护患者的利益，严禁因个人的权利争议影响患者的诊治和护理
  - 尊重他人原则
    - 相互尊重是医护双方彼此之间建立良好关系的基础。不论对方年龄、资历高低，都不应该轻视或贬低对方，不能挑剔或指责对方
    - 医护之间只有相互尊重、相互理解、相互支持，才能改善医患关系，共同提高工作效率、提高医疗服务水平

4. 护士在促进医护关系中的作用

- 护士在促进医护关系中的作用
  - 主动宣传，避免矛盾
    - 近年来，随着护理专业的快速发展，许多医生对护理工作的重要性认识不足。这就需要护士主动向医生宣传、介绍护理专业的特征和发展变化，使医生更好地了解护理专业，认可护理工作，支持护理工作
  - 相互信赖，理解合作
    - 医护之间相互信任、相互理解是建立良好医护关系的基础。在临床工作中，医护双方都希望对方理解自己的工作特点，承认自己的工作能力，珍惜自己的劳动成果。因此，护士应尊重医生，在尊重的基础上充分信任和理解他们，从而促进医护关系的良好发展
  - 尊重医生，树立威信
    - 在医疗护理活动中，护士应主动了解医生的工作特点，分清双方的责任，尊重对方的人格，尊重对方的专业自主权，主动配合其工作。任何一方不得轻视、贬低另一方，双方都应尽可能在患者面前树立对方的威信，使患者对整个医疗护理过程充满信心

续流程

- 护士在促进医护关系中的作用
  - 坚持原则，以诚相待
    - 对于患者的治疗和护理，医护之间常常会有不同的看法和意见，解决争执和意见的最高准则是维护患者的利益和安全
    - 为了维护患者的利益，保证患者的安全，护士应坚持原则，决不能姑息迁就，也不能听其自然，不加补救而导致差错事故的发生。护士坚持原则的同时，还应该以诚恳的态度、委婉的方式向医生耐心的解释说明，避免引起不必要的误会

二、护际关系沟通

1. 护际关系概述

- 护际关系概述
  - 护际关系的定义
    - 护际关系是指护士与护士之间的关系。护理工作需要很强的协作性，只有建立和谐的护际关系，才能紧密协作，保障护理任务的顺利完成，提高护理工作效率和质量
    - 护际关系通常分为3类：上下级护际关系、同级护际关系和教学护际关系。由于护士的知识水平、性格特征、工作经历和职业素质的差异性，在护士之间交往过程中，可能会产生矛盾和冲突。如何处理护际关系，避免和减少护际冲突或矛盾，是我们学习的重要内容
  - 影响护际关系的因素
    - 一是护士自身的因素，如年龄、学历、职称、性格、阅历、交往能力、敬业精神、工作能力等
    - 二是医院管理者因素，如品格、排班、奖惩、人才任用、关心下属等
    - 三是社会家庭因素，个人情感、家庭问题、体制改变、思想冲击、社会认可等。其中主要的因素是护士自身的因素，其次是医院管理者的因素，再次是社会家庭因素

2. 护士的角色特征

随着护理学的发展，护士角色发生了根本性变化，由传统的“母亲形象”“宗教形象”“仆人形象”逐步发展为受过专门教育、有专门知识、受人尊重、独立的实践者。当代护士被时代赋予了多元化的角色，如计划者、照顾者、教育者、管理者、研究者等，其角色特征如下：

护士的角色特征

扎实的理论知识和实际操作技能	护士必须具有足够的知识与能力去实施各项护理措施，以解决患者的具体问题
良好的沟通、咨询及教育能力	护士能随时将患者的病情变化、治疗情况等与相关人员沟通，并能耐心地解答患者及家属的询问，也能随时对他们进行健康教育
敏锐的观察能力	护士应具备观察病情变化的能力，以明确判断病情的轻重缓急，并及时处理
同情心	同情患者，理解患者，在患者需要时，能提供及时有效的护理，并尊重患者，维护其人格、尊严及权利
端庄的仪表和开朗的性格	要求护士仪表端庄、着装整洁、表情自然、面带笑容、和蔼可亲，并能以开朗乐观的态度对待每一位患者
不断完善自我的能力	护士在临床工作中，会遇到许多疑难问题，护士应通过不断的学习，主动查阅资料或请教专家以解决问题、提高和完善自我

3. 护士与管理者的关系

护理管理者与护士在沟通过程中，双方都希望对方明确自己的角色期望，努力实现对方期望的角色功能，营造和谐的护际关系。

- 护士与管理者的关系
  - 护士长对护士的角色期望
    - 希望护士有较强的工作能力，能胜任岗位工作
    - 希望护士能够服从管理，支持科室工作，与其他护士关系融洽
    - 希望护士能妥善地处理好家庭和工作的关系，全身心地投入工作，顺利地完成各项护理任务
    - 希望护士有健康的身体素质，能胜任繁重的工作
    - 希望护士有良好的职业态度和敬业精神
  - 护士对护士长的角色期望
    - 希望护士长有较强的组织管理能力和过硬的业务技术能力，能够科学管理并善于解决工作中的难题，在各方面给予自己帮助和指导
    - 希望护士长能严格要求自己，以身作则
    - 希望护士长能尊重护士，并对每一位护士一视同仁
    - 希望护士长能平易近人，关心下属，注重对护士的人本关怀，主动帮助护士解决难题
  - 不同年龄段护士对护士长的角色期望
    - 老护士希望得到护士长的尊重和重视，并能够根据她们的情况合理安排合适的岗位
    - 中年护士则希望得到护士长的赏识和重用，为他们充分发挥自己的优势和才能，创造机会，搭建平台
    - 年轻护士则希望得到护士长的肯定和激励，并给他们学习和提高的机会

4. 护士与护士的关系

- 护士与护士的关系
  - 新老护士之间的关系
    - 新老护士之间由于年龄、学历、工作经历和身体等不尽相同，若在工作过程中缺乏沟通，相互之间常因缺乏理解和尊重，相互埋怨指责而发生矛盾
    - 通常年长护士临床经验丰富，爱岗敬业，责任心强，工作扎实，吃苦耐劳，资历深、职称高，往往看不惯年轻护士的行为和思维，认为年轻护士缺乏敬业精神，业务不熟，工作拈轻怕重、敷衍了事，缺乏礼貌，口头禅“一代不如一代”，这些看法往往引起年轻护士的不满
    - 而新护士和年轻护士自认为精力充沛、反应敏捷、动作迅速、理论知识新颖，常认为老护士爱管闲事、爱唠叨、观念落后、墨守成规、保守、“OUT”，对老护士表现不恭不敬，甚至抵触，造成老护士看不惯新护士，而新护士会不满老护士的现象，从而出现关系紧张
  - 不同学历护士之间的关系
    - 随着高等护理教育的发展，护理人才培养的多样化，越来越多的不同层次的专科、本科及研究生学历的护士走上临床护理工作岗位
    - 少数学历较高的护士认为自己学历高，理论基础扎实，知识面广，而不甘于从事临床护理工作，看不起其他层次的护士，更不愿意向他们学习临床实践经验
    - 而一些学历较低的护士，对那些眼高手低的高学历护士又不以为然，认为只会说，不会做，动手能力不如自己强，从而心存芥蒂，导致交往障碍

续流程

- 护士与护士的关系
  - 年龄相仿护士之间的关系
    - 相仿年龄护士之间也会发生矛盾。有的护士热爱护理事业、工作态度端正、认真负责、工作能力强、表现出色，得到医院的重视和培养；而有的护士工作态度不够端正，能力一般或较差，工作中懈怠或懒散，完成工作不完满，常影响其他人员的工作进程，不被医院重视
    - 所以能力强、认真负责的护士会看不惯或看不起工作能力弱或不努力工作的护士；而能力差的护士，又嫉妒工作能力强的，甚至去诋毁她（他）们。年轻、个性强，娇生惯养，不能宽容、忍让等特点，往往会造成护士之间争执、冲突，影响护际关系的和谐发展

5. 护士与管理员的关系

- 护士与管理员的关系
  - 目前国内多数医院都有聘用护理员。护理员主要是一些未经正规培训的临时工。他们对护理工作的重要性认识不足，缺乏护理专业知识，有自卑感，在与护士的交往中，往往处于被动地位
  - 多数情况下护士与护理员之间能和谐相处、互相尊重、密切配合。但也有少数护士居高临下，认为护理员是非专业技术人员，对他们不够尊重，任意指使
  - 而护理员通常希望护士能对他们进行工作指导，希望能被护士尊重，帮助他们在患者面前树立威望
  - 如果双方关系没处理好，就会影响整个病区护理工作的顺利开展

6. 护士与实习生的关系

- 护士与实习生的关系
  - 临床实习是护生走上工作岗位前的必经阶段。带教护士希望实习护生聪明勤快、反应敏捷、勤奋上进、虚心好学、尊敬师长、谦逊有礼；而实习护生则希望带教老师品德高尚、业务熟练、知识丰富、待人热情、一视同仁、耐心带教
  - 但有些实习护生，不尊敬带教老师，表现懒散，不积极主动、不认真、不虚心，不懂装懂，尤其是高学历实习护生，自认为学历高而表现傲慢、不虚心请教，不尊重带教老师，导致带教护士不愿意带学生
  - 而有些老师对学生态度冷淡，不耐心教导，经常批评指责，使护生产生厌恶心理，失去了学习兴趣，导致师生之间产生矛盾和冲突

7. 护际间的沟通策略

有效的沟通是建立良好护际关系的基础，常见的沟通策略有以下几方面：

- 护际间的沟通策略
  - 心胸宽广，情绪稳定
    - 护士应具备宽广的胸怀和以大局为重的气度，宽以待人，严于律己。由于护理工作繁忙，辛苦，时间久了，护士之间难免出现摩擦、争执
    - 遇到这种情况，护士要善于控制自己的情绪，保持客观冷静，要以一颗包容之心对待他人，多体谅对方，遇事多为别人着想，即使别人犯了错误，或冒犯了自己，也不要斤斤计较，以免因小失大，伤害彼此之间的感情
  - 互敬互学，取长补短
    - 高年资护士在体力、精力上不如年轻人，但他们有丰富的临床经验，办事稳重可靠，责任心强；年轻护士精力旺盛，做事敏捷，善于创新，但自控能力差，吃苦精神不强
    - 高年资护士应看到年轻人的优点，尽力做好传、帮、带工作，使他们尽快掌握正确的护理技巧，弥补临床经验的不足；年轻护士应多向老护士学习、请教，遇事多征求他们的意见。从而形成相互尊重、相互学习、取长补短的融洽的护际关系

续流程

- 护际间的沟通策略
  - 以诚相待，与人为善
    - 古人云："精诚所至，金石为开"，只要真心诚意地对待他人，就会使人感化。护士之间既是志同道合的同志，又是朝夕相处、休戚与共的姐妹，因此，彼此之间应坦诚相待，善待对方，建立和谐的护际关系
  - 关心他人，团结协作
    - 护士之间互相关心，互相帮助是圆满完成护理工作的前提。当对方取得成绩时，应真心表示祝贺；遭遇挫折时，应主动表示关心和同情；遇到困难时，应真诚地提供帮助
    - 护士之间既分工明确，又相互协作，有些工作尽管不是自己本班的工作内容，但当其他护士无法顺利完成时，应主动帮忙

第四节　护士与医疗辅助岗位人员的关系沟通

医院是一个以患者为中心的健康服务群体，在临床护理工作中，护士除了要与患者、医生、其他护士进行沟通协作外，还经常与其他医疗辅助岗位人员包括医技人员、后勤人员等进行沟通。由于护士与这些人员的工作职责、性质和环境不同，以及专业、阅历、文化的差异，所以在人际交往中会产生不同的观点和心理反应，进而影响相互间的协作关系。

- 护士与医疗辅助岗位人员的关系沟通
  - 与医技人员的关系问题
    - 医技人员是指医院从事各种诊断性检查、检验及辅助性治疗等工作的专业技术人员。由于护士与医技辅诊人员双方对对方的工作特点了解有限，在交往中双方不及时进行沟通，可能出现因缺乏理解和配合而出现推诿、埋怨或指责现象
  - 与后勤人员的关系问题
    - 后勤人员虽不直接参与患者的诊治和护理，但却能够为医疗护理提供物资、环境、安全等各项保障，保证护理工作的顺利开展。由于工作内容、职责任务、专业特性及文化等差异性，若缺乏尊重和理解，双方交往会出现沟通障碍，甚至引发矛盾冲突

续流程

- 护士与医疗辅助岗位人员的关系沟通
  - 与后勤人员的关系问题
    - 有些护士认为后勤人员不是专业技术人员，工作岗位不重要，工作清闲，在交往中觉得自己高人一等，以命令式口气要求提供服务，无端指责和挑剔，引起对方心理压抑与不满
    - 而有些后勤人员因工作不被尊重，缺乏理解及待遇较低而感到失落和不满，表现懈怠，不积极主动支持和配合临床一线工作，导致医疗护理工作不能及时开展，从而影响护士与后勤人员的关系沟通
  - 与医技、后勤人员的沟通策略
    - 护士与医技、后勤人员都是为了患者的健康提供服务，都应得到社会的尊重和理解。在交往过程中，护士首先应尊重、理解其他医疗辅助岗位人员，注意提高自身修养，以礼待人，通过多种渠道、多种方式与医技、后勤人员进行沟通
    - 如果在交往中出现问题，不应相互推卸责任，首先应客观分析问题，做自我检查和批评，如果因自身的工作疏忽，给对方造成不便或麻烦应主动承担责任，向对方致以真诚的歉意，并及时补救、注意改正
    - 如果因为对方的失误造成一时的工作被动，不要埋怨指责，应采取对方能接受的方式提出合理的意见和建议，并主动帮助对方做好善后工作，将失误的不良影响降低到最低
    - 护理工作的顺利开展，需要医技、后勤人员的有力支持与紧密配合，护士只有与医技、后勤人员等进行有效的沟通与协调，才能最大限度地发挥自己的角色功能，提高护理服务质量
    - 在工作过程中，护士不仅要考虑自身遇到的困难，也应设身处地地为其他工作人员着想。当其他工作人员的工作安排有困难时，在不影响患者诊疗的前提下，可主动调整工作方案，尽可能为对方提供工作便利

第十章 护理工作中的治疗性沟通

第一节　治疗性沟通概述

一、治疗性沟通的定义

治疗性沟通是护患之间、护士之间、护士与医生及其他医务人员之间，围绕患者的治疗问题所进行的信息传递和理解，能对治疗起积极作用。它是一般性沟通在护理实践中的应用，其实质是一种有目的的护患沟通。

治疗性沟通也是运用医学基础理论、护理学、心理学等相关专业知识，以护理人员为主导，以患者及其家属为主体的双向互动；需要参照护理程序的方法和步骤，根据患者疾病诊疗与护理的不同时期和不同需求确定每次的沟通主题；在约定的时间和环境中，为解决患者客观存在的生物、心理、精神、文化中变化的健康相关问题所进行的一系列护患沟通活动。由此可见，治疗性沟通具有双向性、规范性、评估性、针对性和人性化的特点。

二、治疗性沟通与一般性沟通的区别

由于沟通对象不同，治疗性沟通与一般性沟通存在一定的差异性。

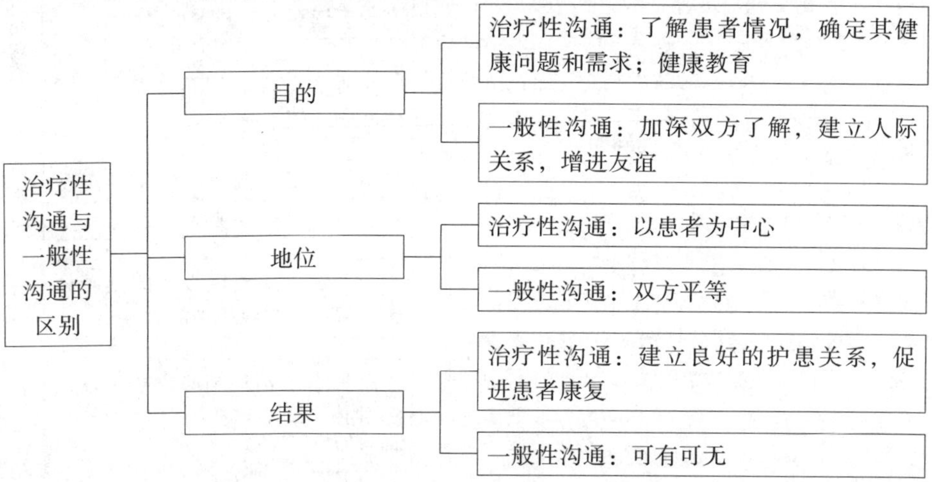

续流程

- 治疗性沟通与一般性沟通的区别
  - 场所
    - 医疗机构及健康相关场所
    - 无限定
  - 内容
    - 与健康相关的护理领域内的信息
    - 无限定

除一般性沟通的特征外，治疗性沟通还具有以患者为中心和有明确的目的性这两个特征。

- 其他差别
  - 以患者为中心
    - 一般性沟通中，沟通双方地位平等，无主次之分，而在治疗性沟通中，信息交流的焦点是患者，是以了解并满足患者的健康需求为主要沟通目的。护患双方是围绕与患者健康有关的内容进行有目的的、以患者为中心的沟通
  - 有明确的目的性
    - 治疗性沟通都是为了解决患者的健康问题，以达到维持、促进和恢复患者健康的目的，此为治疗性沟通的重要特征
    - 建立和维护良好的护患关系，提高患者满意度，减少护患纠纷
    - 收集患者的健康资料，确定其健康问题及护理需求
    - 护患双方共同制定并实施护理计划，解决患者的健康问题
    - 对患者及家属提供必要的健康教育，提高其自我护理能力
    - 了解患者的精神和心理状态，并提供必要的心理支持以促进其心理康复

三、治疗性沟通的目的与作用

1. 治疗性沟通的目的

- 治疗性沟通的目的
  - 建立互相信任的、开放的良好护患关系，这是有效护理的根本保证
  - 收集患者的有关资料，提供给患者必要的知识和教育
  - 观察患者非语言性行为，如兴奋、激动、紧张、急躁、战栗等，以了解患者的情绪和态度
  - 护士也可通过非语言性行为表示对患者的支持，如通过眼神表示倾听患者的叙述；同情的面部表情，轻轻地抚摸达到移情的效果，使患者感到安全与欣慰
  - 与患者共同讨论确定需要护理的问题
  - 能与患者合作，制定一个目标明确、行之有效的计划，并通过共同努力达到预期的目标

2. 治疗性沟通的作用

治疗性沟通是通过医务人员的语言和行为，对服务对象进行有意识、有计划的影响和帮助。

四、治疗性沟通的原则

- 治疗性沟通的原则
  - 支持作用：由于沟通内容是事先评估得到的，主要目的是解决患者健康问题。这种目标明确的沟通可以对患者起到很好的支持和帮助作用
  - 桥梁作用：患者的求医行为和医务人员的行医行为，建立起治疗性沟通的桥梁。在这种桥梁的作用下，患者得到了实现健康需要的沟通，护理人员得到了实现职业理想的沟通，护患双方的社会价值和人生价值得以实现
  - 确定护理方案：制定护理方案，需要护患间的沟通。有成效的治疗性沟通，既维护了患者选择护理的权利，又维护了护理方案的行使权
  - 指导遵医行为：护理人员按照患者的心愿进行沟通，指导患者的遵医行为，充分发挥患者的积极主动性，使其自觉配合治疗和护理
  - 树立战胜疾病的信心：由于疾病的痛苦和难以预料的预后，患者往往失去治疗的信心。护理人员通过有效的治疗性沟通，可以帮助患者重新树立战胜疾病的信心

五、治疗性沟通的分类与步骤

1. 治疗性沟通分类

- 治疗性沟通分类
  - 指导性沟通
    - 指由护士解答患者提出的问题，或是护士围绕患者的病情阐明观点，说明病因，解释与治疗护理有关的注意事项以及措施等
    - 优点是能充分展示护士的专业知识，而且沟通进程较快，需要时间较少。缺点是护士处于指导的地位，护患互动性较差，不利于患者积极主动参与治疗护理过程
  - 非指导性沟通
    - 属于商讨问题式的沟通。优点是护患双方地位平等，患者可积极主动，参与程度高，信息获取量大。缺点是沟通时间较长，较难在护理工作繁忙时进行

2. 治疗性沟通的步骤

- 治疗性沟通的影响因素
  - 准备与计划阶段
    - 为使治疗性沟通达到预期的效果，每次沟通之前护士都应该进行细致周到的计划与准备工作，以确保沟通有效和成功
    - 评估：全面了解患者的有关情况，阅读患者的病历、了解现在和过去的病史，向其他医护人员询问了解有关患者的健康资料，包括患者疾病病情、个人及家庭情况、患者的社会背景等
    - 确定沟通的目的和内容：为什么要进行沟通，要完成的任务是什么；设定具体的交谈内容，并列出提纲，使沟通交谈能紧扣主题
    - 确定合适时间根据患者的病情及入院时间选择合适的沟通时间，避开检查治疗的时间。同时，根据沟通目的和内容计划沟通所需的时间

续流程

- 治疗性沟通的影响因素
  - 准备与计划阶段
    - 沟通环境准备：环境首先应保证安静，要注意保护隐私；再次应注意沟通期间避免受到治疗和护理工作的影响，同时交流期间谢绝安排会客
    - 提前通知患者：各项工作准备就绪，应提前通知患者什么时间进行沟通，让患者做好生理、心理等各项准备
    - 护士自身准备：评估护士自身在沟通前是否做好身心准备。仪表仪容是否符合职业规范要求，能使患者产生信任感的身心准备
  - 沟通开始阶段
    - 护士应尊重患者。礼貌称呼对方；主动介绍自己，告诉患者姓名及职责范围，使患者产生信任感；向患者说明沟通的目的、本次沟通所需的大约时间；创造一个无拘束的沟通氛围，建立信任、理解、温和的交流气氛，以减少患者的紧张、焦虑，有利于患者思想情感的自然表达；帮助和协助患者采取适当的卧位
  - 进行沟通阶段
    - 护患之间相互熟悉之后开始正式沟通。若在交谈中需要边谈边记录，应先向患者做必要的解释，取得他的理解和支持；根据沟通的目标、内容，应用交谈技巧，提出交谈问题；采用不同语言表达技巧，如倾听、沉默等加强沟通效果；观察患者的非语言表达，保持合适的距离、姿势、仪态及眼神接触；记录要注意保护患者的隐私
  - 沟通结束阶段
    - 护士应根据实际情况和预期计划控制沟通时间，适时结束沟通。结束时不提新问题；简要总结交谈的内容，核实记录的准确性；对患者表示感谢，帮助采取舒适体位，安排患者休息；必要时预约下次交谈的时间和内容

六、治疗性沟通的影响因素

1. 护士方面的因素

- 护士方面的因素
  - 欠缺人性化关怀理念：对患者的态度及言行生硬，缺乏耐心和关心，缺乏真诚、尊重和同理心，难以获得患者信任，导致沟通障碍
  - 欠缺沟通交流意识和技巧：表现为“无声服务”、解释工作不到位、随意改换话题或打断患者谈话、不当的语言或非语言沟通行为，如因护士专业术语使用过多而产生误解或不满等，影响护患沟通效果
  - 知识和技能水平有限：主要表现为较欠缺社会人文学科知识；低年资护士专业理论知识和技能水平有限，工作经验不足，在与患者沟通时找不到切入点，无法解释患者提问或对患者的疑问解释含糊其辞。因技术操作不熟练而引起患者的不信任或不满

2. 患者方面的因素

- 患者方面的因素
  - 信息不对称：患者对自己的疾病、检查、治疗、药物及预后等知识不了解，对医学的局限性缺乏认识，对治疗效果的期望值过高，易造成医患之间的误解，造成沟通障碍
  - 患者的理解和表达能力有限：由于患者及家属文化水平和理解力、表达能力的差异性，部分患者对护士沟通的内容不能正确理解，也不能准确、及时地表达自己的想法和意愿，造成双方的沟通障碍

七、护理工作过程应用沟通的意义

- 护理工作应用沟通的意义
  - 有利于建立帮助性人际关系
    - 护患关系是一种帮助性人际关系。通过沟通取得患者的理解和信任，获取患者需要帮助的健康问题，为患者提供专业性的护理帮助，从而建立良好的帮助性人际关系
  - 有利于提高临床护理质量
    - 良好的护患沟通是做好一切护理工作的基础。由于护理对象的特殊性，很多临床护理工作都需要患者的密切配合，通过发挥患者的主观能动性，使医疗护理活动能够顺利地进行
    - 护患双方的良好配合能增强护理效果，利于患者尽快地恢复健康，从而增加患者对护理工作的满意度
  - 有利于营造良好的健康服务氛围
    - 良好的沟通在人际之间会产生良好的社会心理氛围，使护患双方心情愉悦，营造出和谐的工作氛围
    - 在这种环境中，护患双方相互理解、相互信任，满足了患者和医护人员双方的心理需求，医护人员会以更饱满的热情投入到工作中，患者会更主动地配合治疗和护理，达到促使患者早日康复的服务目标
  - 有利于健康教育
    - 健康教育是全面促进人群健康的一种治疗手段，是护理活动的重要组成部分
    - 护士通过与患者进行评估性沟通，可以了解患者现有的健康知识需求，并针对患者的个体情况向患者传递有关的健康知识和技能，达到提高患者及家属自我保健的能力

第二节　治疗性沟通的实施过程

一、准备期

本期主要任务是了解患者基本情况，明确沟通目的和内容，制定沟通提纲，为收集患者病情资料、进行有效沟通奠定基础。

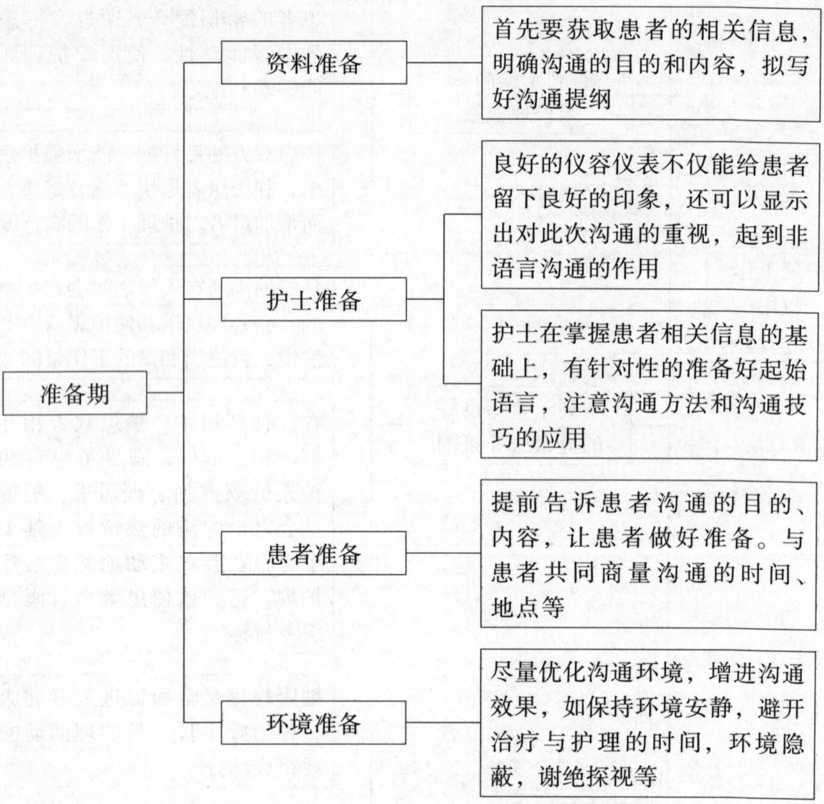

二、初始期

初始期是沟通的开始，护患双方都希望能给对方留下良好的第一印象，使以后的沟通能顺利进行。

- **初始期**
  - **目的**：这一期的主要目的是让护患双方彼此认识和了解，初步建立信任关系，为将来进行实质性沟通打下良好的基础
  - **方法**：常见方法有：①主动打招呼，问候并做自我介绍；②向患者说明此次沟通的目的、大约占用的时间；③告诉患者有什么需要可随时提出，不明白的问题可随时提问
  - **内容**：可从一般性问题开始，如“张先生，您好！今天感觉怎么样？”“你这样躺着好些吗？”或“您是后天做手术吧，能和我谈谈吗？”当征得患者的同意，双方感到自然放松时便切入主题
  - **注意**：①问候恰当；②态度和蔼、自然；③称呼得体；④关系平等；⑤适可而止。初始阶段主要是引导患者开口谈话，创造融洽的氛围，为后续沟通搭桥铺路，否则会影响下一阶段主题交谈的展开

三、运作期

运作期是沟通主题切入与展开的重要时期，护士应做好充分的准备。首先是准备好沟通的内容，安排好恰当的时间，并充分运用语言和非语言沟通技巧，使患者主动配合并参与其中。

- **运作期**
  - **沟通策略灵活**：以患者为中心，鼓励患者说出真实想法、感受、心理需要等。交谈时除了采取一般的沟通技巧外，还应根据患者病情、体力、心理等采取不同的沟通策略，引导患者主动诉说，如指导性交流、非指导性交流和开放性提问等
  - **沟通目的明确**：在融洽、和谐、轻松的沟通环境中，护士按沟通目的引导患者交谈，防止偏离主题。一旦偏离主题，护士应巧妙转移话题，使沟通按意愿或原定计划进行，想方设法获得需要的信息和资料
  - **沟通时间恰当**：沟通过程中，护士要有目的收集资料，如了解病情、询问病史等，为进一步检查、诊断、治疗、护理提供依据。要紧扣主题，控制沟通时间，使沟通内容和沟通时间相适应
  - **沟通记录及时**：沟通内容记录及时，特别是有价值的信息和资料，充分体现真实性、实用性，与病历同时保存，具有法律效力

四、结束期

根据实际情况和预期计划控制结束的时间。恰当巧妙的结束，会给双方带来美好的回忆和留念，如果处理不当，不仅双方深感不快，还会影响下一次的沟通。

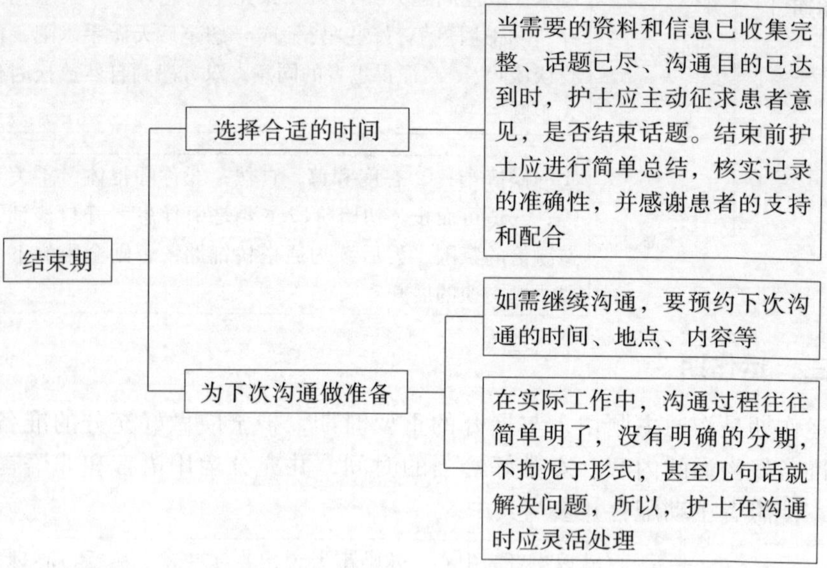

第三节　特殊患者的治疗性沟通

临床常见的特殊患者指手术患者、传染病患者、肿瘤患者、临终患者等。这些患者生理、心理问题多，病情复杂，护理范围广、难度大，护士需要有较全面的沟通知识和技巧，才能达到预期的沟通效果。

一、与传染病患者的治疗沟通

传染病患者可通过呼吸道或伤口的分泌物、消化道的排泄物、污染的食物及水源等直接或间接地传染他人，影响他人的健康。一旦患者被确定为传染病，不但要饱尝疾病的痛苦折磨，还要与外界进行隔离，谢绝探视，与家人和朋友难以见面，孤独感和自卑感特别强，出现复杂的心理反应。

1. 传染病患者的心理特点

- 传染病患者的心理特点
  - 孤独自卑
    - 一旦传染病患者被确诊，尤其是被隔离后，限制了与外界的接触，自卑、恐惧、孤独心理特别强，自我评价低，认为自己令人讨厌，连亲戚、朋友都疏远
    - 尤其是烈性传染病被单独隔离后更是恐惧，认为自己是个瘟神，人人见了害怕，恐惧、自卑、孤独等心理融为一体
  - 隐瞒病情
    - 害怕别人知道自己患了传染病讨厌、歧视自己，想方设法故意隐瞒实际疾病和病情，将重病说成轻病，将传染病说成一般性疾病，如将“病毒性肝炎”说成“胆囊炎”，将“肺结核”说成“气管炎”等
  - 埋怨自责
    - 患病后产生愤懑情绪，总是自责平时不注意，怨恨自己虚荣心太强，好面子，不好意思拒绝已患传染病的亲朋好友，埋怨别人不友好将疾病传给自己
    - 整天怨天尤人，自认倒霉，情绪失控，迁怒他人，无缘无故发脾气

2. 传染病患者的治疗性沟通技巧

- 传染病患者的治疗性沟通技巧
  - 提高认识
    - 帮助患者提高对传染病的科学认识，告诉患者传染病在传染期是有传染性的，必须隔离治疗，目的是防止传播和流行
    - 隔离期间患者深感自卑和孤独，护士要及时进行宣传和教育，告诉隔离的目的和意义，指导隔离期间的生活和治疗，多关心患者，消除其孤独和自卑心理，鼓励患者积极配合治疗，尽早解除隔离，恢复正常生活

续流程

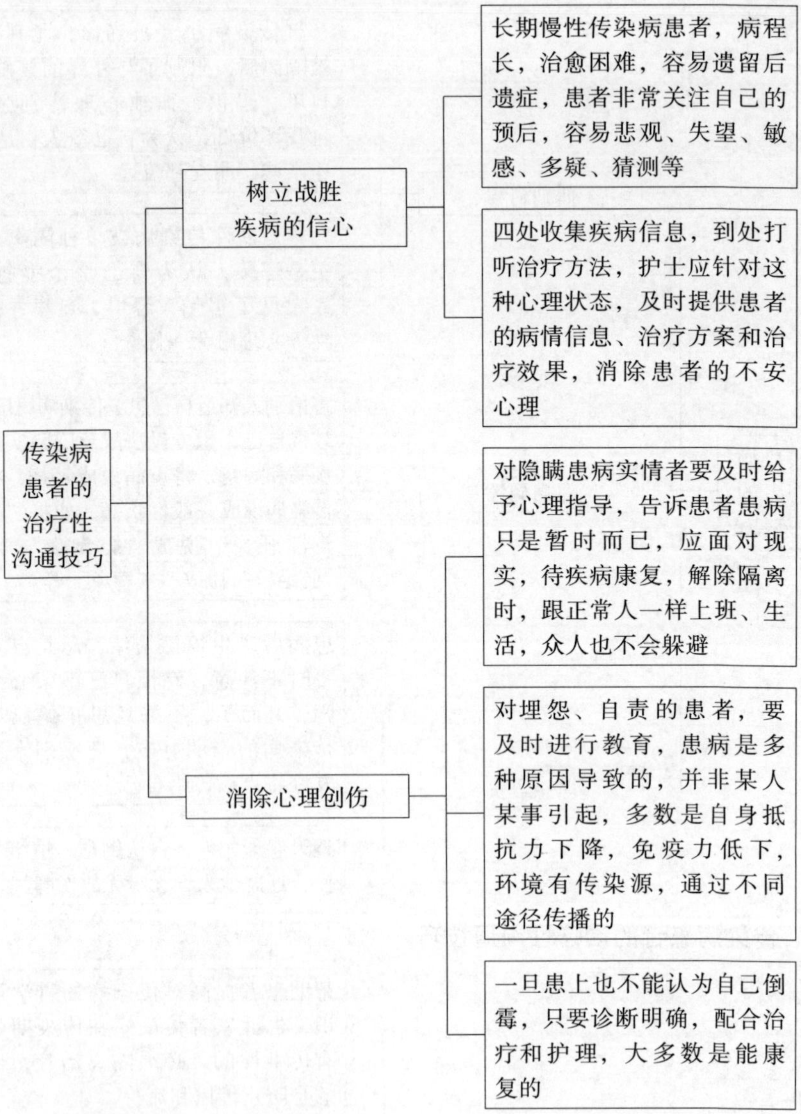

二、与肿瘤患者的治疗沟通

目前，我国肿瘤的发病率很高，治愈很难，尤其是晚期，预后不好。肿瘤患者有很多不同于其他患者的心理需要，与肿瘤患者沟通也是当今医务界的一大难题。因此，在护理工作中应正确引导患者，有利于疾病的治疗和康复，反之则加重病情，促使病情恶化。

1. 肿瘤患者的心理需要

- 肿瘤患者的心理需要
  - 发现阶段的幻想心理
    - 恶性肿瘤的发现一般是正常查体或偶尔发现，患者往往方寸大乱，从心理上难以接受，表现为惊讶、焦虑、恐惧、幻想、否认、矛盾等
    - 四处求医，在多家医院、医师之间进行检查、诊断，希望是误诊，幻想是良性肿瘤。这个阶段患者的心理还不太恐惧，因没有确诊，幻想着奇迹的出现，对生命抱有很大期望
  - 确诊阶段的复杂心理
    - 震惊、恐惧：一旦确诊，患者会感到震惊，产生恐惧。这种恐惧包括对死亡的恐惧，对疾病、疼痛的恐惧，对身体缺损的恐惧，表现为恐慌、哭泣、冲动，甚至晕厥等
    - 怀疑、否认：患者平静下来后，开始怀疑诊断的正确性，于是极力否认。这种否认实际是一种自我防卫反应，是一种保护措施，可以起到降低恐惧程度、缓解痛苦、逐步适应意外打击的作用
    - 愤怒、自卑：多次、多处的医疗诊断和某些症状、体征的出现，证明患病已是事实，无可否认。于是患者变得易怒，产生对立情绪，不服从、不遵医嘱，出现攻击性行为、谩骂、摔东西等
    - 接受、适应：经过一段时间的痛苦挣扎，患者情绪慢慢平静下来，不得不接受现实，逐渐适应。表现为痛苦、抑郁、哭泣、悲伤，不愿交流。这种情绪可伴随整个病程
  - 治疗阶段的痛苦心理
    - 恶性肿瘤的治疗多数为手术治疗、放疗和化疗，均会导致严重的创伤和不良反应，给患者身心带来极大痛苦和折磨

2. 肿瘤患者的治疗性沟通技巧

- 肿瘤患者的治疗性沟通技巧
  - 发现阶段
    - 患者处于幻想期，这种幻想可以支持患者与疾病抗争，护士最好不要揭穿。鼓励患者及早明确诊断，为早期治疗赢得时间
    - 指导患者正确面对，让患者意识到恶性肿瘤虽然是一种严重危害人类健康的疾病，但只要树立战胜疾病的信心，保持良好心态，积极配合治疗，恶性肿瘤也是可以治疗的。即使不能治愈也可以延长生命，帮助患者重新燃起生命的希望
  - 确诊阶段
    - 患者一旦知道诊断结果，往往无法正确面对而产生消极、悲观、绝望心理，甚至轻生。因此，采用何种方式告诉患者诊断结果就成了医务人员及其家属共同面对的难题
    - 要根据患者的性格特点、疾病情况、适应能力及对疾病的认知程度，与家属协商后作出慎重决定。告知前，护士应帮助患者做好足够的心理准备，选择恰当的时机告知。如果不能告知的，护士要与家属统一口径，避免引起怀疑
  - 治疗阶段
    - 面对接受检查、手术、化疗、放疗的患者，护士应该提前进行教育，运用自己扎实的医学知识和专业技能，向患者讲解治疗的目的、意义、方法及注意事项，可能出现的不适等，使患者对所接受的治疗心中有数，进而充满信心和希望，使治疗效果达到最佳状态

三、与手术患者的治疗沟通

手术是一种创伤性治疗，会给患者带来福音，也会带来躯体上的损伤，特别是心理上的创伤，初次手术者更是紧张、焦虑、恐惧、失眠等。因此，术前做好沟通性治疗，可减轻因手术刺激带来的生理反应和心理反应。

1. 手术前的治疗性沟通

- 手术前的治疗性沟通
  - 手术前患者的心理变化
    - 手术患者共同的心理特征是焦虑、恐惧、紧张、不安，担心手术不成功，损害健康或危及生命。术前的这种恐惧心理如果得不到缓解，将会影响术中的配合和术后的效果，甚至引起并发症
    - 因此，护士应针对患者的心理特点，做好详细的疏导工作。这项工作要做到有礼有节，科学可靠，措辞准确，富有教育、开导作用
    - 不同年龄的患者心理反应程度不一样：儿童害怕手术引起疼痛，青壮年害怕手术缺乏安全性，中年人怀疑医生水平及手术疗效，老年人害怕手术风险和意外。有的患者甚至出现紧张性休克，有的进手术室前紧张过度而发生室上性心动过速，而不得不改期手术
    - 手术前的这些心理变化均会导致不良后果，如术中出血量增加、术后伤口愈合慢、术后并发症等
  - 手术前的治疗性沟通技巧
    - 评估心理需要：对拟手术患者，护士应事先进行心理评估，耐心听取患者和家属的倾诉和要求，详细了解患者的一般情况、心理状态、对手术及疼痛的认识程度等，尤其是患者和家属对手术的态度、顾虑和要求等。了解患者真实需要，给予适当的解释和指导，消除顾虑，减轻压力，勇敢面对手术
    - 及时向患者介绍病情，阐明手术的必要性和重要性，解释手术的安全性和疗效，对复杂疑难、危险的大手术，要慎重讨论，反复研究，选择最佳方案，让患者和家属放心
    - 及时提供术前准备与术后护理相关信息，解除患者的疑虑和顾虑。现身说法，让已经接受手术获得成功治疗的患者或同室病友介绍情况。安排家属和探视者安慰患者，消除和减轻术前焦虑、恐惧心理，树立战胜疾病的信心
    - 护送患者进入手术室的过程中，应根据患者情况，向患者介绍手术间的布局、设备，打消患者对手术间的恐惧感和神秘感
    - 进入手术间后，将患者扶到手术床上，摆放好麻醉体位，同时向患者介绍正确体位对手术的重要性，像亲人一样保护、安抚患者，尽力满足患者的要求，要以亲切、鼓励的话语安慰患者，如“请放心，我在这儿”等，避免使用引起刺激的词语

2. 手术后的治疗性沟通

手术完毕并不是治疗的终结，许多病情变化都发生在术后。重视术后患者的病情，及时发现问题，对保证患者的生命安全十分重要。

- 手术后的治疗性沟通
  - 手术后患者的心理变化
    - 焦虑不安：手术后伤口疼痛、身体虚弱、活动受限等，常常引起患者烦躁不安、焦虑失眠等
    - 患者角色行为强化：术后患者由于疼痛等因素的影响，造成心理依赖性增强，过分依赖别人的照顾，主观上不努力，造成患者角色行为强化
    - 担忧抑郁：担心手术不成功，总觉得身体不适，误认为手术失败，产生沮丧心理，甚至怨恨医师
    - 心理缺失：某些手术会造成患者躯体或形象的改变，导致手术后心理问题增多，如截肢、女性乳房切除、男性前列腺手术等，均会导致不同程度的功能障碍或不同程度的心理障碍
  - 手术后的治疗性沟通技巧
    - 反馈信息：尽快向患者反馈手术后信息，如手术经过、病灶切除情况、手术效果等
    - 护士以和蔼可亲的态度赞扬患者战胜恐惧，配合手术，使手术圆满成功，鼓励患者继续发扬这种精神，配合病房护士做好术后战胜痛苦的护理工作等，这样亲切、礼貌的态度对刚刚手术的患者是极大的安慰和鼓励
    - 解除疼痛：由于个体差异，每个人对疼痛的敏感性和耐受性是不一样的。有的对疼痛敏感，表现得难以忍受，痛苦不堪。护士应给予充分的理解，可根据医嘱给予镇痛药，或鼓励安慰患者，用音乐疗法、看电视等方法转移患者注意力，缓解疼痛
    - 术后指导：术后适当活动对患者康复很重要，护士应正确指导。如鼓励患者有效咳嗽、咳痰，以保持呼吸道通畅，预防肺部感染。加强营养指导、功能锻炼、伤口护理等，以促进患者早日康复

四、与临终患者的治疗沟通

临终是指人体主要器官功能趋于衰竭、生命活动走向完结、死亡即将来临的时期。一旦患者知道自己生命即将结束，心理变化极其复杂。由于其特殊的心理变化，要求护士与之沟通时要与普通患者有所不同，如对死亡的看法和认识，对人生重大问题的交流和讨论等，以提高患者生存质量，使患者能平静、安详地度过生命的最后一程。

1. 临终患者的心理变化

处于临终期的患者，心理会发生一系列变化，主要有否认期、愤怒期、协议期、忧郁期、接受期。这些变化并不是严格按照顺序出现的，而是有时出现其中一部分，有时重合，有时提前或推后。

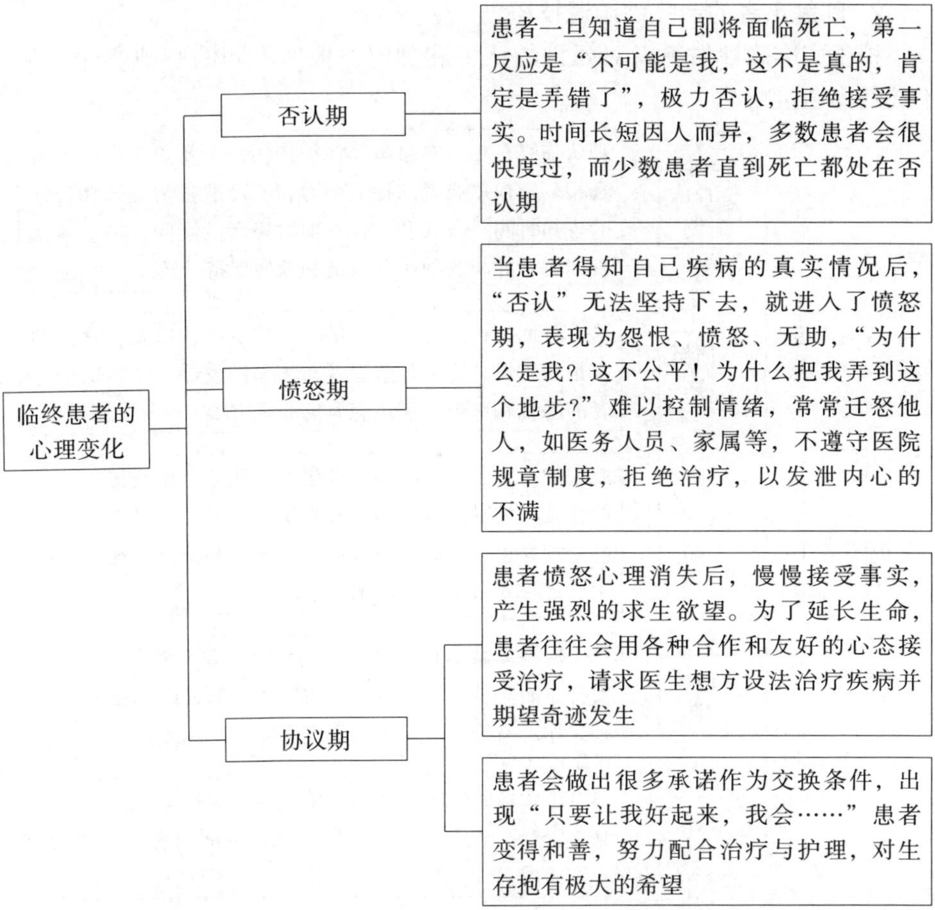

续流程

- 临终患者的心理变化
  - 抑郁期
    - 当患者身体状况日趋恶化，认识到治疗与挣扎均已无望，会产生强烈的失落感和孤独感。“我不行了，不会有什么希望了”，患者陷入忧郁、沮丧、退缩等情绪中，甚至想自杀
    - 这一时期患者体验到准备后事的悲哀，变得沉默寡言、忧心忡忡，要求见亲人、朋友，希望自己喜欢的人陪伴
  - 接受期
    - 经历了上述心理变化后，患者对死亡有了一定认识而变得平静，认为自己完成了人生的一切并做好了心理准备。患者不再悲伤和恐惧，喜欢独处，睡眠时间增加，表现得平静、安详

2. 临终患者的治疗性沟通技巧

护士应准确评估患者对死亡的认识和理解，根据不同的心理变化，采取不同的沟通策略。

- 临终患者的治疗性沟通技巧
  - 否认期：否认临终真相，对患者起保护作用，不要急于告诉患者真相。应根据患者的接受能力和心理准备情况选择合适的告知时间、方式和场合。面对患者的疑问，护士应认真回答，并与其他医务人员和家属保持一致
  - 愤怒期：这一时期，护士应主动提供时间和空间让患者表达他的害怕和恐惧，充分理解患者对愤怒的发泄。注意保护患者的隐私和尊严，满足患者的心理需要
  - 协议期：此期护士应主动关心和帮助患者，让他认识到接受治疗的益处。鼓励患者说出内心真实的感受，尽量满足患者的合理需求，使患者更好地配合治疗和护理。在此过程中应尊重患者的风俗习惯和宗教信仰
  - 抑郁期：护士应主动鼓励和安慰患者，给予同情和照顾。尽量多安排家属陪伴和亲朋好友探视，指导和鼓励家属参与护理工作，有助于对患者的心理安慰
  - 接受期：尊重患者最后要求，让其安静独处，保持室内安静、明亮、安全、舒适，防止外界干扰，帮助患者了却心愿，不留遗憾

第十一章 护理教学中的沟通与礼仪

第一节　护理教学概述

一、护理教学及其环境

护理教学按照教学地点不同可分为课堂教学和临床教学。护理教学过程是护理师生之间的沟通过程，教学环境是沟通的背景因素，影响着师生的沟通效果，也影响着最终的教学效果。

护理教学环境是一个由多种要素构成的复杂整体系统。教学方法的选择，教学手段的运用，教学组织形式的安排，教学模式与教学策略的确定，课堂信息交流与传递以及师生课堂交往的形式等，都直接或间接地受着各种教学环境因素影响。教学环境对学生学习过程中的认知、情感和行为的形成，学生个性健康发展也产生着重要作用。因此，护理教师应重视教学环境的重要性。

1. 课堂教学及其环境

课堂教学是学校实施教育教学的主要途径，从广义上讲，课堂泛指进行各种教学活动的地方。只要适合进行教学活动的地方都叫课堂，教室内是课堂，教室外也是课堂。从狭义上讲，课堂是被用来进行教学活动的教室。课堂教学是一种群体性活动，这个群体活动表现为教师与学生的互动关系。护理课堂教学是按班级进行的，由一定数量、年龄、文化程度的学生组成教学班，教师系统地传授知识，学生循序渐进地学习和掌握各学科知识的过程。

（1）课堂教学特点

课堂教学是护理学生最基本、最大量的学习形式，除大量的专业理论学习外，还要进行理论联系实际的实验、操作技术技能训练。因此，课堂学习对每一位学生都是极其重要的。护理学生要提高课堂学习效率，掌握听课方法艺术，首先要了解课堂教学的特点。

- 课堂教学特点
  - 课堂教学是相对稳定的教学活动
    - 课堂教学是把年龄和知识程度相同或相近的学生，编成固定人数的班级，按各门学科教学大纲规定的内容，组织教材和选择适当的教学方法，并根据固定的时间表向全班学生进行授课的教学组织形式
    - 它是一种目标明确、按计划、有组织、有步骤的教师的教和学生的学相结合的双向活动过程。课堂教学过程的要素如学生、教师、教材、教学环境等相对稳定
  - 课堂教学是有目的、有计划的教学活动
    - 课堂教学是护理教师根据教学计划、大纲的要求，按照课程表的安排而进行的教学活动，是教学和学习过程的主要环节
    - 护理教师是在认真了解教学对象和前期课、并列课的情况下，结合个人的知识、技能和教学经验，进行充分的备课，并确定课程的教学起点，明确要达到的目标要求，找出教学的重点和难点。同时根据教学内容和对象，选择适当的教学方法和教具器材
  - 课堂教学是有特定程序的教学活动
    - 一次完整的课堂教学一般由六个阶段组成：第一阶段是知识准备阶段，其目的主要是复习过去学过的有关知识或强化上次课所讲的内容，为新知识的学习奠定基础
    - 第二阶段是宣布新课课题阶段，教师宣布本次课讲授课题，提出目的和要求，指出重点、难点，简要介绍教学方式方法
    - 第三阶段是新内容讲授阶段，这是课堂教学的主体，教师合理运用教学方法如启发式讲授、案例教学法、讨论法等和投影、幻灯、录音录像以及多媒体课件辅助教学等手段进行新内容的讲授

续流程

- 课堂教学特点
  - 课堂教学是有特定程序的教学活动
    - 第四阶段是巩固新知识阶段，主要是通过练习或联系实际进行分析讨论，达到举一反三
    - 第五阶段是课堂教学小结阶段，主要是归纳总结本次课讲授的主要内容，进一步突出重点，掌握知识脉络，同时也适当点评本次课的教学情况
    - 第六阶段布置作业或思考题，指定参考阅读资料，宣布下次课要讲的内容
  - 课堂教学是知识能力综合训练过程
    - 课堂教学要按照一定的进度进行知识讲授，护理教师一般通过多媒体课件、板书、录像等多种方法展示教学内容，运用语言系统讲解知识，辅以举例、演示或示教等方法让学生深入理解知识
    - 同时在教学中，教师还要设置不同情境，通过案例、演示、质疑、设问等形式，诱导学生思考问题，训练其注意力、观察力、思考力等，培养自学能力和独立分析解决问题的能力

（2）课堂教学环境

学校是一个相对独立且较为规范的管理系统。学校内部的一切事物都是教育教学环境的内容，其中直接作用于课堂教学活动，并影响教学活动效果的环境因素有以下几种。

- 课堂教学环境
  - 物理性因素
    - 空气、温度、光线、声音、颜色和气味是教学环境的物理因素，可以直接影响护理师生的身心活动。它们既可以引起师生生理上的不同感觉，又会使师生产生特殊情绪、情感
    - 比如，教室内空气新鲜能使人头脑清醒，心情愉快，提高教学效果；反之，空气混浊则容易使人头脑昏沉，心情烦躁，降低教学效果

续流程

- 课堂教学环境
  - 教学设施
    - 教室、实验室等教学设施是护理课堂教学环境的主要因素，会对师生的精神面貌、教学中的情绪和情感、教学效果和教学质量产生影响
    - 护理学是实践性较强的学科，如果实验室的环境设置能符合教学目标要求，同时满足学生教学需求，这不仅会促进护理教育教学，而且这些因素会直接对学生认识和掌握专业知识起到重要作用
  - 时空环境
    - 时间和空间两大因素构成了特定的教学环境。时间与空间不可分割，并互为补充。是否科学地安排分配课程时间对护理师生生理及心理都有较大影响，从而对教学效果产生影响
    - 班级规模和座位编排方式是两个最重要的教学空间变量。无论是学习过程、学习纪律，还是学习成绩都是小班优于大班，小班学生的积极性高于大班。因此，护理教学根据实际情况应尽量采用小班化教学，尤其是护理实验课的教学
  - 人际关系
    - 是指人们在社会交往中所形成的各种关系。学校中的人际关系包括师生之间、领导与教师、学生与学生的关系等，这些人际关系交织在一起，构成护理教学的人际环境。这种人际环境的状态，尤其是师生关系影响着教师和学生的情绪、认知和行为，从而影响教学活动效果
  - 教学气氛
    - 是班集体在课堂教学过程中形成的一种情绪情感状态。积极的教学气氛有利于师生间的情感交流和信息交流，有利于教师及时掌握学生的学习情况，得到教学反馈信息，根据具体的教学情境不断调整教学内容和教学方法，取得理想的教学效果
  - 班风
    - 是班集体成员为追求共同的集体目标，逐步形成的突出的精神状态和行为风气。它是班级成员的团体意识，是学生的共同心理趋势和共同行为的精神概况
    - 班风一经形成，便成为一种约束力，反过来又影响班级团体中的每个成员。它不仅影响学生的学习兴趣，调动学生学习积极性，还塑造学生的态度和价值观，影响着学生的成长和发展

2. 临床教学及其环境

“临床”的含义是对患者进行直接的观察。有人将临床教学定义为：“为学生提供把基础理论知识转化为以患者为中心的高质量护理实践所必需的不同技能的媒介”。也有人则提出，临床教学是帮助学生将既往学到的基础知识与有关诊断、治疗及护理患者的操作技能相结合，为学生提供把基础理论知识转移到以患者为中心的高质量护理中的媒介，并获得进入健康保健系统和继续教育所必需的专业及个人技能、态度和行为。总之，临床教学是指以现代教育理念为指导，为达到特定的教育教学目标，在医院及社区各种卫生保健机构中实施的教育教学活动。

（1）临床教学特点

临床教学主要包括临床理论教学、临床见习及毕业实习。临床教学是课堂教学的延续和补充，是理论与实际相联系的直接表现形式。临床教学的准备、组织、教学方法、教学环境、师生关系和教学评价等方面均与课堂教学有很大区别，其特点主要包括以下几方面。

- 临床教学特点
  - 教学组织的机动性
    - 临床教学中护理服务对象是教学的素材之一，由于护理服务对象进入教学环境是随机的，其病情变化较快，难以控制，有时甚至找不到合适的教学素材，教学的组织准备相对困难
    - 在教学中要根据临床的实际特点作好四备，即备内容、备方法、备对象和备教具。另外，安排及组织教学活动时，应考虑服务对象情况多变的特点，注意安排若干临时调整或备用对象
  - 教学方法的多样性
    - 临床教学较少采用讲授的方法，更多采用现场处理问题的演示教学
    - 目前，临床护理教学多采用教学查房、专题研讨会、案例教学、研究性学习等方法。在临床教学中，一般根据具体情况，综合运用多种方法进行教学
  - 教学环境的复杂性
    - 临床教学环境除涉及师生双方外，还涉及其他临床工作人员，如护理人员、医生、其他专业技术人员、管理人员、辅助人员等
    - 同时还受到临床场所的自然环境影响。在进行教学时，临床教师必须考虑到临床教学环境中的各种影响因素

续流程

- 临床教学特点
  - 师生关系的密切性
    - 临床教学中，师生接触时间长，共同讨论护理过程中遇到的各种问题，使师生双方能彼此加深了解，有利于建立良好的师生关系
    - 教师能根据学生的需要及实际情况进行教学，学生也能随时根据教师的要求及临床实践调整自己的学习
  - 教学评价的实效性
    - 临床教学的评价除对学生在某个临床场所进行终末评价外，还要采取过程性的评价方法，随时评价学生在整个实习过程中的表现、处理问题的能力和为护理服务对象提供护理的能力等

（2）临床教学环境

临床教学环境是指组成临床教学的场所和医护人员。依据临床教学发生的场所的不同，临床教学环境可以分为医院临床教学环境、社区临床教学环境和其他临床教学环境等。

- 临床教学环境
  - 医院临床教学环境
    - “医院临床教学环境”作为一个整体概念，涉及临床中包括学生在内的众多方面。这些方面相互影响，相互作用，对临床教学效果及质量发挥着重要的作用。医院临床教学环境包括自然环境及人文环境
    - 临床教学的自然环境是对学生的学习产生直接影响的自然因素的总和。包括医院的地理位置、医院的规模、病房的建筑和空间结构、病房的光线和色调、设备设施、实习的季节等因素
    - 临床教学的人文环境包括临床护理教师、临床护理人员、其他专业人员、辅助人员、其他实习学生或进修人员、护理服务对象，以及由以上人员组成的人际关系、护理类型等
    - 人文环境在临床教学中发挥主要作用，临床各种工作人员的言谈、态度和行为都对学生产生潜移默化的作用，对学生的临床学习效果产生直接影响

续流程

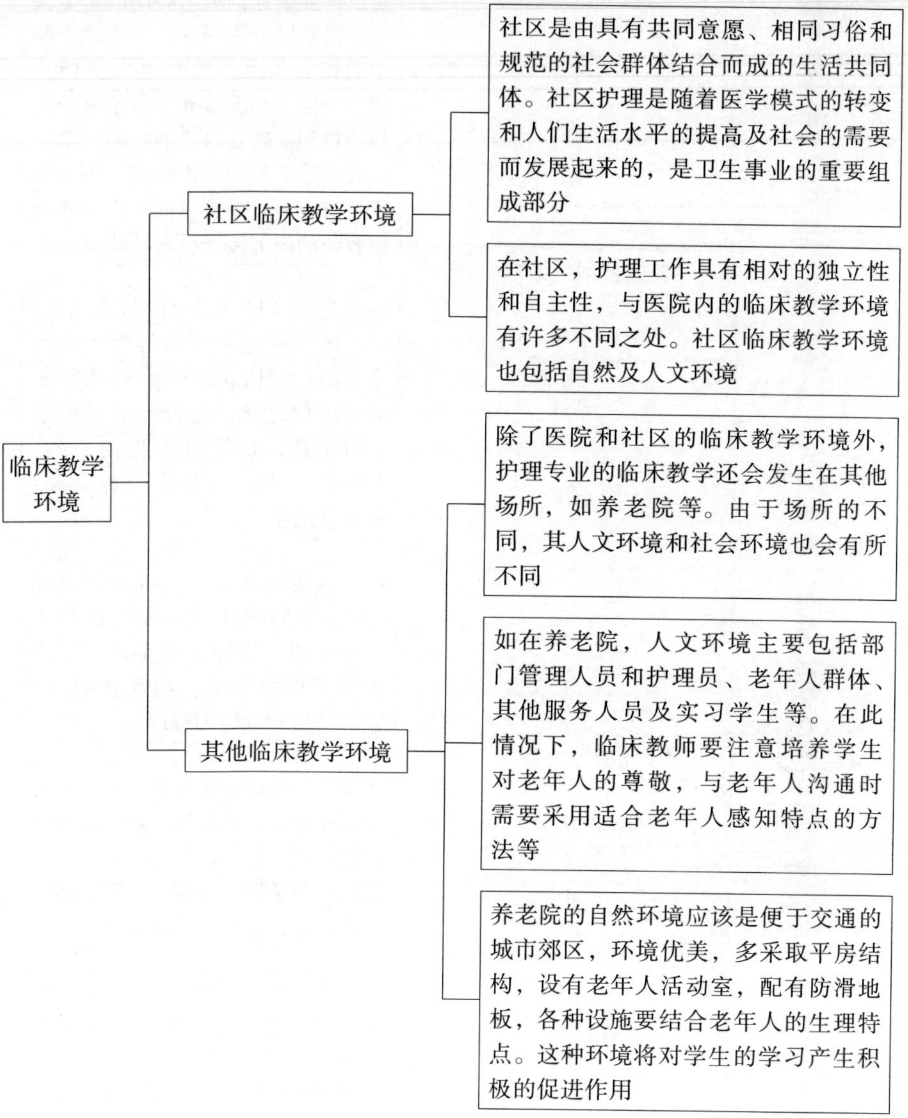

二、护理师生关系

护理师生关系是护理教学环境中的重要组成部分，是教师与学生在护理教学过程中所建立的一种直接的、专业性的人际关系。教学过程中师生关系的状况对教学活动有直接的影响，良好的师生关系是促进教学活动成功的因素之一，也是促进学生个性和谐发展的重要条件。

1. 师生关系常见类型

- 师生关系常见类型
  - 权威型师生关系
    - 是以树立教师权威为导向的师生关系，又可以分为两类，一类是专制型的权威关系，教师主要凭借文化、习俗、制度等外在要素赋予教师的权利而确立自己的权威，学生在教师面前有一种畏惧感，不能自主、自由地发挥自己的个性，完全按教师的规范接受教育
    - 一类是教师依靠自己的教学艺术、高尚的人格魅力而赢得学生的尊重、信任、依赖，学生对教师充满着敬佩之感，这种权威是由学生赋予的，是发自学生内心的，教师在学生心目中有一种崇高、神圣的地位
  - 放任型师生关系
    - 放任型师生关系中，教师以完成外在的教学任务为目标，以学生不犯大错为原则，以期达到师生互不干扰的境界，在此前提下，宽容学生到放任的程度
    - 教师缺乏责任心和爱心，对学生的学习和发展任其自然，对他人不负责任，对自己不自尊自重；学生对教师的教学能力怀疑、失望。师生关系冷漠，教学效果较差
  - 民主型师生关系
    - 民主型师生关系中，教师以开放、平等的心态与学生交往。无论是教学内容还是课堂管理，学生都是和教师平等参与、探讨、决策的，彼此均以主体的思想、行为置身教育活动中，师生相互促进、共同提高
    - 民主型师生关系的形成，取决于教师的民主意识、平等观念以及较高的业务素质和强大的人格力量，这是理想的师生关系类型

2. 护理师生关系的特点

- 护理师生关系的特点
  - 交互性
    - 师生关系是一种双向的交互关系。在护理教学中，教师和学生的交往主要是在教学活动中，而且以师生间信息的传递、交流和沟通为前提
    - 在此过程中，一方面，教师通过知识的传授，达到教书育人的目的。与此同时，教师的言谈举止也潜在地影响着学生的学习和行为变化
    - 而另一方面，学生的反应也会对教师的教学行为产生一定的影响。学生通过提问和与教师讨论，可促使教师更好地组织教学活动，而学生所取得的进步，也会使教师感到自身价值得以充分地体现，由此达到“教学相长”
  - 教育性
    - 护理师生关系本身具有不容忽视的教育性。师生关系是影响教学能否达到预期教学目标的关键因素，师生关系融洽有利于学生更好地接受新知识，发展新技能
  - 动态性
    - 护理师生关系，尤其是临床师生关系是护理课堂教学或临床教学实践中由教师及学生的交往活动而产生，并逐步发展形成的。它不是一成不变的，而是处于不断变化过程中。教师要很好地把握时机，并注意在临床教学过程中不断巩固及深化师生关系，使之保持良性循环
  - 可控性
    - 在护理师生关系的两个方面中，按其内容和相互作用的力量来说，并不是等同的，其中重要的、主导的和最为积极的方面是教师，教师的信念、情感、需要、态度和行为对师生关系的形成起着重要的、决定性的作用
    - 师生关系的发展方向、性质和水平是可以控制的。教师可以通过提高自身的素质水平，创建有利于师生关系健康发展的活动情境，在建立良好的师生关系方面充分发挥主导作用，使师生关系在交往中得到发展及升华
    - 当师生关系出现问题及危机时，教师可以通过反省、调查等方法找出原因，使师生关系向良好的方向转化

3. 良好护理师生关系的特征

建立良好的师生关系，是护理教学中充分发挥师生积极性、实现最佳教学效果的有力保证。良好的师生关系具有以下几个特征。

- 良好护理师生关系的特征
  - 民主平等
    - 虽然护理教师和学生在教育过程中的角色、地位和知识水平等方面存在着差异，但在科学真理面前，师生的社会地位在政治上、人格上是平等的。教师尊重学生人格，发扬教学民主，这有助于教师创造性和主导作用的发挥。一般来说，民主平等是建立良好师生关系的基本要求
  - 爱生尊师
    - 教师热爱学生就是在师生平等的关系基础之上，尊重、信任并无微不至地关心学生。当学生意识到教师真心爱护自己，他们将产生巨大的学习热情，效仿教师的思想行为、情感态度、人格品质和接受教师的暗示
    - 同时，学生会自然而然地尊敬老师，尊重教师的劳动、尊敬教师的人格风范。爱生尊师是建立良好师生关系的感情基础
  - 心理相容
    - 是指护理教师与学生之间在心理上协调一致。在护理教学过程中，师生的心理情感总是伴随着认知、态度、情绪、言行等的相互体验而形成亲密或排斥的心理状态，而不同的情绪反应对学生课堂参与的积极性和学习效率起着重大的影响
    - 在护理教学实施过程中，如果师生关系密切、情感融洽、平等合作，可加强护理师生的情感交流和互动，提高护理教学效果
  - 教学相长
    - 要把学生培养成现代型护理人才，必须坚持以教为主导，以学为主体，强化学生自主学习的教学原则和教与学并重的教学思想。师生要教学相长，建立尊师爱生，彼此交朋友的良好师生关系。教师的每一个动作都会对学生产生影响，学生会从教师的点头中得到安慰，从教师的微笑中得到鼓舞
    - 同样地，学生的不同反应对教师也会产生不同影响。教师在讲课时，有时也可以从学生的表情中得到愉悦

4. 良好护理师生关系的意义

- 良好护理师生关系的意义
  - 师生关系影响学生的学习效果
    - 护理教学活动是由护理教师和学生共同参与的活动，教育教学活动的效率和效果在很大程度上取决于教师教的积极性和学生学的积极性的发挥
    - 融洽的护理师生关系有利于使学生的学习处于积极愉快的情绪情感状态，学生表现为乐学、好学，教师的要求也易于被学生接受
    - 师生关系影响学生的创造性，即良好的师生关系，民主、平等、和谐、活跃的课堂气氛，能有效地保护学生的好奇心，拓展学生的思维和想象力，促进学生创造力的发展
  - 师生关系影响学生的个性心理
    - 教育的过程是学生社会化的重要过程，是学生个性养成和发展的过程。在师生相互交往中，护理学生不断学习倾听别人的意见，表达自己的思想，不断积累交往经验，并运用交往经验于交往活动中，调整自己的角色行为，使之符合教师的期望，从而培养起学生的社会交往能力
    - 同时，由于学生得到老师和同学的积极、公正的评价，能正确认识自己，个性心理就能健康发展
  - 师生关系影响教师的工作热情和创造性
    - 师生关系融洽，学生喜欢、热爱、尊敬教师，把教师视为朋友。当学生对教师的这种情绪情感被教师感受到，就会激发教师的工作热情，有利于减轻工作的心理压力和疲劳感，增强成就感，并进一步强化教师对教育事业和学生的热爱，愿意为学生付出更多的心血
    - 如果师生缺乏心理上的相容和亲密感，甚至相互厌恶，教师的工作热情必然会受到打击，会使教师的教学变成一种枯燥无味的义务，教师的职业积极性和创造性也会受到抑制

第二节　护理教学中的沟通

一、护理教学沟通的特点

- 护理教学沟通的特点
  - 双向性
    - 教学活动是由教师的“教”和学生的“学”构成的双向信息交流活动。教师把有关教学内容信息，通过一定的教学手段传授给学生，并引导学生进行学习；学生把所收到的信息转化为自己的知识或技能
    - 学生的学习效果及各种表现又作为一种反馈信息传向教师。教师根据学生反馈来的信息，一方面进一步调整教学活动、教学手段和教学方法，另一方面在此基础上形成对学生的评价和期望。同时，这些评价和期望又作为教师的反馈信息传给学生，使学生根据教师的评价、期望和要求，自觉地调整自己的行为
  - 依存性
    - 人际沟通是一种具有整体性的系统。在教学过程中，师生作为信息沟通的双方相互依存，是一种双边活动系统。在这一活动系统中，教和学彼此依存，互为因果，双方信息相互传递、相互反馈、相互影响、相互促进，从而完成复杂的知识传递过程

续流程

- 护理教学沟通的特点
  - 主导性
    - 在教学实践中，教师是“教”的主体，是教与学统一过程的组织者、领导者，控制着教学的方向、内容、方法、组织和进程，从总体上影响着整个教学活动
    - 教师对于传授、交流的主要信息，大部分都要先经过自己加工处理，然后再传授给学生。教师对知识信息处理的如何、传授的方法如何，直接影响学生对知识信息的接受效果
    - 教师的价值观对学生认识事物产生导向性影响。教学的任务不仅是使学生掌握知识和技能，而且还要通过知识教学发展学生的能力，培养学生的兴趣、情感和意志，对学生进行职业道德教育，促进学生身心全面发展
    - 教师的态度、表情影响交流的气氛和学生接受知识信息的效果
  - 主观能动性
    - 在教学过程中，学生不仅是教师施教的对象，而且是学习活动的主体。学生学习的需要、动机、态度、兴趣以及师生的关系如何，对教师人格的评价如何等，都会在很大程度上影响着信息的加工、译码。学生总是根据需要对接收到的信息加工整理后而纳入自己的知识结构
  - 情感性
    - 在护理教学过程中，教师与学生间的人际互动和信息沟通不仅是护理知识和技能信息的传递，而且师生双方在特定的临床教学背景下进行着丰富的情感交流。教学中既有以护理知识、技能为主要的理性内容的信息沟通，也有以教师和学生的性格、气质、爱好、人生观、价值观等为主要内容的非理性信息沟通

二、课堂护理教学的沟通技巧

1. 护理师生沟通的原则

- 护理师生沟通的原则
  - 同理心
    - 同理心是师生之间建立良好沟通的首要条件，也是建立良好人际关系最重要的一个条件
    - 在师生关系中，如果护理教师能够从同理心的角度，以学生的眼光去看他的世界，去体验学生的感受、信念和态度，并有效地将这些感受传递给对方，对方会感到被理解和被尊重，从而产生温暖和舒畅的满足感
    - 这种感受可以诱发出彼此充满体谅和关心爱护的沟通氛围。当一个教师不能或不愿同理时，与学生的沟通也就必然受阻。学生觉得老师不理解自己时，就会觉得老师并不关心自己，随之会感到失望、沮丧，对老师的信任度会降低
  - 真诚对待学生
    - 人本主义心理学家亚伯拉罕·马斯洛曾经指出：“当人际关系缺乏真诚的时候，就无可避免地会产生疾病。”在很多人际关系中，当人不能诚实交往，或生活在一个不能自在放松的环境中，就无法发生真诚有效的沟通
    - 学生对教师施加的教育影响，是有选择地接受的。这种接受的程度，决定于学生对教师的接受程度。学生在与老师的交往中，只有感到对方的真诚、可信任，才能充分展示自己，才愿意去回应

续流程

- 护理师生沟通的原则
  - 接纳与尊重学生
    - 心理学家卡尔·罗杰斯指出，若咨询员的尊重和接纳是有条件的，那么，在他所不能完全接纳的事情上，来访者就无法作出改变和成长。其实在所有人际关系中，只有对对方尊重和接纳，才会发生有效的沟通
    - 护理教师相信学生是一个有价值的人，并想尽办法让学生相信自己是一个有价值的人。同时帮助学生相信老师即使对他的某些行为和想法不认同，而且他必须要被改变，但是，在老师眼中，他仍然是有潜力和价值的人
    - 尊重与接纳学生是教师对学生爱的表现，也是教师对学生爱的能力的体现。当一个教师真正地爱一个学生的时候，也是他对学生无限发展的可能性最大信任的时候

2. 课堂教学沟通的技巧

- 课堂教学沟通的技巧
  - 重视沟通
    - 护理教师交流时，沟通环境非常重要。不管是单独与学生谈话，或跟全班的学生一起沟通，安静的空间、放松的心情，都是创造出有效沟通的前提。在营造出适合沟通的环境后，更需要的是在沟通过程中，护理教师要提醒自己去听听学生的声音，鼓励他们多说，才能产生有效的互动
  - 适度地开放
    - 护理教师个人成长过程中累积了不少的经验，可以提供给学生参考。若能选择在学生有类似经历的时候做适度的分享，分享个人当下的心境、挣扎及挣脱的过程，那种心有同感的心情将能安定学生的心绪；同时学生从教师的经历体验中找寻解决问题的方法，增加解决问题的信心，更有助于减少学生的挫折感

续流程

课堂教学沟通的技巧	合理运用肢体语言	在课堂教学中，合理运用肢体语言有助于课堂秩序的建立。护理教师在调控学生课堂行为的过程中。应尽可能利用眼神接触、面部表情和身体姿势配合讲课。教师在与学生沟通时，目光柔和地平行注视学生，保持微笑及柔和的表情，切勿有双手交叉胸前表示一种防卫性的姿势，令人难以接近
	善于倾听与接纳	护理教师的倾听体现着对学生的接纳和重视，是满足学生被接纳、受重视等需求的重要途径。教师需以全神贯注和兴趣盎然的神色倾听学生的想法和感受，并注意观察；尽可能从学生的立场设身处地地理解其所表达的思想和感受；不要轻易打断学生的讲话；将自己的非语言信息和口头释义统一起来；尽可能精确地对你所听到的内容进行释义，并谈谈其中所包含的情感和态度
	善用沉默技巧	在护理师生沟通中，教师有意识地适当保持沉默。在师生面对面的交谈中，如果学生注意力不集中，教师的沉默能起到一种提醒、集中学生注意力的作用。在带有说服学生性质的谈话中，教师的适时沉默会体现出一种自信心和力量感。教师有意识的沉默也是一种有效的批评办法。沉默时表情要严肃，眼神要专注，使学生在沉静、严肃的气氛中感觉到教师的不满和责备，从而达到“无声胜有声”的效果
	运用赞美的力量	赞美能使他人满足自我实现的需求。当学生的行为表现不错的时候，若是能得到老师针对具体的行为给予赞美，相信能给学生莫大的力量。赞美是一种发自内心而非刻意出现的，用意在于肯定学生。但别让赞美变成一种控制，控制学生听话、控制学生照规矩而做的手段
	善用建设性的批评	护理教师首先要考虑出发点及目的。给学生批评时，语言要具有建设性的，除了让学生知道错误之处，还要知道怎么改正错误。在给予建设性的批评之前，可先让学生说说自己的行为及看法，了解学生的认知和心态，针对可改变的部分做批评，并尽可能提供修正的办法

3. 影响课堂教学沟通的因素

在课堂教学沟通过程中，影响护理师生沟通的因素是多方面的，既有来自信息发出者和接收者的个人因素，也有沟通时所处的环境因素。

- 影响课堂教学沟通的因素
  - 教师的心理素质
    - 教师心理素质是教师在教育活动中表现出来的，决定教育教学效果，对学生身心发展有直接而显著影响的心理品质的总和，包括教师角色认知、角色体验、角色期待、自我意识和教师品格等方面。它不仅影响与学生人际关系的形成，而且影响学生人生观、价值观及健全人格的形成
  - 教师的沟通技巧
    - 教师的语言和非语言沟通技巧能对调节学生情感起很大作用。在课堂教学过程中，教师及时、真诚和恰如其分地赞扬学生，既能让被赞扬者受到激励，又能使其他同学感到鼓舞。同时教师非语言行为配合教师的语言，潜移默化地影响着师生课堂互动
  - 学生心理健康与健全人格
    - 护理教师要与学生有效沟通，还需要学生具有健全的人格和健康的心理素质。这样，护生才能准确地接受和理解老师发给他的沟通信息，并以一种积极的心态来对待，老师与学生之间也容易达到沟通的正反馈的境界
  - 学生的学习兴趣和动机
    - 护理教师在教授专业课程的同时，应巧妙地培养和激发护生的学习动机，重视护理专业情感教育，引导学生树立正确的价值取向，帮助学生树立学习的短期目标和长期目标，在沟通互动的课程中促进课堂的互动学习
  - 环境因素
    - 师生互动教学中，营造一个和谐、宽松、平等的教学氛围是至关重要的。在互动教学中，教师在课堂中要及时捕捉信息，了解学生的心理需求，还要及时发现问题，积极与学生进行沟通，有针对性地解决问题，采用多种教学方式调动学生积极性，使每个成员达到最佳的互动状态，取得良好的学习效果
    - 恰当的教学模式。护理教师要分析学生特点、教学内容、教学目的等因素，结合教学实际，选取恰当的教学模式。护理教学中常用的教学模式有情境教学模式、合作学习模式、指导性教学模式等，都有助于师生之间的沟通
    - 融洽的师生关系。师生关系既是一种特殊的社会关系，又是一种特定的“心理交流”的关系，它在很大程度上影响着沟通效果。良好的护理师生关系有助于加深师生间的理解、减少摩擦、增强心理凝聚力，有利于师生之间的正常沟通

三、临床教学沟通技巧

1. 临床教学师生沟通

- **临床教学师生沟通**
  - **合理运用语言技巧**：带教老师应掌握沟通的艺术，语言要准确、简练、规范，语音清晰，语调平缓。与学生交谈时，不能只是单向沟通，应鼓励学生提问，容许学生表达自己的思想和见解。提问学生时，语言要围绕主题，还要善于运用肢体语言
  - **鼓励学生表达自己的意见**：临床教学与课堂教学不同，它需要更强的互动性。鼓励学生表达意见既有助于了解学生，又能让学生感觉到被尊重和重视。而且，学生会因为老师的鼓励，而更乐于表达自己的观点。老师对临床工作往往习以为常，而学生因为不熟悉、不知道，反而更容易发现临床工作中存在的问题，即教学相长
  - **及时肯定和表扬学生**：对于临床实习生，在陌生的环境，很容易缺乏自信。如果护生好的举动和行为，得到了临床老师的肯定和表扬，那么他们会增强自信，也因希望再次得到表扬而保持好的行为。在临床带教中，除了原则性的东西，尽量不要对学生进行过于直接的批评。夹心饼干式的批评会使学生从心理上乐于接受
  - **指责学生的场合**：学生的自尊心强而脆弱，老师要注意保护学生的自尊心，不要在患者面前批评学生。这样不仅伤害了学生自尊心，也影响了临床教学效果
  - **让学生知道该做的事**：老师在做一项治疗或操作前，应该明确告诉学生治疗操作的目的和注意事项，让学生知道该观察什么、注意什么等。事实证明，学生反映临床带教效果好的老师，大多是与他们有良好沟通的老师
  - **选择恰当的沟通方式**：临床教师要善于把临床工作与教学内容、教学形式有机结合起来，利用临床情境增进教学效果。如在对重症监护室昏迷患者进行护理时，对正在使用的仪器设备可作现场讲解、示范，对该昏迷患者的护理可作为案例系统分析，讲解如何观察昏迷患者病情及如何为患者护理防止并发症发生

续流程

- 临床教学师生沟通
  - 个性化沟通
    - 个性化沟通是指老师根据学生的特点采取个别沟通的方式。个性化沟通还可以使学生看到护理老师的人格魅力，从而保持对护理工作的热情。一般来说，大多数学生都能在教学计划下顺利地进行临床学习。但有些学生可能因为性格、环境等因素不能很好地适应临床的学习，这时候，适当的个性化沟通是很必要的
  - 老师要勇于承认自己的不足
    - 在某种意义上，所谓老师，只是比学生更早地知道某些知识或技能。但护理学本身是不断发展的，有时新的知识也会否定以前的知识，所以老师并不是什么都知道。但有些老师怕影响自己的威信，而不敢或不愿承认自己的错误或不足

2. 临床教学护患沟通

询问病史及体检是临床带教中的一个重要组成部分。带教时可能由于众多学生的参与，长时间询问病史或病史中涉及隐私、体检引起的不适等，均可引起患者的反感，使护患关系中断或恶化，临床教学无法进行。为了使护患关系朝着健康、和谐的方向发展，临床带教时应加强护患沟通。

- 临床教学护患沟通
  - 留下良好第一印象
    - 带教老师要特别重视与患者的第一次交谈，力争给患者留下良好的第一印象，为临床教学打下基础。自我介绍：带教老师在接触患者前对患者已有一定的了解，而患者面对的往往是不熟悉甚至是陌生的医疗护理人员
    - 为了使患者能更快地了解自己，便于彼此间建立信任，带教老师进入病房后，首先应礼貌地称呼对方，关切地询问病情，采取得体的自我介绍，表明自己的姓名、角色、交谈的目的、能为患者提供的服务，请求患者配合，并告知临床教学时间
    - 说明配合带教的重要性：向患者解释临床学习阶段是护生从护理学基础理论学习走向临床实习的重要环节，是一名护生成长为一名合格的临床护士的重要阶段。患者是护士的服务对象，是必不可少的教学资源
    - 患者在配合示教时，通过提供病史及接受体检，使护士更详细地了解病史及体征，有利于提高实施护理措施的针对性

续流程

- 临床教学护患沟通
  - 重视语言沟通技巧
    - 语言沟通在整个临床教学过程中起着举足轻重的作用。在教学中应使用礼貌性语言、通俗语言、安慰性语言，并根据患者的年龄、病情缓急、社会家庭文化背景等的不同，有针对性地使用适合于患者的语言。此外，还要注意尊重患者隐私，这样患者就感到亲切、温暖，相互理解，建立信任，有利于病史的收集和对病情的掌握
  - 关心体贴患者
    - 要求在临床教学过程中，带教老师及学生要注意关心患者，同情患者的痛苦及不幸。做教学查体时应动作轻柔，切忌粗暴，冬天要注意保暖。注意保护患者隐私，不要暴露与检查无关的部位。检查完后帮助患者盖好被子并致谢
    - 帮助患者做些力所能及的事情，如给患者擦汗、喂饭，帮助输液患者上厕所，协助患者进行一些辅助检查等，患者会因此而感动，不仅主动配合教学，还会动员其他患者配合教学，由此可密切护患关系，为学生创造更多的学习机会
  - 满足患者的需要
    - 患者的需要概括起来有被尊重的需要、适应的需要、信息获得的需要、刺激的需要、安全的需要等。在临床护理中由于多方面原因，可能使患者的需求得不到充分满足，而成为影响护患关系的主要原因
    - 在临床教学时要及时洞察患者的心理需求，有针对性地做好心理疏导工作，最主要的是让患者了解病情及治疗方法，取得他们的配合。同时，正确引导患者对医院诊疗和护理水平的期望，真实地向他们通报病情，对疾病的严重程度和预后进行认真解释

3. 影响临床教学沟通的因素

- 影响临床教学沟通的因素
  - 临床教师缺乏专业知识
    - 有的带教老师不注重专业知识的学习，对学生提出的问题不能给予满意的解释，甚至回答不出来。由于临床带教老师与护生之间的知识认知程度存在较大差距，从而影响学生对带教老师的信任和尊重，影响师生之间的继续沟通
  - 临床教师缺乏带教意识
    - 临床带教老师没有重视对护生的带教工作，没有充分做好护生的带教计划，与学生的沟通随意性比较强
    - 有的带教老师不注重操作细节及要点讲解，自身经常会有不规范行为，潜移默化影响学生，降低临床教学质量；也有的老师临床工作繁忙，把学生当作包袱或简单劳动力，专科知识和操作要领不给学生讲，只让学生做一些无关紧要的工作
  - 临床教师缺乏沟通技巧
    - 带教老师缺乏与学生沟通方面的技巧，不能很好地观察、了解学生的心理，对所教的知识不能进行及时反馈，不了解所讲的知识学生是否掌握，教学方法是否正确
  - 实习护生缺乏沟通技巧
    - 护生对临床实践缺乏足够认识，没有积极性、主动性，不善于发现问题，即使发现问题有时也不知如何提问，如何解决问题
  - 实习护生心理素质差
    - 医院环境比较复杂，对护生的护理技术要求较高，心理素质要求过硬，部分护生对自己缺乏信心，不敢主动与医护人员和患者进行沟通。还有些护生的个性心理，包括自卑、缺乏自信、害羞、胆小、孤僻等，会阻碍与带教老师的有效沟通
  - 环境因素
    - 临床与学校的环境不同，人文环境复杂，师生需要面对不同的患者，处理的人际关系较多，直接影响了临床教师与护生的沟通
    - 护生以轮转方式学习，不断面对新环境挑战，临床教师也需要不断接纳新学生，师生关系需要迅速建立，才能进入有效沟通模式

第三节　护理教学中的礼仪素养

一、护理教师的行为规范

护理教师的行为规范不仅是教师个人的品质修养，而且直接影响着护生的职业情感和行为，为学生的成长起着至关重要的作用。因此，护理教师在传播知识的同时，要十分注意自己的言行举止，使自己从各方面成为一个优秀的、学生能够仿效的榜样。

- 护理教师的行为规范
  - 高尚的人品，良好的职业道德
    - 作为教师，只有爱事业、爱学生，才能对自己的工作尽职尽责。教师对护理教育的科学的热情、献身精神，将深深地感染学生。相关调查表明，学生要求教师“品德高尚”，具体来说就是要热爱学生、公正、诚实、正直、谦虚，善于调动学生的积极性
    - 在教学过程中处于主导地位的教师，只有热爱学生，才会赢得学生对自己的尊重和信任，从而在师生之间形成亲切、友好的双向交流，这也是护理教学获得成功的最重要保证
  - 言传身教，为人师表
    - 教师在各方面都应该成为学生的表率，事事处处以自己高尚的道德品质和情操来影响学生
    - 在业务上学而不厌，诲人不倦，有丰富的知识和卓越的能力，言行一致，表里如一，胸怀宽阔，严于律己，富有正义感。要求学生做到的，自己首先做到，要求学生不做的，自己绝对不做。这样的教师，才能成为学生心目中的楷模

续流程

- 护理教师的行为规范
  - 学识渊博，授课精心
    - 护理教学的主要任务是组织学生积极、自觉地掌握临床护理的基本理论和基本技能，并在掌握护理知识的基础上提高学生的实践能力。教师对自己的护理专业知识及相关专业的知识应力求渊博深厚，精益求精
    - 在教学时，要尽力做到求深、求新、求真，以教学大纲为主要根据，精选内容，并广泛阅读参考资料，掌握有关领域的国内外最新进展。要以精心的准备，联系临床实践，教会学生临床护理工作的思维方法和运用知识的本领，在教学活动中形成师生间的融洽关系
  - 平等待人，以诚相见
    - 为了把学生培养成为合格的护理人才，教师必须对学生倾注真诚的爱，动之以情、授之以德，与学生以诚相见，做学生的知音。同时应教之以严，言之以理，将学生引上正确的方向
    - 人与人之间是平等的，这种平等的一个突出体现，就是人人都应该受到尊重。教师对学生的态度有着举足轻重的地位。因此，教师要平等、公正地对待所有学生，尊重他们每一个人，使教师对学生的爱转化为学生积极向上的动力

二、护理教师的仪表素养

合理的服饰、得体的装扮是教师职业道德和职业规范的一部分。因此，

每一位教师在服饰方面不应太随意，合适的仪表犹如亮出一张无声却别具风采的名片，让自己的职业形象更加完美。

- 护理教师的仪表素养
  - 仪表素养
    - 教师的衣着要简洁、大方，衣服不论其质量好差，新旧如何，都要做到端庄、妥帖、整洁。服装样式宜庄重、明快和自然，色彩不宜太鲜明、太刺眼，以素雅、含蓄为好
    - 护理教师在工作单位，服饰应当做到正规、干净、整洁，把运动衣、牛仔服、拖鞋穿进办公室和社交场合，都是与环境不相符的。在课堂实验教学和临床教学中，应按照护理人员的职业装要求进行着装
  - 仪容素养
    - 仪容主要表现为人的面容。它是由发式、面容以及所有未被服饰遮掩的暴露在外的肌肤所构成。教师的仪容应当端庄、稳重、斯文、雅气，做到干净、整洁、卫生、简约、得体自然
    - 通常情况下，护理教师不准把头发染成其他颜色，不准在手指甲上涂抹指甲油，适当地化淡妆，既显示对学生的尊重，又可增加自信

三、护理教师的仪态素养

仪态美是一种深层次的、含蓄的美，它赋予一个教师更恒久的魅力。教师的仪态是心灵的影子，是教师内在涵养的外部显现。一个仪态稳健端庄的教师不仅能让学生情绪饱满，心情愉悦，还能给学生树立好的榜样。由此可见，一个优秀的护理教师应该有良好的仪态，使自己时时刻刻不失教师风范，成为学生的表率。

- 护理教师的仪态素养
  - 亲切自然的神态
    - 护理教师的神态表情是一种重要的教育因素，它教给学生待人处事应有的态度、神情
    - 教师要善于控制自己的情绪，把握好面部表情和目光的运用，不断通过各种目光和微笑的运用，调整交谈的气氛。在工作和生活中，尽量使自己表情和蔼、亲切、庄重、自然
  - 清晰准确的语言
    - 护理教师上课时要声音适中、响度适当、词义明朗，避免出现噪声和混音现象；要准确地下定义、讲病例、述观点，不模棱两可、含糊走样
    - 要讲究知识的系统性、逻辑性，注意承上启下、前后贯通；同时也要注意语言的风趣诙谐，善用比喻、举例等手法，从而影响整个课堂的气氛，提高课堂管理的艺术效果
  - 优雅从容的体态语言
    - 体态语言是教学活动中无声语言，通过教师自身的身体动作来展示，包括站、坐、行、鞠躬、手势等。护理教师的体态语言要自然大方，恰当得体，力度和频率要适中，形式不宜复杂，不宜过分夸张
    - 文明优雅的举止行为和有声语言可互相结合、互相弥补，能调动教学信息的组织和传达，促进学生在轻松的状态下进行心理活动，有助于课堂教学效果的提高

第十二章 护理管理中的沟通与礼仪

第一节　护理管理的概述

一、护理管理及护理管理者的概念

护理管理及护理管理者的概念

- 护理管理
  - 护理管理是以提高护理质量和护士工作效率为主要目的的管理实践过程。世界卫生组织（WHO）对护理管理的定义是：护理管理是为了提高人们的健康水平，系统地利用护士的潜在能力和有关其他人员、设备、环境和社会活动的过程
- 护理管理者的概念
  - 护理管理者就是从事护理管理事项的人或一类人的总称，具体是指为了实现组织的目标，对护理资源进行组织、计划、安排、领导和调控的护理人员
  - 一般护理管理者的基本要求有：具有临床和管理经验，能履行护理管理者的角色；掌握护理管理中的知识和技能，其中包括护理实践标准、护理工作相关的法律法规、第三方护理服务质量测评、人力资源管理、财务管理等

二、护理管理的任务

护理管理是管理理论与方法在临床护理实践中的具体应用，以提高护理质量和效率为主要目的的行为。具体内容包括：研究护理管理的规律、原理、原则和方法；构建和实践临床护理工作的体系；建立起护理服务评估体系；

实行护理各项目的成本核算，实现护理成本的标准化、系统化、规范化管理；持续性提高临床护理质量，为患者提供更高质量的护理服务。根据工作内容的不同，护理管理大致可分为护理行政、业务、教育、科研上的管理。

- 护理管理的任务
  - 护理行政管理：护理行政管理主要是根据国家的政策方针和医院相关规章制度，对护理工作进行组织、物资、人力和经济等方面的管理，持续性改进，有效地提高各部门的绩效
  - 护理业务管理：护理业务管理是对各业务进行调节控制，提高护理人员的专业服务能力，保证工作质量，丰富服务内涵，满足社会需求
  - 护理教育管理：护理教育管理重点培养高水平的护理人才，提高护理队伍的教育水平和整体素质而进行的管理行为。随着人们的服务需求不断增加，护理教育也渐渐向现代化、社会化、综合化、多样化的趋势发展
  - 护理科研管理：护理科研管理是以现代化管理为基础，结合护理科研的特点，对护理科研工作进行协调、控制、规划的过程。它强调的是在新的管理理念、科学的管理方法和先进的管理模式下形成的动态管理

三、护理管理者的角色

角色是指一个人在某状况下被他人给予期望的行为总和。首先管理者应具备管理者意识；其次是否能够理解其所扮演角色的内容。根据管理者的工作的特点，专家对管理者的角色模式作了分析。

1. 明茨伯格的管理角色模式

20 世纪 70 年代，亨利·明茨伯格提出了著名的管理者的角色理论，即将管理者的特定职责简化为 10 种角色，并将其划分为 3 种类型：人际关系型，包括代言者、领导者、联络者；信息型，包括监督者、传播者、发言人；决策型，包括创业者、协调者、资源分配者、谈判者。管理者其实就是全面的负责人，但也要担任一系列的专业化工作，所以，护理管理者具有特殊性，既是通才，又是专家。

明茨伯格的管理角色模式

- 人际关系型角色
  - 代言者：管理者必须履行有关法律、社会、礼仪等方面的责任。如需要接待来访者，签署法定文件，履行许多法律和社会性的义务等
  - 领导者：护理管理者需要为组织制定目标，这将作为护理人员工作目标的来源，发挥引导、培育、激励护理人员的作用
  - 主要包括两方面：选拔和培养人才，包括对下属的培训、聘用、报酬、奖惩等；引导和激励员工，应以优质的品格、扎实的知识、娴熟的技能和管理能力激励护理人员，指导下属完成护理工作任务，共同完成护理组织目标
  - 联络者：护理管理者在工作中需要不断地与护理人员、上下级、医师、医技人员等人员进行有效沟通，创造一个良好的工作氛围
- 信息型角色
  - 监督（察）者：作为监督（察）者，管理者要长期关注组织内外环境的变化，以方便获取对组织发展有利的信息。尤其是内部、外部、各种压力所致的意见、态度等，管理者通过分析这些信息，可以有效地利用组织资源，识别潜在的机会和威胁
  - 传播者：由于信息资源丰富的特殊性，管理者可以控制信息发布。作为传播者，护理管理者要把信息向上级和下属的护理人群传递。这就要求护理管理者要有熟练的公关、沟通技巧，并保证信息准确，渠道畅通
  - 发言人：管理者可运用信息提升形象和影响，把信息传递给单位以外的个人，向外界、公众、同行及媒体等发布组织的信息，使人产生积极反应

续流程

- 明茨伯格的管理角色模式
  - 决策型角色
    - 创业者：管理者的功能体现在能适应环境的变化，能敏锐地捕捉到在理念、方法等方面的创新与改革，如开发新项目、提供新服务、发明新技术等，能预计和改进组织的现状与未来
    - 协调者：创业者是变革的发起人，而协调者则显示出管理者非自愿的回应压力。护理管理者要使用协商、劝告、解释等方式，使矛盾双方能相互理解，求同存异，保持和谐、团结的工作氛围
    - 资源分配者：护理管理者应结合组织的整体目标及决策，有效利用资金、时间、材料、设备、人力及信息等资源，以保证各项医疗护理工作顺利进行
    - 谈判者：护理管理者常代表组织与组织内外成员进行正式、非正式的谈判，如讨论护理人员的培训计划、向上级申请调整护理人员等，同时还平衡组织内部资源分配的要求，尽力使各方要求达成共识

2. 其他有关角色

- 其他有关角色
  - 霍尔的“成功管理者”角色：认为护理管理者角色具有以下几个方面的内涵：即专业的照顾提供者、组织者、人事管理者、照顾患者的专业管理者、员工的教育者、小组的策划者、人际关系的专家、护理人员的拥护者、变革者、行政主管和领导者。这些是一名成功的护理管理者所承担的角色范畴
  - 护理业务带头人：护理管理者除承担管理的责任外，还应该承担护理业务提高的任务要求。护理管理者在现代护理理论的学习、推广、运用，研发新业务、新技术，组织指导抢救，计算机应用等方面均应作为领头人，不断推动护理事业向前发展
  - 教育者：作为护理业务技术的带头人，不仅要对下属进行业务训练和培训，不断提高护理人员的专业素质，还要对护士的专业精神、价值观进行培育。另外，病房是做健康教育最直接的场所，护理管理者可为此巡视病房

四、护理管理中的人际关系

管理者能否成功协调其在工作中遇到的人际关系，形成和谐的人际关系，不仅是对其素质的体现，也关系到能否取得良好的工作绩效。就护理管理者的人际关系而言，可简单地划分为上级、下级、同级的关系。护理管理者不仅要督促自己的下级按质量完成各项护理工作，还要引导他们树立正确的人生观和价值观；同时与其他职能部门的融洽相处，从多方得到他人的支持，为自己顺利开展护理工作奠定良好的基础；护理管理者还要努力处理好与上级领导者的关系，以取得他们的信任与支持。

1. 处理好与上级之间的关系

绝大多数的管理者都有自己的上级，探讨处理好与上级的关系，在一些人的眼里似乎有些不可思议。事实上，护士长上面有科护士长，科护士长上面还有护理部主任，护理部主任上面还有院长，如此等等。常常可以看到这样一些管理者，他们具有管理才能和良好的管理品质，在下级中也具有较高的威信，同事间也能友好相处，但却不能和上级处理好关系。因此，有必要了解如何处理好与上级的关系。处理好与上级的关系，可以从以下几个方面着手。

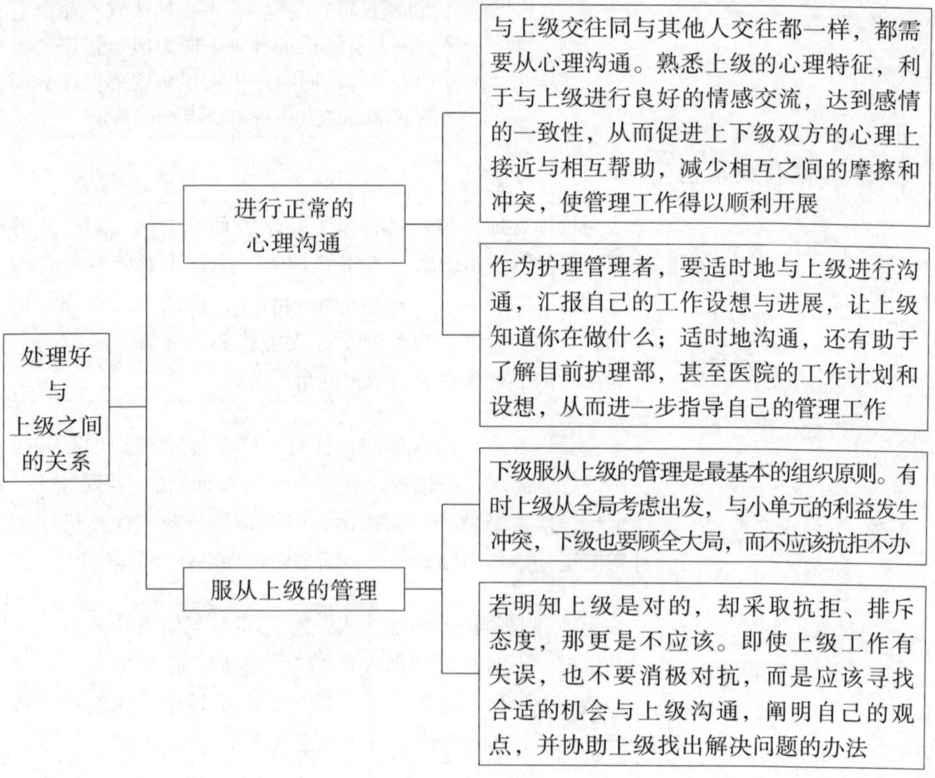

续流程

- 处理好与上级之间的关系
  - 敢于指出和弥补上级的失误
    - 上级做决策、定计划、实施指挥，由于各种限制，难免出现失误。护理管理者应当及时指出上级的失误，使其尽快得到纠正，减少损失
    - 当然，指出上级的失误一定要注意沟通技巧，可用委婉的言辞，在和谐、友好的氛围里成功地帮助上级纠正错误。对上级的失误，还提倡“补台”精神，应当帮助上级弥补缺陷
  - 不要强上级所难
    - 上级关心、帮助、支持下级的工作，这是理所当然。但是下级也要站在上级的角度设身处地地为上级着想，上级工作也有其难处，作为护理管理者，如果能经常想想自己也不能事事满足下级的要求，就会理解上级的困难，也就不会脱离现实主客观条件对上级提出要求，强人所难
  - 要经受得起挫折和反复
    - 在某些问题上，下级的认识高于上级也是正常的。当下级的认识高于上级时，要取得上级的支持，必须有不怕挫折、不怕反复的精神
    - 要反复与上级沟通，使其逐步了解新建议的内容与好处，从而达到说服上级、取得上级支持的目的。在上级还不理解的时候缺乏坚持，就会使良好的建议夭折；坚持下去，有时会出现“柳暗花明”的局面

2. 处理好与同级之间的关系

正职和副职之间，不同部门的相同级别管理者之间都属于同级的关系。在处理与同级的关系时，有四大禁忌：一忌小肚鸡肠（不责人小过，不发人

隐私，不念人旧恶）；二忌言而无信；三忌贪功推过；四忌相互猜疑。同时，要处理好与同级之间的关系，还要做到以下几点。

- 处理好与同级之间的关系
  - 注意分工合作
    - 作为同级护理管理者，既要齐心协力积极开展工作，又要做到不越位。要尊重其他同级管理者的职权，维护他们的威信，即不要随便干预对方的工作。对于要共同处理的事务，应相互支持、互相配合
    - 不能有了功劳就往自己身上揽，有了错误就往别人身上推。在有能力和有必要帮助对方的时候，也要掌握好分寸，以维护其尊严
  - 明辨是非
    - 同级管理者在一起开展工作，在某些事情上往往会因为意见、态度、看法的不一致而发生分歧，如果处理不好，时间长了难免产生隔阂，影响工作
    - 所以同级护理管理者之间要从维护团结的良好愿望出发，顾全大局，一切以工作为重。同时，既要坚持原则，又要讲究方式方法。同级管理者之间的意见分歧应该锁定在管理者之间，而不要扩散到下级中去
  - 见贤思齐
    - 处理好和同级之间的关系，不仅要有容人之短的宽容心，还要有容人之长的博大胸怀
    - 见贤思齐，欢迎并鼓励对方超越自己，虚心学习其长处，增强自己的才干，以促进大家共同进步。护理管理者见贤思齐，才能逐步提高自己

3. 处理好与下级之间的关系

护理管理者的计划要得以实施，还得依靠下级的积极参与才能顺利完成，以完成组织目标。处理好与下级的关系，可以从以下方面着手。

- 处理好与下级之间的关系
  - 积极消除隔阂
    - 由于上下级所处的位置不同，在心理上容易产生距离感。在护理管理过程中，上级要学会把矛盾消灭在萌芽状态，积极地尽早地消除上下级之间的隔阂
    - 在日常工作和生活中，多关心下级，主动为有困难的下级提供力所能及的帮助。遇到下级不能理解的事情，根据情况做些解释
  - 主动承担责任
    - 当决策失误而使工作中出现不理想的结局时，护理管理者绝不能把过错归咎于下级，或指责下级没有按决策办事，或怀疑下级的能力，这样极易失去人心
    - 若上级管理者在下级面前能坦诚自己的指导不利，造成工作失利，把指责变为主动承担责任，这样更会赢得下级的尊敬和服从
  - 善于宽容忍让
    - 作为护理管理者，应有宽阔的胸怀，能够容忍下级的缺点和过失。面对下级的过失，不要斤斤计较，也不要因此否认他的全部成绩，而是要指导和帮助他改进工作方法，从失误中寻找经验和教训，从而改进以后的工作
  - 发现下级的优势和潜力
    - 作为下级，总希望得到上级的信任和重用。如果上级能够发现下级的优势，并给其安排在合理的工作岗位上，让其充分发挥自己的优势，下级自然会自觉地努力做好工作
  - 允许下级尽情发泄
    - 护理管理者在组织、决策时难免会有失误。当下级因为护理管理者的失误感到不公平、委屈、压抑时，便会寻找机会发泄心中的牢骚、怨气，甚至会直接地指斥、攻击、责难护理管理者
    - 对于这种情况，护理管理者要耐着性子听完下级的牢骚，找到自己的不足，寻找更好的解决方法

续流程

- 处理好与下级之间的关系
  - 排除自己的嫉妒心理
    - 当下级才能出众、气势压人、时常提一些高明的计策，把护理管理者置于无能之辈的位置时，护理管理者要努力克制自己的嫉妒心理，不拘一格提拔任用有才华的下级，促使下级愿意用自己的才华来更好地协助上级开展管理工作
  - 多一点民主气氛
    - 当上下级出现分歧时，护理管理者不能用强迫的方式要求下级绝对服从自己的决策，而是应该有理有据地分析自己决策的优势，或是寻找多种解决问题的方法让下级选择

第二节 管理沟通

一、管理沟通的概念

- 管理沟通的概念
  - 通过沟通渠道进行的相互活动
    - 随着科技的进步，现代管理过程中引入许多电子设备的应用，因此管理沟通双方可以是人-人或者人-机的沟通
    - 最重要的是人-人之间的沟通，其特殊性：主要通过语言来进行；除了有信息的交流以外，还包括情感、思想、观点的交流；有一定的目的性，交流结果可改变一个人的行为；不同的个体对同一信息会有不同的看法和理解
  - 管理沟通是个完整的过程
    - 完整的管理沟通过程首先是产生管理沟通的意图信息，然后发出信息。在沟通渠道中传播给接受者。接受者在接收到信息后，对信息进行译码（解读），并对信息做出反应，反馈给信息的发出者，以了解沟通是否准确
    - 总的来说，管理沟通要素包括信息发出者、信息编码、沟通渠道、信息解码、接收者、信息反馈六个要素，构成一个完整的过程。其中，信息的编码、解码和沟通渠道的建立是取得沟通成效的关键环节

二、管理沟通的原则

- 管理沟通的原则
  - 信息明确原则
    - 信息明确原则是指信息沟通所用的语言和传递方式能被接收者所理解，是管理沟通的基本原则
    - 信息明确原则要求信息发出者应有较强的语言表达能力，使用对方所能接受的语言，叙事条理清楚
  - 组织结构完整性原则
    - 组织内的沟通应按组织结构的完整性进行，即在管理沟通过程中应遵循人员管理结构，逐级传递信息，由上一层级对下一层级发出信息，而不是越过下级管理人员而直接向有关人员发布指示
    - 如护理学院教师不能越过护理部和护士长直接向临床教师布置任务
  - 及时性原则
    - 任何管理沟通都有时间期限。及时的沟通可使下级更好地理解组织的意图，支持组织工作，同时也可帮助上级及时掌握其下属的动态，加强管理
  - 非正式沟通策略的原则
    - 实践中，非正式沟通较之正式沟通往往可以较快传递信息，对做好组织的协调工作有一定的积极意义。在管理过程中，有些问题通过正式渠道不易解决，可以尝试通过非正式渠道加以沟通
  - 重视交谈与倾听技巧的原则
    - 交谈与倾听是沟通行为中的核心过程，一位管理人员在接收和发送信息的整个过程中，用在倾听方面的时间应占整个交流时间的65%，25%的时间交谈，余下的10%时间用于阅读和写作
    - 倾听有利于鼓励、理解和支持性反馈，能促发更深层次的沟通。交谈是护理管理者的主要沟通形式，技巧性很强，管理者应重视提高谈话效果

三、管理沟通的目的和作用

- 管理沟通的目的和作用
  - 收集资料
    - 通过与组织内部、外部的信息沟通，获得内部环境与外部环境变化的信息，如了解卫生政策的变化、护理专业的发展状况，掌握患者对护理工作的满意度、护理人员的需要、工作的士气、各部门的关系、管理效能等，为制定决策提供依据
  - 指导及改变行为
    - 当组织需要推行一种政策或开展某项工作时，通过与护理人员的沟通，能够加深护理人员对组织开展相关工作的理解，改变他们原有的工作态度，获得他们的支持，达到控制、指导、激励的作用
    - 如医院服务宗旨的贯彻必须通过某种沟通方式，传达给医院各职能部门以及全院工作人员，使员工了解医院贯彻该项宗旨的目的和意义，自觉遵守各项行为标准，实现组织目标
  - 建立和改善人际关系
    - 沟通可以使个人思想和情感得以表达，增进彼此之间的了解。同时也可减少人与人之间的冲突，建立良好的组织工作气氛，还可满足护理人员社会心理的需求

四、管理沟通的技巧

1. 批评的技巧

在我们的生活工作中，我们既批评过别人，也被别人批评过。我们都有这样的经历，有时挨了批评，心服口服，觉得自己确实没有做好，然后下定决心，以后一定要努力做好；有时挨了批评，却觉得自己受了委屈，虽然某件事情自己也许没有做好，但也不是故意的，批评者没有必要把自己说得一文不值。批评的目的是为了指导和改进工作。那么，第一种情况就达到了批评的目的，而后一种情况就有可能适得其反，当人们感到自己的自信心和人格尊严受挫的时候，工作积极性也会收到打击。因此，我们说批评也是一门沟通的艺术，护理管理者可以适当运用以下的技巧。

- 批评的技巧
  - 坦诚沟通，态度诚恳
    - 在护理管理过程中若发现了问题，管理者应很坦诚地把问题说出来，切不可拐弯抹角或含沙射影
    - 否则会让护士感觉捉摸不透、焦虑不安他们可能从管理者的话语中感觉自己可能没有做好，但又不知道哪里没有做好，这样反而会影响护士的工作质量
    - 还要注意态度诚恳，让护士感到你的确是为了帮助他改进工作，而不是为了刁难。用真诚换取护士的认同，从而促进他们改善工作
  - 对事不对人
    - 对于护士犯的错，护理管理者应就事论事，而不能因为错了一件事就全盘否认这个人。批评时对事不对人是客观、公正的表现
    - 避开了管理者的个人喜好和感情倾向，能让被批评者心悦诚服，并促使他们对自己存在的问题进行正确的评价
  - 批评要具有建设性
    - 批评的目的不是指责，而是为了指导和帮助对方改进。在批评的同时还要把解决问题的建议和方法告诉对方
    - 从某种意义上来说批评包含了一定的“治病救人”的性质，即批评者与接受批评者一起成长。在思索解决问题的方法时，批评者自己也会有所提高
  - 找准批评时机和场合
    - 在公共场合受到批评，会觉得自己在同事面前颜面尽失，从此抬不起头来。因此，护理管理者应学会“公开表扬，私下批评”和“以文件的形式来表扬人，以私人电话的方式来批评人”等技巧
  - “夹心饼”批评法
    - 将你所有批评的东西作为一种馅，放在两件值得表扬的事情中间，做到有褒有贬
    - “夹心饼”批评法不至于让接受批评者感到尴尬和难堪，从而能在内心深处接受这种批评，同时也没有感到自尊心受损，被批评者既明白了自己的错误所在，又认识到了自身存在的重要性，就会认真改正错误，更加努力地工作

2. 提高传递与接收信息的能力

信息是客观世界中各种事情的特征和变化的反映。在护理管理中，涉及的信息很多，有从上级管理者那里来的关于护理事业发展、护理质量控制、护理人员培训等多种信息，还有关于患者、医疗费用等各种信息，同时还有来自护士和关于护士的各种信息等，准确地接受各方面的信息，然后准确地传递信息到信息接收对象，是护理管理者的一项重要工作。信息接收和传递不当，在一定程度上会影响护理管理的结果。

（1）提高接受信息的能力

要提高接受信息的能力，也就是提高准确、完整、及时、牢固地把握信息的能力。

- 提高接受信息的能力
  - 了解信息的全部内容
    - 不对信息的全部内容进行了解，就可能会漏掉某些重要的信息，甚至可能会“断章取义”，错误的理解信息发出者的真正意图
    - 如护士长在向护士了解他们的培训需求时，只了解护士们有这种需求，但却忽略了他们提供的“想要学什么、什么时候学比较合适、以什么样的学习方式学习效果会更好”等信息，那么护士长制定的培训计划在以后实施的过程中就可能会遇到很大的阻力，甚至有可能无法实施
  - 捕捉非语言信息
    - 捕捉住非语言信息，有利于护理管理者获得更加真实的信息。信息发出者的表情、说话的语调、姿态往往都传递着其内心的活动。护理管理者若能正确识别这些心理活动，那么所获得的信息会更加真实
  - 增强记忆力
    - 重复对方说的话，一方面可以确认自己的理解是否正确，另一方面也可以增强对信息的记忆力。必要的时候，可以做一些笔记或写备忘录，以巩固所接受的信息

(2) 提高传递信息的能力

- 提高传递信息的能力
  - 做好传递信息前的准备
    - 要使自己的信息能够准确地表达出来，而且能被准确地理解，在传递信息前，要做到知己知彼，并且选择好场合
  - 提升自己的表达能力
    - 护理管理者在传递信息的时候，要抓住中心思想，措辞要清晰、明确，还要注意情感上的细微差别，力求准确，使对方能够有效接受所传递的信息；尽量要讲普通话，避免方言导致的误会和不理解
    - 同时，还要学会使用非语言信息，如面部表情、语音语调、目光手势等身体语言，因为非语言信息往往比语言信息更能打动人
  - 传递完整的信息
    - 信息传递得不完整，会让信息接收者感到一团迷雾，甚至会产生反感而拒绝接受这类信息

(3) 有效传递信息的准则

- 有效传递信息的准则
  - 直接传递信息
    - 如果护士长对排班模式进行调整，就应该直接将为什么调整和调整后的优点告知所有护士，而不要想当然地认为大家都明白这些优点。不直接传递信息，可能会导致误会，进而会导致不信任
  - 即时传递信息
    - 一日，护士长走到病房里无意发现刘护士对患者家属讲，“催什么催，我又没歇着，这不就来了吗?”刘护士的语言违反了“护士行为规范”，这时护士长应立即单独告知刘护士：她的言行有什么不妥，而不应该将问题搁置起来

续流程

- 有效传递信息的准则
  - 清楚传递信息
    - 传递信息的时候，尽量少问反问句。“要把口鼻都罩在口罩里”就比“你为什么连口罩都不会戴?”要更加容易让人接受些。要使传递的信息清楚，还应尽量避免双重信息
    - 为了让大家放松心情，护士长决定组织大家进行一次春游。护士长说：“这次春游，大家尽情地玩；顺便说一下，月底护理部还将组织一次三基考试。”这就是双重信息，因为护士长传递的信息里，护士们分析不出到底该尽情地玩还是该回家好好看书准备考试
  - 直率传递信息
    - 直率的信息是指表达出来的目的与真实沟通目的是一致的。同时，要做到直率，还要敢于认识自己的不足，说出事实的真相
    - 病区里非常嘈杂，受到了上级管理者的批评时，护士长可能会辩解说今天收了几个新患者，病区里真的很忙。那么护士长就没有意识到病区嘈杂与收新患者可能有关系，但是最主要的原因还是病区管理有待加强
  - 信息应当具有激励性
    - 具有激励性是指让对方能听下去，而不是掉头离开，那么护理管理者在传递信息前就要问自己：“我希望别人怀着戒备心听我讲话还是准确地接收我的信息?我的目的是贬损别人、抬高自己还是沟通?”

3. 沟通的平台与渠道

（1）搭建好的沟通平台

沟通过程中应遵循“有效沟通”的原则，所有有效信息沟通都受同样沟通原则的指导，这些原则是：沟通前有明确的沟通目标；沟通时具备科学的思维；对沟通的信息进行科学处理，提高信息的质量；对信息进行必要的过滤，去掉无关紧要的信息；选择恰当的沟通渠道与方式方法；讲究语言艺术；了解沟通对象，增强沟通针对性；及时地运用反馈。

- 搭建好的沟通平台
  - 健全的沟通反馈机制
    - 完整的沟通必然要具备完善的反馈机制，这种反馈要求是双向的。下级经常给上级提供信息，同时接受上级的查询；上级也要经常向下级提供信息，同时对下级提供的信息进行反馈，从而形成一种信息环流
    - 通过反馈，一方面提高了信息的针对性，减少了信息提供部门的盲目性；另一方面可以加强信息发送者和接受者之间的心理沟通，让护士们意识到护理管理者乐于倾听他们的意见和建议，他们所做的一切都在被关注，从而增强了护理管理者与广大护士之间的理解、互相尊重和感情交流
  - 良好的沟通文化
    - 如果不重视沟通管理，大家都消极地对待沟通，忽视沟通文化的建设，就会导致形成一种无所谓的文化
    - 任何组织中都有可能存在无所谓文化：员工对什么都无所谓，注重行动而不是结果；管理者对什么都无所谓，注重布置任务而不是寻找解决问题的方式
    - 加强组织内部的沟通管理，建立良好的沟通文化，创造“人人能沟通、时时能沟通、事事能沟通”的良好氛围，既可以使管理层工作更加轻松，也可以使普通员工大幅度提高工作绩效，同时还可以增强企业的凝聚力和竞争力
    - 同时，组织内部良好的沟通文化可以使所有员工真实地感受到沟通中的快乐

（2）提供有效的沟通渠道

- 提供有效的沟通渠道
  - 正式的沟通
    - 正式的沟通是指在组织系统内，依据一定的组织原则所进行的信息传递与交流，例如护理部组织的座谈会、意见（建议）箱、医院内部网站的护理论坛、收集各种信息的表格等
    - 正式沟通的优点是沟通效果好，比较严肃，约束力强，可以使信息沟通保持权威性。重要信息和文件的传达、组织的决策等，一般都采用这种形式
  - 非正式沟通渠道
    - 非正式沟通渠道指的是正式沟通渠道以外的信息传递和交流，它不受组织监督，自由选择沟通渠道
    - 与正式沟通相比，非正式沟通往往能更加灵活迅速的适应事态的变化，不拘形式，直接明了，速度很快；并且常常能够提供大量的通过正式沟通渠道难以获得的信息，真实地反映护士的思想、态度和动机
    - 上级护理管理者（如护理部主任）经常深入病区，了解病区的困难并协助解决，就属于非正式的沟通。非正式沟通存在难以控制、传递信息不准确、易于曲解等缺点。因此，护理管理者对于非正式沟通要引起充分的注意，以杜绝其消极传递小道消息

续流程

- 提供有效的沟通渠道
  - 常用的沟通渠道
    - 护士（长）代表座谈会：通过座谈会，了解护士（长）们的思想状况，工作生活中的困难，还有护理管理中存在的薄弱环节，以及管理决策的执行情况等
    - 同时座谈会还能起到增进护理管理者与护士之间相互了解的作用；护士长座谈会有助于科室之间沟通交流、取长补短、促进工作
    - 意见（建议）箱或电子邮箱：意见（建议）箱或电子邮箱的设立有助于护士们将自己的意见和建议更快、更好、更便捷地反馈给护理管理者，及时改进管理工作，提高管理水平和效率
    - 同时意见箱的设立将使一些因顾忌面子和无法自主地提出意见和建议的护士消除后顾之忧，这将促进更多的护士来关心护理事业的发展，提高护理管理水平，使护理服务更能满足广大患者的需要
    - 护理论坛与短信平台：充分利用互联网，网上开通护理论坛或短信平台，让护理管理者与护士之间、护士与护士之间互相沟通信息、思想与观念
    - 网络上的直接沟通可以及时获得反馈，具有速度快的特点。因为相互之间也许并不知道对方是谁，所以大家更倾向于说出自己内心的真实想法，有利于护士及护理管理者获得更加准确的信息

五、管理沟通的影响因素

管理心理学把影响沟通效果的因素和误差研究及分析作为重要内容。在护理管理沟通过程中，任何一个环节出现问题都可能造成信息的偏差、扭曲、失误，使沟通不能达到预期的目的，甚至带来一系列不良后果。一般来说，影响护理管理沟通的因素有语言、信息、时机、渠道、情绪等。

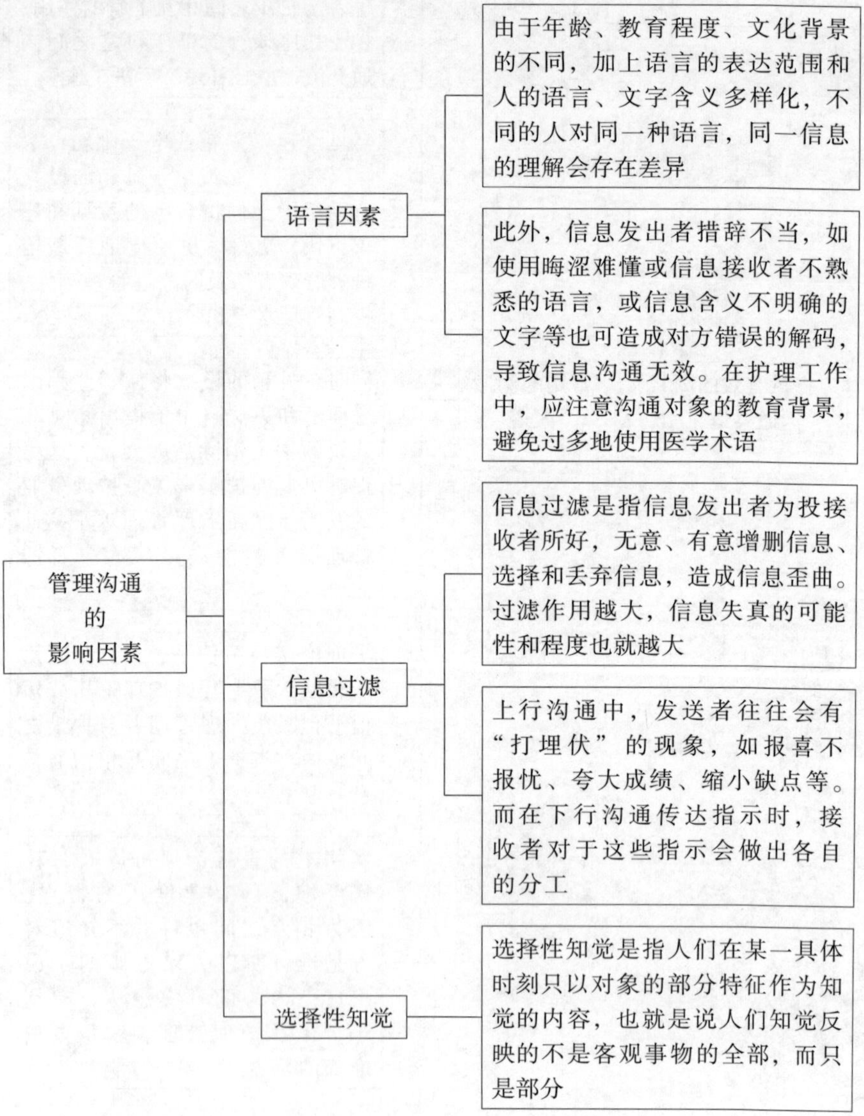

续流程

- 管理沟通的影响因素
  - 选择性知觉
    - 而信息接收者也会因为自己的需要、动机、经验、背景及其他个人因素有选择地看、听信息。“知觉差异”受个体的背景、价值取向、经验以及人们的认知偏差等因素的影响
  - 信息传递不适时
    - 信息发出者忽视了信息沟通中时间的意义，信息传递过早或过晚，均会影响沟通效果。如会议时间通知过早，容易忘记；安排护士加班或调班通告过晚，会使护士缺乏准备而使工作难以进行。以上均为忽视了沟通的时效性
  - 沟通渠道因素
    - 信息发出者选择的沟通媒介不合适，例如有些重要的事情用口头传达，导致口头传达的内容与文件不符，造成不良沟通。沟通渠道过长，中间环节多，信息在传递过程中丢失甚至改变。沟通方式也会对沟通效果造成影响
  - 情绪因素
    - 交流包括信息和情感的交流，情绪本身也是信息的重要部分。但是在信息传递中，情绪往往会影响信息发出者及接收者对信息内容的编码和解码
    - 同一个人在不同情绪状态下，对同样一条信息的理解不相同，引起的反应和处理方式也不同，在情绪极端的情况下可以使人判断出现偏差，影响沟通的准确性
  - 其他因素
    - 其他如个人因素、环境因素等均可影响信息沟通的准确性

第三节　行政管理礼仪

一、护理管理者的着装规范

- 着装规范
  - 护理管理者的仪表素养
    - 大量的心理学研究表明：管理者的仪表风度信号的输入，能最直接、最强烈刺激人的视觉器官，使其产生强大的号召力和感染力
    - 为了不断增强凝聚力，提高管理效能，护理管理者一定要注意自己的服饰打扮，既不可奇装异服，又不可衣冠不整、拖沓随便，避免给人留下粗俗不堪、缺乏文化修养的不良印象和由此产生的不信任感
  - 护理管理者着装规范
    - 整洁的服饰、文雅的仪表、大方的举止、潇洒的风度、从容的谈吐，是护理管理者的文化修养、生活情趣的显示，是管理审美、管理心理、管理社交、管理工作所具备的基本条件
    - 护理领导者清洁、舒适、得体、大方的服饰是调节人际关系、沟通感情、促进友谊、加强联系的无声语言。它能产生一种自然美，能创造一种严肃高效、温馨祥和、轻松愉快的工作气氛

二、护理管理者的语言规范

护理人员应使用礼貌语言，做到出口成“礼”，这是护理职业的基本要求，也是人类身心健康的需要。护理管理者应说话文明礼貌，态度热情亲切，才能体现出对护士的尊重和理解，护士才会感到温暖和安慰，才能促使护士们为患者提供优质护理服务，这是建立良好沟通的重要因素。相反，护理管理者如果以恩赐者、救世主身份自居，高傲、冷落、怠慢护士们，甚至恶语相加，就会损害护士的自尊心，影响护士工作的心情，从而影响工作进程。

- 语言规范
  - 礼貌性语言：是评估医疗卫生服务质量的一项重要指标，是社会主义精神文明的体现。每一位护理管理者都应当提高个人素质和职业道德修养，坚持在工作中使用文明礼貌用语
  - 赞美性语言：赞美在护理管理工作中也显得尤为重要，学会赞美也是护理职业道德修养的需要。在护理管理工作中，把握时机，给予恰如其分的赞美，往往能使护理工作顺利开展，得到护士们的信任和配合，而且还能收到“投桃报李”的效果，同样也能获得护士对管理者的赞赏
  - 安慰性语言：安慰性语言有助于解除、缓解护士心理与生理上的困惑。护士在治疗过程中，难免会产生焦虑、烦躁、悲伤，甚至恐惧、绝望等负面情绪。护理管理者应抚慰护士，以消除护士的负面情绪，使护士得到鼓励，稳定情绪，增强工作的信心。安慰性语言要因人、因事、因地恰如其分地应用
  - 鼓励性语言：有的护士因工作时间长，晋升遥遥无期，渐渐失去了信心，看不到光明的前景而心情黯然。此时，护理管理者应采取各种方法，有针对性地开导和鼓励，帮助护士逐渐恢复信心，使其积极走出困境、面对人生
  - 解释性语言：护理管理工作中，很多工作都需要取得护士的积极配合，所以要向护士做解释工作，只有理解了才会配合得好。护理管理者应该充分理解护士的心情，应在允许的范围内给护士解释。在与护士交流时，应使用通俗易懂、深入浅出、简单明了的语言让护士知情

续流程

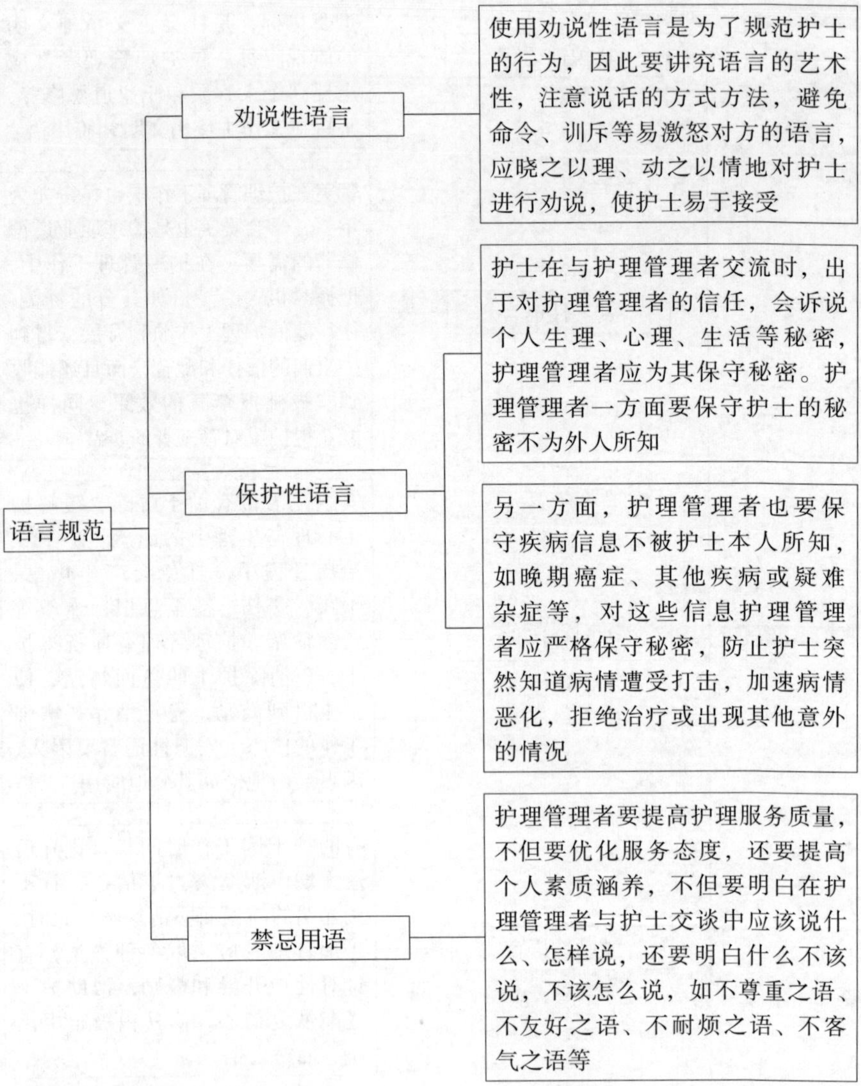

三、行为规范

护理管理者端庄含蓄的举止，给人以深沉稳健的感觉，利落干练的举止给人以精明能干的感觉，宽容大度的举止给人以诚恳可信的感觉，自然随和的举止给人以开朗坦率的感觉。而高雅优美、和蔼可亲的谈吐风度更能鼓舞和感染员工的工作热情，从而在实现与世界发达国家护理接轨的远大目标活动中发挥出自身最大的内在潜能。

- 行为规范
  - 严于律己、以身作则
    - 要塑造良好的形象，护理管理者必须首先从自身做起，严于律己，以身作则，正确对待自己拥有的职位和权力。谦虚谨慎，克己奉公，恪守职责，要求护士做到的，自己首先应做到
    - 讲原则，讲奉献，讲团结，工作有序，胆识兼备，言行如一，快节奏，高效益，充分展示现代化医院管理者特有的风采。通过自己的行为举止潜移默化地影响广大护理人员
  - 风度优美、举止大方
    - 拥有优雅的风度是护理管理者理想职业形象中不可缺少的重要部分。榜样的力量是无穷的，优雅的风度、大方的举止在医院管理和人才培养中发挥着特殊的管理作用，释放出巨大的管理效能，这些对构建理想的护理管理者形象是至关重要的
  - 表达自如、委婉动听
    - 谈吐风度是管理者内在优良素质的外在表现。无论是做报告、授课、谈心等都要求护理领导者能够自如地运用口头表达技艺
    - 护理管理者良好的语言修养，优美的语言表达，丰富深广的学识，扎实的专业理论知识，并赋予生动明快的节奏感和谈吐风度，将有利于增强领导者的自信心和吸引力，同时通过表达自如、风趣幽默、委婉动听、措辞得体、精练流畅的语句，将会带给护士们一种美的享受和熏陶，有利于领导者美好形象的展现

第四节 沟通管理学的意义

一、理解管理与沟通

纵观管理的各项职能和具体活动，其主要内容就是沟通。管理与沟通有着十分紧密的内在联系，也有许多相同、相通之处，但两者的内涵和外延并非简单的相等，它们也有差异。

- 理解管理与沟通
  - 管理与沟通的差异
    - 管理和沟通是两个不同专业领域的概念。管理的领域和对象包括人流、物流、资金流和信息流，而沟通主要还是以信息流的正确处理为主要内容
    - 管理的目的是通过各种手段以达到人类和组织的基本活动，而两者在内涵和外延上有重叠和区别的部分：管理和沟通有相当大一部分重叠，即有的活动既是管理也是沟通；两者也有独立不重叠的部分，即有的活动是管理但不是沟通，有的活动是沟通但不属于管理
    - 只要是有人的地方，或者说是有两个以上人的地方，就必然会有沟通，与是否存在组织没有必然联系；而管理必须以组织存在为前提才能成立和实施，因而沟通发生的范围更大、更广泛
  - 管理与沟通的联系
    - 管理与沟通虽然有区别，但两者仍然有数不尽的重叠部分。所有的管理过程，绝大部分就是沟通的过程。沟通是管理的实质与核心内容，也是管理得以实施的主要方法、手段和工具
    - 从组织行为学的角度上来看，大量的沟通行为必然与组织的管理相关或重叠

二、沟通在管理中的作用

管理的过程是一个通过发挥各种管理功能，充分调动组织成员积极性，提高机构效能、实现管理目标的过程。只要管理的对象是相对独立的个体或群体，那么沟通就会发生在管理过程的每一个环节。下达一项工作或指令需要良好的沟通，反映一项工作意见也需要良好的沟通。没有沟通的存在，管理的全过程就会支离破碎，无法有效衔接。

1. 护理管理沟通的基本作用

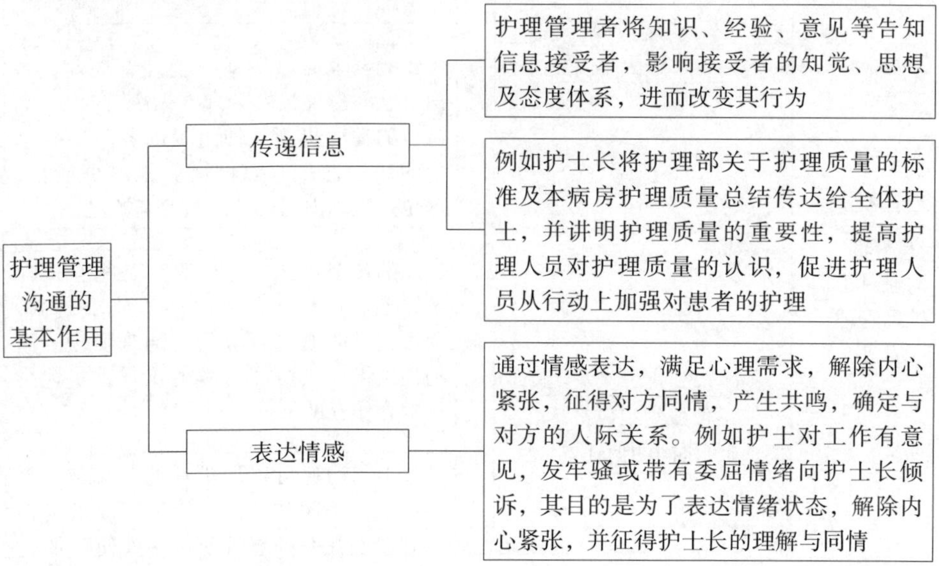

2. 良好的沟通对护理管理的作用

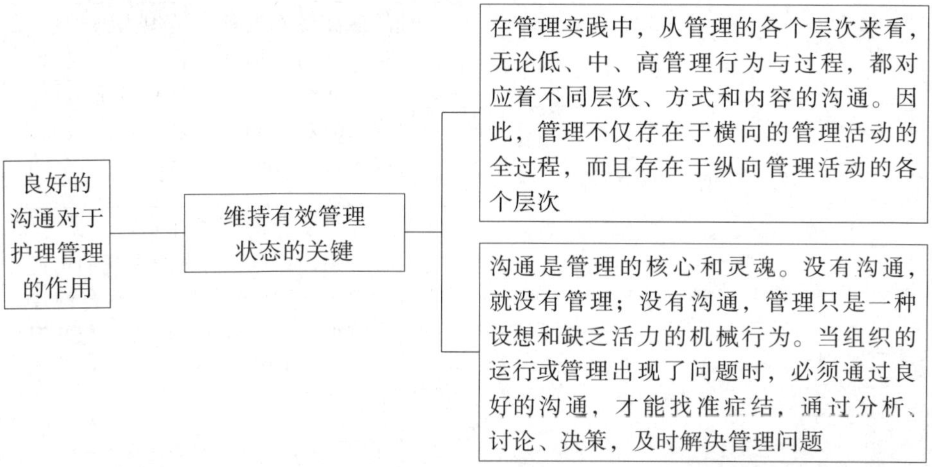

续流程

- 良好的沟通对于护理管理的作用
  - 提高效率
    - 良好的沟通，使组织成员能自由地和其他人谈论自己的看法，使他们“参与”的愿望得到满足，从而激发他们的积极性和创造性
  - 有助于组织作出决策
    - 每当遇到问题需要解决时，管理者应从组织内部的沟通中获得大量的信息，然后进行决策或作为相关人员作决策时的参考
    - 组织成员也可以主动与管理者沟通，提出自己的建议，供管理者做决策时参考。有效的沟通机制能使组织的各阶层分享他的想法，并考虑付诸实施的可能性，这也是组织内部创新的重要来源之一
  - 保持组织成员之间的信任
    - 组织的各个机构、各个职务是相互依存的，依存性越大，对协调的要求越高，而协调只能通过有效的沟通来实现。沟通使组织成员协调有效的工作，实现高度的合作互助
    - 感情上的沟通可以增进彼此的理解，消除误会、隔阂和猜忌，使组织成员真正达到“心往一处想，劲往一处使”的良好境界
  - 创造组织精神和文化的工具
    - 管理的最高境界就是在组织内部中创造出一种独有的精神和文化，给组织赋予人性，使其管理的外在要求转化为员工自己内在的观念和目标及使命，从而形成一股人力资源创造性的合力
    - 组织精神与文化的培养和塑造，其实质是一种思想、观点、情感和灵魂的沟通，是沟通的最高形式的内容。没有沟通，就没有对组织精神和文化的理解与共识，更不可能认同组织的共同使命